Johann-Christoph Student

Im Himmel welken keine Blumen

HERDER spektrum

Band 4967

Das Buch

Rebellierend und zärtlich, weise und traurig, so begegnen Kinder dem Tod und dem Leiden. Die Welt der kranken Kinder, ihre Träume, ihr Mut, ihre Angst und ihre Hoffnung, findet in diesem Buch eine Stimme. Aber auch die Erfahrungen der sie begleitenden Erwachsenen helfen, tiefer zu verstehen. Auch sie zeigen trostreiche Perspektiven. Oft ist es schwer, diesen Trost zu empfinden und diese Hoffnung wahrzunehmen. Dieses Buch – geschrieben von erfahrenen Fachleuten und von betroffenen Eltern – öffnet Ohren und Herzen für die Botschaft der Kinder. Es zeigt aber auch dies: Das Maß unseres Lebens ist nicht die Zeit, die es gewährt hat, sondern die Intensität. Dieses Wissen und diese Einsicht, die auch vielen trauernden Eltern geschenkt wird, kann Anstoß sein zu neuem, eigenen Wachstum. Ein Buch, das von Erfahrungen berichtet, auch von Kinderhospizen in England, die neue Wege gefunden haben. Es durchbricht den Ring des Schweigens, der oftmals mit dem Kindertod verbunden ist und fordert heraus, sich selber tiefer zu begegnen.

Der Herausgeber

Johann-Christoph Student, Professor Dr. med., Gesamtleiter des Hospiz Stuttgart. Zahlreiche Veröffentlichungen zum Thema Hospiz, Hospizbewegung, Hospizpflege. Führend in der deutschen Hospizbewegung.

Johann-Christoph Student

Im Himmel welken keine Blumen

Kinder begegnen dem Tod

Herder

Freiburg · Basel · Wien

Gedruckt auf umweltfreundlichem,
chlorfrei gebleichtem Papier

5. neubearbeitete Auflage

Originalausgabe

Herstellung: Freiburger Graphische Betriebe 2000
Umschlaggestaltung und Konzeption:
R·M·E München / Roland Eschlbeck, Liana Tuchel
Umschlagfoto: © Hartmut W. Schmidt – Fotografie, Freiburg
ISBN 3-451-04967-8

Für Katrin, Mareike
und all die anderen Geschwister verstorbener Kinder,
deren Leid nicht geringer wiegt als das ihrer Eltern

Inhalt

ANHANG

Vorwort zur 5. Auflage

Johann-Christoph Student

Tabu „Kinder und Tod“

Längst scheint das Tabu, das Sterben, Tod und Trauer in Mitteleuropa lange Zeit umgab, gebrochen zu sein. Im Gegenteil: ist es nicht manchmal geradezu „schick“, über dieses Thema zu sprechen? Verleiht es nicht geradezu Reputation, sich in der Sterbebegleitung zu engagieren? – Lange jedenfalls sind die Zeiten vorüber, da man sich heftigen Angriffen ausgesetzt sah, wenn man die Sprache auf notwendige Verbesserungen für die Situation sterbender und trauernder Menschen brachte. Fast will es so scheinen, als sei als letzte Tabu-Zone der Tod von Kindern geblieben. Der Kindertod bleibt ein Tod zur Unzeit, so als würde ein Naturgesetz auf den Kopf gestellt, wenn Eltern ihre Kinder begraben müssen, während es doch eigentlich umgekehrt sein sollte. Das war nicht immer so. Aber die Entwicklung medizinischer und sozialer Rahmenbedingungen hat den Kindertod bei uns zu einem äußerst seltenen Ereignis werden lassen. Um so mehr erschrickt es uns, wenn wir mit dem Tod eines Kindes in Berührung kommen. Es macht uns stumm und hilflos.

Kinder sind in Mitteleuropa zu so etwas wie einer „seltenen Personengruppe“ geworden. Im 20. Jahrhundert – insbesondere in dessen zweiter Hälfte – ist die Zahl der Kinder hier zu Lande deutlich zurückgegangen. Es scheint so, als hätten wir dadurch mehr Gefühl für ihren besonderen Wert bekommen. Wir möchten Kinder schützen und fühlen den uns angeborenen Schutztrieb einem Kind gegenüber besonders intensiv. Vielleicht tun wir dabei manchmal auch ein wenig zu viel des Guten. Indem wir alle Unbillen von Kindern fern zu halten versuchen, könnte eine Sterilität entstehen, die ihnen auch etwas von dem Atem zum Leben nimmt. So tuscheln wir vielleicht nur über eine schwere

Krankheit, die die Nachbarin oder die Großmutter getroffen hat. Wir verschweigen es womöglich dem Kind, wenn in Kindergarten oder Schule ein Gleichaltriger lebensbedrohlich krank geworden ist und reden lieber von „plötzlichem Wegzug" der Familie, wenn ein Kind gestorben ist. Kindergärtnerinnen, die es wagen, mit Kindern einen Friedhof zu besuchen, müssen vielerorts noch immer mit Kritik von Eltern rechnen.

Wenn wir aber Kindern die Fülle eines ganzen, eines vollständigen Lebens eröffnen wollen, dann müssen wir ihnen auch seinen Anfang ebenso wie sein Ende erkennbar werden lassen. Denn die Begrenztheit unseres Lebens ist es doch letztlich, die ihm seinen Wert, seine Kostbarkeit gibt. Wenn aber nicht schon Kinder teilhaben an diesem Wert, wann sollen sie ihn dann erkennen lernen? – Kürzlich besuchte uns eine Schulklasse im Hospiz. Drei intensive Stunden sprachen und diskutierten sie mit Mitarbeiterinnen und besuchten schließlich auch sterbende Menschen auf unserer Station. Mit Konzentration und großem Ernst waren sie bei der Sache. Weil sie aus einer weiter entfernteren Stadt kamen, bat die Lehrerin, daß sie den restlichen Unterricht des Tages in unserem Seminarraum abhalten dürfte. Und als ich später an der Tür des Raumes vorüber ging, tat es mir gut, lebhafte Stimmen und das Lachen der Klasse zu hören. Ein Zeichen dafür, daß diese jungen Menschen (und ihre Lehrerin) etwas von dem verstanden hatten, was unser Leben ganz macht.

Vielleicht noch mehr Hilflosigkeit als sterbende Kinder lösen jene aus, die nur mittelbar vom Tode betroffen sind: die Kinder von sterbenden Eltern und die Geschwister todkranker Kinder. Zunächst nimmt Krankheit und Sterben des anderen Familienmitgliedes viel Zeit in Anspruch und dann, nach dem Tod, ist es die Trauer der Hinterbliebenen, die alle Kräfte bindet. Die hinterbliebenen Kinder aber wagen es meist nicht, sich direkt zu artikulieren. Es scheint bisweilen so, als sei ihnen die Luft zum Atmen genommen worden, als müßten sie mit „angehaltenem Atem" weiterleben. Was ihr Leben so besonders schwer macht ist das Gefühl, eigentlich nicht genügend Wert zu haben. Es ist der sterbende Vater, die sterbende Mutter, das sterbende Geschwister, das alle Energie fordert. Da bleibt nichts mehr für die gesunden Kinder. Manchen kommt es so vor, als müßten sie selbst krank werden, Probleme machen, auffällig werden, nur damit auch ihnen das Recht zuwächst, Gehör zu finden. Zugleich entsteht bei vielen von ihnen so etwas wie Schuld- und Schamgefühle: so als hätten sie eigentlich nicht wirklich ein Recht darauf zu leben.

„Es war mir, als müsse man in unserer Familie gestorben sein, um etwas zu gelten", sagte mir eine 24jährige Studentin einmal in einem Seminar über Trauer. Jahrelang hatte sie den Tod der Schwester , die noch vor ihrer Geburt gestorben war, verdrängt. Jetzt, im Seminar, bei intensivem Nachdenken über das Sterben, kam die Erinnerung plötzlich wieder: die Mutter, die in ihr eigentlich immer die verstorbene Schwester sah; der Vater, der sich offenbar nie wieder liebevoll an ein Kind binden wollte, aus Angst, erneut enttäuscht zu werden. Die Tochter aber meinte, es den Eltern auf jede nur erdenkliche Weise recht machen zu müssen. Sie wurde zu einem stillen, in sich gekehrten Mädchen, das zugleich versuchte, ihren Eltern niemals Probleme zu machen. In der Schule voller Ehrgeiz, brachte sie stets gute Noten nach Hause – und hatte dennoch das Gefühl, den wirklichen Ansprüchen der Eltern nie genügen zu können. Erst als sie das Zuhause verließ, wurde ihr das Leben leichter – und zugleich spürte sie immer wieder Schuldgefühle, den Eltern erneut ein Verlassenwerden zugemutet zu haben. Die Entdeckung der Zusammenhänge zwischen ihrem eigenen Gefühl, weniger Wert zu sein als andere, und dem frühen Tod der Schwester war für sie eine enorme Entlastung. Sie gab ihr den Mut, gemeinsam mit einer einfühlsamen Therapeutin das eigene Ich und dessen unschätzbaren Wert zu entdecken.

Zu diesem Buch

Meine Frau und ich sind selbst vom Tod eines Kindes betroffenen Eltern. Vielleicht fällt es uns deshalb leichter als anderen, das Thema des Kindertodes auch immer wieder zu unserem eigenen Thema werden zu lassen. So wagten wir es vor zehn Jahren zum ersten Mal, mit dem Thema „Kinder und Tod" in eine breite Öffentlichkeit zu gehen, indem wir an der Evangelischen Fachhochschule Hannover, an der wir damals beide lehrten, im

Wintersemester 1990/91 eine öffentliche Ringvorlesung zu diesem Thema anboten.

Wir waren damals unsicher, ob wir nicht im wesentlichen bei diesen Veranstaltungen unter uns bleiben würden. Aber dann kam alles ganz anders. Auf einige hundert Zuhörerinnen und Zuhörern hatten wir gehofft. Schließlich waren es mehrere tausend, die die zehn Veranstaltungen dieser Reihe besuchten. Nein, „besuchten" ist eigentlich das falsche Wort. Die Menschen nahmen teil, sie nahmen Anteil. Es kamen Pädagoginnen und Pädagogen ebenso wie Ärztinnen und Ärzte, Seelsorgerinnen und Seelsorger wie Hebammen, Psychologinnen und Psychologen, Pflegekräfte und Sozialarbeiterinnen und Sozialarbeiter. Und natürlich Mütter und Väter – nicht zuletzt solche, denen ein Kind gestorben war. Den Referentinnen und Referenten gelang es in bemerkenswerter Weise, eine Atmosphäre zu schaffen, die keine Sprachlosigkeit aufkommen ließ. „Da wurde endlich einmal nicht nur über uns, sondern mit uns gesprochen", kommentierte es eine betroffene Mutter.

Das Ziel der Veranstaltungsreihe war es, etwas von dem Ring des Schweigens zu lösen, der sich oftmals isolierend um die vom Kindertod betroffenen Familien legt. Diese Isolation betroffener Familien hat Ursachen, die sowohl bei ihnen selbst als auch bei den Menschen in ihrer Umgebung liegen: Der Tod eines Kindes ist ein Ereignis, das alle Eltern zutiefst fürchten und von dem sie zugleich überzeugt sind, daß es nicht eintreten kann und darf. So als hätten sie selbst mit dem Tod ihres Kindes ein Naturgesetz übertreten, vergraben sich betroffene Familien oftmals in Ängsten, Wut-, Schuld- und Schamgefühlen und schaffen um sich einen Ring des Schweigens.

Diesen Ring des Schweigens bilden aber auch – aus durchaus ähnlichen Gefühlsregungen – die Mitmenschen. Auch sie haben Angst vor dem „Tod zur Unzeit". Und selbst dort, wo sie die Absicht haben, auf trauernde Eltern zuzugehen, fehlen ihnen oftmals die Worte: „Was sollen wir nur sagen…?" – Die Rat- und Sprachlosigkeit auf beiden Seiten schließt auch die Gruppe beruflicher Helferinnen und Helfer nicht aus. Auch sie fühlen sich häufig hilflos dem schrecklichen Ereignis des Kindertodes gegenüber.

Aus jener Ringvorlesung heraus ist dieses Buch erwachsen. Sie bildete sozusagen den Grundstock. Die Lebendigkeit der Beiträge entstand nicht zuletzt aus der Lebendigkeit des Dialoges zwischen Referierenden und Zuhörenden. In dieser fünften Auflage ist insbesondere das Kapitel über Kinderhospize (Seite 108) in England neu aufgenommen worden. Es entstand aus einer Reise von uns Mitarbeiterinnen und Mitarbeitern des HOSPIZES STUTTGART nach Großbritannien. Wir hatten das Ziel zu erkunden, wie sich die dortigen Konzepte in deutsche Verhältnisse einpassen lassen. Dort haben wir gelernt, auf welch intensive Weise die Kinder-Hospiz-Arbeit in das Gemeinwesen hineinreicht und den Umgang mit Sterben, Tod und Trauer in der Gesellschaft ganz allgemein verwandeln kann. Ich selbst habe für mich gespürt, wie etwas, das vor langer Zeit tief in meinem Inneren begonnen hat, in dieser Arbeit sein Ziel und seine Erfüllung zu finden vermag. – Was wir bei dieser Reise auch entdeckt haben war, daß dieses Buch im Grunde genommen ein *Kinder-Hospiz-Buch* geworden ist: ein Buch, das alle Aspekte um das Sterben und die Trauer von Kindern umgreift.

Wenn Kinder dem Tod begegnen, fordert das nicht nur sie selbst zur Trauer heraus. Jeder, der mit kindlichem Tod und Sterben konfrontiert wird, muß sich zugleich der Frage nach eigenen Ängsten und eigener Trauer stellen. Deshalb ist es wichtig, daß dieses Buch gerade die Mitbetroffenheit der Erwachsenen – seien es Eltern, Freunde , Verwandte oder Helfer – nicht ausspart. Begegnen wir dem Thema des Kindertodes, werden wir ihm (und den Kindern) so lange ausweichen müssen, wie wir nicht selbst ein Stück Klärung unserer eigenen Einstellung zu uns belastenden Vorerfahrungen mit Sterben, Tod und Trauer geleistet haben. Hierzu mögen insbesondere die Beiträge von Kast (Seite 161), Tausch (Seite 133) und Canacakis (Seite 194) für die Leserinnen und Leser ein wichtiger Anlaß sein. Damit spätestens sind wir jedoch auch an den Grenzen eines jedes Buches zu diesem Thema angekommen. Das Lesen über den Kindertod mag ein wichtiger und hilfreicher Schritt in der Begegnung mit lebenden wie mit sterbenden Kindern und vom Tod betroffenen Familien sein. Es soll aber zugleich dazu herausfordern, den nächsten Schritt zu wagen: den Schritt auf uns selbst zu und auf die Arbeit an unseren eigenen Todesängsten und vergessenen (oder verdrängten) Traueranlässen.

Dank

Es gehört zu den besonders angenehmen Aufgaben des Herausgebers, all denjenigen danken zu dürfen, die dazu beigetragen haben, daß dieses Buch entstehen konnte. Groß ist die Zahl derjenigen, die hieran direkt oder indirekt Anteil hatten und falls ich die eine oder den anderen vergessen haben sollte, möchte ich schon jetzt um Nachsicht bitten.

Da sind natürlich die Mitautorinnen und Mitautoren zu nennen, die mit großer Sorgfalt ihre Manuskripte erarbeitet haben. Ihnen ist nicht zuletzt für ihren Mut zu danken, offen und öffentlich über Sterben, Tod und Trauer im Kindesalter zu sprechen, ohne die eigene Berührtheit durch dieses Thema auszusparen. Danken darf ich an dieser Stelle auch dem Verlag Herder und insbesondere seinen Lektoren, Frau und Herrn Dr. Walter, die dieses Buchprojekt so sorgfältig begleitet haben – und den Mut hatten, sich von diesem Thema bewegen zu lassen. – Danken möchte ich Frau Carola Grigo, die die sorgfältige Reinschrift der Manuskripte besorgt hat und dazu manchen Abend und einige Wochenenden geopfert hat.

Dankbar wandern meine Gedanken aber auch zurück zu jenen Menschen, die damals, vor zehn Jahren, unseren Beginn mit so viel Engagement unterstützt haben – nicht zuletzt der Hochschulleitung und meinem Kollegen Manfred Bergs, die uns den Raum und den Rahmen boten, dieses Vorhaben gelingen zu lassen.

Wie immer bei derartigen Anlässen gehen meine Gedanken dankbar nach Scottsdale, Arizona (USA), zu meiner großen Lehrerin Elisabeth Kübler-Ross, die mich durch ihre intensiven Impulse auf den richtigen Weg gebracht hat und die es immer wieder – oft auf ganz überraschende Art und Weise – versteht, meine Arbeit zu unterstützen.

Ein Bedürfnis ist es mir, zum Schluß all jenen Müttern und Vätern zu danken, die mich über all die Jahre hin in meiner eigenen Trauer begleitet haben und mich an ihrer Trauer teilhaben ließen und noch immer lassen. Sie haben dazu beigetragen, daß ich die Kraft, die mir meine Tochter in ihrem Tod hinterlassen hat, nutzen kann, statt an der Last zu zerbrechen.

Stuttgart, im Herbst 2000 *Johann-Christoph Student*

Kinder sind Zukunft

Johann-Christoph Student

Von Kindern leben lernen

Es war ein warmer, sonnendurchfluteter Sommertag. Meine jüngste Tochter, Mareike, war damals etwa fünf Jahre alt. Unbeweglich und ganz in sich versunken finde ich sie vor der großen Scheibe der Glastür hockend. Sie schaut auf den Balkon hinaus. Meine Augen folgen ihren Blicken. Draußen, auf den heißen Steinen liegt ein schwarzes Etwas: Eine Drossel ist es, stelle ich bei genauerem Hinsehen fest, die dort völlig reglos die Beine von sich streckt.

„Was ist mit dem Vogel?" höre ich Mareike.

„Ich glaube, er ist tot", kommt zögernd meine Antwort.

Pause.

„Was machen wir?"

„Vielleicht sollten wir ihn begraben," überlege ich.

Sofort kommt Leben in Mareike. Begeistert plant sie, was jetzt zu geschehen hat und sucht zusammen, was sie für das Begräbnis braucht. Inzwischen lasse ich den Vogel mit spitzen Fingern in eine Plastiktüte gleiten. Denke an die Bakterien, die möglicherweise den Vogel bei dieser Wärme schon zu zersetzen beginnen.

Kurze Zeit später befinden wir uns auf der Straße und streben durch die Hitze dem nahen Stadtwald zu. Mareike schwingt in der Rechten unternehmungslustig Schaufel und selbstgebasteltes Holzkreuz, während sie mit der Linken meine Hand fest umfaßt. Die Plastiktüte schaukelt mir an der Hand.

Im Wald ist es angenehm kühl. Mareike hat bald den rechten Platz für das Vogel-Grab gefunden und gibt mir Anweisungen, wie ich zu schaufeln habe. Ich lasse den toten Vogel aus der Tüte in die kleine Grube rutschen und will erneut – fast ein wenig erleichtert – zur Schaufel greifen, um den toten Vogel mit Erde zu bedecken.

„Nein!" höre ich da Mareike, „erst noch mal anfassen." Damit bückt sie sich und ich sehe mit einigem Unbehagen, wie sie sich zu dem Vogel niederkniet und ganz sachte über sein Gefieder streicht. Dann richtet sie sich wieder auf und nickt befriedigt: „Der ist tot." Nun darf ich das Grab zuschaufeln, und wir setzen gemeinsam das Kreuz in die Erde.

Einen Moment zögere ich noch, will mich dann gerade zum Gehen wenden, als Mareike – für mich völlig unerwartet – herzzerreißend zu schluchzen beginnt. Dicke Tränen kullern ihr über die Backen. Der ganze Körper wird schließlich vom Weinen geschüttelt. Betroffen stehe ich daneben, fühle mich hilflos. Am liebsten hätte ich sie in den Arm genommen und getröstet und spüre doch instinktiv, daß dies jetzt falsch wäre. Ich fühle Ärger in mir aufsteigen, Ärger auf mich selbst. War es nicht meine Idee gewesen, den Vogel zu beerdigen? Hätte ich das dem Kind nicht ersparen müssen? War das nicht einfach zu viel für ihre zarte Seele gewesen? Darf man Kindern so etwas denn überhaupt zumuten? War ich hier nicht entschieden zu weit gegangen in meinem Bemühen, unseren Kindern ein „natürliches" Verhältnis zum Tode zu ermöglichen?

Während ich noch so, mit mir selbst ganz und gar uneins dastehe, ohne mich rühren zu können, werden Mareikes Tränen weniger. Das Schluchzen läßt nach und hört schließlich ebenso unvermittelt auf, wie es begonnen hat. – Mareike greift nach meiner Hand zieht mich auf den Weg zurück. Wenig später gehe ich mit ihr wieder im hellen, warmen Sonnenschein. Fröhlich hüpft sie an meiner Seite, drängelt unternehmungslustig: „Was machen wir jetzt? Kriege ich ein Eis? Können wir schwimmen gehen? Wo's doch heute so schön ist!"

Kinder sind Zukunft

Die eindringlichsten Lektionen über Sterben, Tod und Trauer habe ich von meinen Kindern gelernt. Am wichtigsten war hierbei vermutlich das, was unsere erste Tochter, Nina, mich gelehrt hat.

Ich weiß noch genau, wie ich damals vor elf Jahren viele Stunden am Brutkasten saß, in dem dieses winzig kleine Lebewesen die 14 Tage ihres kurzen Lebens verbrachte.

Noch heute kann ich bisweilen das monotone Summen, Piepsen, Zischen der Apparate hören, die ihr Leben aufrecht erhalten sollten. Eingelullt von diesem gleichmäßigen Geräuschpegel gingen meine Gedanke auf Wanderschaft, der Zukunft entgegen. Was würde wohl einmal aus ihr werden? Wie würde sie wohl in wenigen Jahren aussehen? Ob sie dann immer noch diesen dunklen Wuschelkopf haben würde, der sich jetzt schon andeutete? Ob sie wohl mit derselben Energie, mit der sie jetzt am Leben festhielt, sich für Ihre Ziele einsetzen würde? Und was würden dies einmal für Ziele sein? Würde sie eine Kämpferin werden, die sich für ihre Mitmenschen einsetzt – oder würde sie gegen andere Menschen kämpfen, zerstörerisch wirken – uns, ihre Eltern verletzten? – Welcher Beruf würde ihr wohl Freude machen? Hätte sie Chancen, ihn frei zu wählen?

„Die Thrombozytenwerte sind weiter gesunken." Wie aus einer fremden Welt drang die Stimme des Stationsarztes an mein Ohr. Bekümmert und mitleidsvoll glitt sein Blick über das Kurvenblatt. Mir war, als spräche er in einer fremden Sprache. Nein, hier war ich nicht der erfahrene Arzt, der sein Handwerk zu verstehen glaubte. Ich war einfach der Vater, der nicht verstand, was sich hier anbahnte – es auch gar nicht verstehen wollte. Gedankenverloren nickte ich zu den Erklärungen des Kollegen und war wieder bei meiner Tochter. Meine Finger glitten zart über ihren Leib, und ich konnte hören und sehen, wie sie sich beruhigte. Ich war ganz sicher, daß sie die Hand ihres Vaters erkannte. Ein kluges Kind, ganz ohne Zweifel, schon in diesem Alter.

Eine Woche später. Nina lag noch immer in ihrem Brutkasten, aber die meisten der Geräte waren mittlerweile außer Betrieb. Sie selbst hatte ihr Aussehen beängstigend verändert. Der Leib war aufgeschwollen, die Infektion hatte den ganzen Organismus ergriffen. Die Vorhänge um die Box, in der wir beide nun ganz alleine waren, hatte man zugezogen. Draußen hörte ich die Geräusche der Station. Aber sie gingen mich nichts mehr an. Dort ging das Leben weiter. Hier nicht mehr. Stumm, leer, dumpf saß ich dort. Von allen verlassen, auch von meiner Tochter. Und es sollte Jahre dauern, bis ich sie wiederfand – oder ist sie es, die mich wiedergefunden hat?

Auf der Suche nach dem Sinn

Sinnlos erscheint den meisten Menschen der Tod eines Kindes. Ein Leben, das seinen Sinn verfehlte. Haben damit nicht auch die Eltern den Sinn ihres Lebens verfehlt? Nicht nur den Eltern, auch Freunden, Nachbarn und Verwandten mag es so erscheinen. Es braucht Jahre, womöglich Jahrzehnte, ehe uns wenigstens eine Ahnung von dem Sinn solch kurzen Lebens aufgehen mag (siehe Seite 155).

Eltern, deren Kind an einer langsam fortschreitenden Krankheit stirbt, haben bisweilen das Privileg, in dieser Zeit bereits von ihren Kindern lernen zu dürfen. So wie die Eltern des kleinen AIDS-kranken Daniel, dessen tiefes Wissen über das Wesen himmlischer Blumen diesem Buch seinen Titel gab (siehe Seite 100). – Oder auch Maria, deren 17jährige Tochter Karin an Leukämie starb. Karin berichtete ihrer Mutter von den wunderbaren Bildern, die sie geschaut hatte: üppige Farben, wundersame Gestalten, herrliche Töne. Wie Botschaften aus einer anderen Welt erschien dies ihnen beiden. Maria war es schließlich, als könne sie selbst etwas von diesen Bildern erkennen. Sie spürte etwas von dem Frieden, der von ihnen ausging und der sich – in allem Schmerz – auch ihr bisweilen mitteilte.

Beide entwickelten hieraus eine feste gemeinsame Gewißheit, daß dieses Leben nicht alles sein kann und die Zukunft nicht eine Frage bloßer körperlicher Existenz ist. Maria hat dies damals und bisweilen noch heute zu trösten vermocht. Gewiß, den Schmerz konnte diese Erfahrung niemals auslöschen. Es hat ihr auch nicht die Trauer erspart. Aber es gab ihr die Hoffnung, die sich im Regenbogen symbolisiert: Das Versprechen, daß da eine Zukunft ist.

Betrachten wir die Bilder von Kindern und Jugendlichen mit lebensbedrohlicher Krankheit, so wird deutlich, daß diese Hoffnung, wie sie Karin und ihre Mutter erspürten, keine seltene Ausnahme ist. Die Schwierigkeit aber liegt darin, daß wir uns schwer damit tun, die Sprache von sterbenden Kindern zu verstehen (siehe Seite 43). Nicht weil diese Kinder so „undeutlich" sprächen, sondern deshalb, weil unsere Ohren so taub und unsere Herzen so hart geworden sind. Hart durch unser Leben und unser Leiden. Aber auch Angst macht uns so schwerhörig: Angst vor unerträglichen Gewißheiten und Angst davor, Neues erfahren zu müssen, das sich unserem Weltbild nicht bruchlos einfügen läßt.

Von sterbender Menschen ebenso wie von Menschen, die aus dem klinischen Tod durch ärztliche Kunst zurückgeholt wurden, ist uns die Erfahrung, die Menschen an der Grenze vom Leben zu dem, was danach kommt machen, besser bekannt geworden (Moody 1977, Kübler-Ross 1984a; v. Jankovich 1984). So wissen wir heute, daß der Übergang aus diesem Leben in eine neue Wirklichkeit in angenehmen Schritten verläuft: In der letzten Lebensphase, wenn nichts mehr uns in unserem Körper zu halten vermag, können wir ihn verlassen. Dann fühlen wir uns wieder ganz und heil, ganz gleich, wie verletzt unser Körper zuvor gewesen sein mag. Alle Schmerzen hören auf. Das ist nicht zuletzt für die Eltern wichtig zu wissen, deren Kind ermordet wurde und die sich vielleicht fragen, ob das Kind im letzten Moment noch furchtbar leiden mußte. – Manchmal verweilt der „Verstorbene" noch eine Weile am Ort des Geschehens, sieht, was geschieht, und hört, was gesprochen (und gedacht!) wird.

Danach löst sich die Seele vom Körper und erlebt einen Übergang (durch eine Röhre, ein Tor oder auch über einen Alpenpaß), wo sie auf der anderen Seite von Menschen, die ihr lieb waren und vor ihr gegangen sind, freundlich in Empfang genommen wird. Deshalb kann auch kein Mensch allein oder einsam sterben. Dies mag besonders jenen Eltern wichtig sein, deren Sohn oder Tochter fern der Heimat verstorben ist, vielleicht gar in einer Wüste oder in einer Felsspalte im Gebirge.

Und dann schließlich folgt die Begegnung mit dem Licht. Ein Licht jenseits all unsere Vorstellungskraft, weit heller als die Sonne – aber ohne zu blenden – durchflutet die Seele mit reiner, bedingungsloser Liebe. Die Seele fühlt sich in diesem Licht in Harmonie mit allem, das ist – aufgehoben in einem herrlichen Glücksgefühl. Hier vermag ein jeder den Rückblick auf sein Leben zu ertragen: Die Antwort auf die Frage nach dem, was seinem Leben

Sinn gab, zu finden und nach dem, wie viel Liebe er selbst zu geben und zu empfangen in der Lage war.

Solche Erlebnisse, Erfahrungen und Mitteilungen stoßen bisweilen bei Gläubigen ebenso wie bei solchen, die sich für ungläubig halten, auf Widerspruch. Auch manch einem Seelsorger, wenn er hier überhaupt hinzuhören vermag, machen sie schwer zu schaffen. Sind diese Erlebnisse nicht nur religiös gefärbte Fantasien oder Aufguß fernöstlicher Mystik? Wo sind die Beweise für die „Realität" solcher Erfahrungen? – Tatsächlich gibt es heute eine breite wissenschaftliche Literatur zu diesem Thema der „Todesnahen Erfahrungen", wie man es behutsam genannt hat. Durchaus seriöse Literatur ist hier zu finden (Ring 1985; Sabom 1986, Van Eersel 1987). Befunde, die von namhaften Wissenschaftlern (insbesondere in den USA) erhoben wurden und die nicht weniger aussagefähig sind, als die zu anderen Untersuchungen im Bereich der Psychologie des Erlebens.

Dennoch, die skeptischen Fragen und die mißtrauischen Frager bleiben. Solche kritischen Nachfragen haben natürlich ihr Recht. Aber für diejenigen, die solches (mit-)erleben durften, braucht es keine weiteren Beweise, selbst wenn es sie geben sollte. Die verändernde Kraft, die aus den todesnahen Erfahrungen wächst, ist sich Beweis genug. Ihre Interpretation mag individuellen oder religiösen Deutungen unterliegen. Die Veränderung, die sie auslöst jedoch, besteht auch ohne diese Deutung, und hilfreiche Veränderung braucht gerade unsere Welt mehr denn je.

Plötzlich und unerwartet ...

In der Bundesrepublik Deutschland sterben jährlich etwa 16000 Kinder und Jugendliche. Sie sterben in der Regel einen raschen, plötzlichen, in jeder Hinsicht unerwarteten Tod. Die meisten von ihnen sterben bereits kurz vor, während oder nach der Geburt (siehe Seite 118). – Die zweitgrößte Gruppe derjenigen, die in der Kindheit und Jugend den Tod finden, sterben durch Unfälle, insbesondere Verkehrsunfälle (siehe Seite 173). – Erst an dritter Stelle der Todesursachen im Kindesalter ist der Tod durch Krebs zu nennen (siehe Seite 61). – An vierter Stelle der Todesursachen bei

Kindern und Jugendlichen steht dann wieder – bedrückend genug – eine plötzliche Todesart: der Tod durch Selbsttötung.

Eltern, deren Kind stirbt, haben also in den weitaus meisten Fällen keine Möglichkeit, sich auf den Tod ihres Kindes vorzubereiten. Er trifft sie aus heiterem Himmel. Ein sinnloser Tod? Zumindest ein gänzlich unerwarteter Tod. Unvorbereitet, hilflos, verzweifelt, verlassen, aber auch wütend, aggressiv gegen sich und andere fühlen sich Eltern, wenn die erste Schockphase abgeklungen ist. So war es zum Beispiel bei den Eltern von Jan, der mit elf Jahren, kurz vor Weihnachten, von einer Straßenbahn erfaßt wurde und noch am Unfallort starb. Oder bei denen von Axel, der sich mit 17 Jahren – vielleicht aus Liebeskummer, vielleicht auch aus ganz anderen Gründen – vor den Zug warf und seine Eltern trostlos hinterließ. Auch bei denen des fünfjährigen Sven, der von einem unachtsamen Lastwagenfahrer auf dem Zebrastreifen vor den Augen seiner Mutter überfahren wurde, war es ähnlich; oder bei Tanja, deren Mutter das acht Monate alte Kind nach dem Mittagsschlaf leblos in der Wiege fand. „Plötzlicher Säuglingstod" diagnostizierte der Notarzt.

Ähnlich oder auch ganz anders war es bei vielen anderen Eltern, die wir im Rahmen unserer Arbeit mit „Verwaisten Eltern" in den letzten Jahren kennenlernten (Student 1990). Dieses Entsetzen aus heiterem Himmel ist es, was den Eltern das Gefühl völliger Schutzlosigkeit gibt, so als habe sich plötzlich die Erde vor ihnen geöffnet und ließe sie in ihren schwarz gähnenden Rachen schauen. Aber dieses Entsetzen, diese Verunsicherung ist es auch, die Verwandten, Freunden und Nachbarn ebenso wie beruflichen Helferinnen und Helfern den Mund verschließt.

Einsam, zurückgewiesen, von einer Mauer des Schweigens umgeben, erleben hinterbliebene Eltern deshalb oftmals die ersten Wochen und Monate nach dem Tod ihres Kindes. Und wenn die Zeit dann dunkel verrinnt, Lebensjahre ungenutzt dahingezogen sind, ist die Umwelt schon längst wieder zur Tagesordnung übergegangen. Kommen Eltern dann endlich doch einmal auf ihren schmerzlichen Verlust zu sprechen, treffen sie auf unverständige Abwehr: „Ist es denn noch immer nicht besser?" „Ihr habt doch noch mehr Kinder!" „Ich habe auch meine Mutter verloren, da muß man eben durch." „Du mußt eben positiv denken."

Verbittert berichten hinterbliebene Eltern von derartigen Erfahrungen, wenn sie endlich auf die Menschen treffen, die vielleicht am besten verstehen können, wie es ihnen geht und was sie fühlen. Nämlich Eltern, denen ein ähnliches Schicksal begegnet ist. Kein Wunder also, daß sich in den vergangenen Jahren, auch in Deutschland, in fast allen größeren Städten solche Zusammenschlüsse „Verwaiste Eltern“ gebildet haben (siehe Seite 175 und Seite 221). In diesen Gruppen können Eltern ihrer Trauer so tief leben, wie sie dies möchten. Gerade dadurch wird es ihnen möglich, etwas davon schließlich auch loszulassen, ohne Angst, damit zugleich auch das Kind ein zweites Mal zu verlieren. Die Selbsthilfegruppen „Verwaister Eltern“ werden allerdings jeden enttäuschen, der hofft, daß ihm dort seine Trauer abgenommen wird. Eher ist es wohl so, wie die Nordamerikanerin Ann Swann, selbst betroffene Mutter, es einmal formulierte: „Wir können die Sonne nicht für dich scheinen lassen – aber wir können den Regenschirm halten.“

Geschenke zum Abschied

Eltern müssen ihre Trauer „durchschmerzen“ wie Canacakis (siehe Seite 194) es nennt. Aber sie machen dabei auch die Erfahrung, daß sie in diesem Leid Neues gewinnen können. Was dieses Neue ist, mag bei jeder Mutter, jedem Vater etwas anderes sein. Es anzunehmen, heißt zugleich auch, etwas von den Geschenken annehmen zu können, die alle verstorbenen Kinder ihren Eltern hinterlassen. Solche Geschenke können ganz materieller Natur sein. So wie etwa jene Blume, die die 14jährigen Christine, über deren Leben und Sterben ihre Mutter in diesem Buch berichtet (siehe Seite 75) ihrer Mutter malte. „Das ist eine Wunschblume! für dich“ ist auf die Rückseite des Bildes geschrieben.

Tinas Tod war absehbar. Mutter und Tochter wußten dies. Aber was ist mit jenen Eltern, deren Kind den für das Kindes- und Jugendalter so typischen *plötzlichen Tod* stirbt? Die Kinder konnten doch gar nicht wissen, daß sie sterben würden. Oder etwa doch? So erzählte es mir z. B. die Mutter von Jan, der mit drei Jahren in einem kleinen Teich auf dem Nachbargrundstück ertrank.

Sie kann sich jetzt mit einem schmerzlichen und zugleich wohligen Gefühl an jene Szene, einen Tag vor dem schrecklichen Ereignis, erinnern. Zusammen mit ihrem Mann saß sie dort auf der Wiese, in der Nähe jenes Unglücksteiches, an dem Jan spielte. Plötzlich unterbricht Jan sein Spiel und läuft ganz unvermittelt auf die Mutter zu, nimmt sie in den Arm, drückt sie und sagt: „Ich mag dich ganz doll lieb." Dann geht er zu Vater und wiederholt dort, wie ein eingeübtes Ritual, dasselbe. Und ebenso unvermittelt, wie er sein Spiel unterbrochen hat, setzt er es dann wieder fort, als sei nichts geschehen.

Solche Geschenke von Kindern, die einen für die Eltern völlig unerwarteten Tod sterben, helfen den Eltern bisweilen (und immer erst nach langer Trauerzeit), so etwas wie eine Kontinuität des Lebens zu erkennen. Der Tod des Kindes ist dann nicht mehr nur ein plötzlicher, unverständlicher Abbruch eines Lebens, dessen eigentliches Ziel doch erst noch kommen sollte. Es ist vielmehr ein Bogen erkennbar, den das Leben des Kindes überspannt, von einem Anfang hin zu einem Ende sich neigend. Das Maß dieses Lebens ist nicht die Zeit, die es gewährt hat, sondern seine Intensität. Und dieses Wissen gibt manchen Eltern dann die Kraft, auch an ihr eigenes Leben neue Maßstäbe anzulegen, die nicht nach Quantität, sondern nach Qualität fragen. Sie können dann vielleicht eines Tages – nach vielen, vielen Jahren intensiver Trauer – wahrnehmen, daß der Tod dieses Kindes mehr war als ein Verlust: vielleicht eine erschreckende und schrecklich Herausforderung, die zugleich Anstoß zu eigenem Wachstum ist. Damit schützt sie – wie Brocher (siehe Seite 24) es ausführt – vor dem einzigen wirklich bedrohlichen Tod, den wir fürchten müssen: Der Erstarrung und Unbeweglichkeit während unserer irdischen Existenz.

Mit Kindern über den Tod sprechen

Von Tobias Brocher

Es ist in unserer Gesellschaft schwer geworden, über den Tod und das Sterben zu sprechen. Allzusehr kollidiert das Thema Tod mit dem in unserer Gesellschaft so verbreiteten Glauben an unsere Allmacht. Viel lieber glauben wir den Statistikern, die uns belehren, daß sich das durchschnittliche Lebensalter seit dem Ende des letzten Jahrhunderts praktisch verdoppelt hat. Wir sind stolz auf neueste medizinische Erkenntnisse, die uns hoffen lassen, daß es vielleicht sogar einmal möglich sein wird, unser Leben mit medikamentösen Methoden über eine Zeitspanne von hundert Jahren hinaus zu verlängern. Aber wissen wir Menschen überhaupt, was wir dann noch jenseits der Hundert unternehmen wollen? Vor allem aber vergessen solche Spekulationen, daß der Tod nicht eine Begrenzung unseres Lebens ist, die erst an ihrem Ende steht. Sondern jede menschliche Entwicklung bedeutet doch, daß etwas in uns abstirbt, sich etwas verändert, sich wandelt und wir mit jeder Wandlung etwas hinter uns lassen, von dem wir Abschied nehmen. Auf diese Weise bereiten wir uns in einem langen Leben von Stufe zu Stufe auf den letzten Weg vor.

Wenn wir der Annahme anhängen, man müsse erst sterben, wenn man alt wird, heißt dies doch umgekehrt soviel wie: Wenn man jung ist, stirbt man auch nicht. Dann ist das Sterben in jungem Alter, gar im Kindesalter, etwas, womit wir nicht rechnen. Kinder sind doch eigentlich ein Teil unserer eigenen Zukunft im Generationswechsel. Sie sind eine Aussage über etwas, was wir selbst, je nach unserem Alter, vielleicht gar nicht mehr erleben werden. Sie werden noch da sein, wenn wir schon längst nicht mehr sind. Gleichzeitig sind sie eine Hoffnung auf die Zukunft, eine Zukunft, in der vielleicht manches besser wird, besser gelingen wird als es unserer Generation möglich war. Kinder symbolisieren diese Zukunft und deshalb ist ihr Tod viel mehr als nur der persönliche Verlust eines Kindes.

Eigene Erfahrungen

Vor 70 Jahren starb mein Bruder im Alter von 12 Jahren. Ich war damals gerade fünf. Er starb an einer langen schweren Krankheit, die damals nicht behandelbar war. Ich wußte damals nicht, was Tod war. Ich wußte nur, daß der Bruder Kopfschmerzen hatte und ab und zu ein Krankenwagen kam, mit dem er verschwand. Auf die Kinderabteilung des Krankenhauses, in dem er lag, durfte ich, entsprechend den ärztlichen Vorschriften, nicht mitkommen. Während meine Mutter oder mein Vater oder auch beide Eltern gemeinsam beim Bruder weilten, war ich draußen im Garten allein mit meinen Gedanken und Überlegungen. Niemand hatte mir gesagt, daß mein Bruder eine tödliche Krankheit habe und deshalb vermutete ich, er würde wieder nach Hause kommen.

Eine Zeitlang traf dies auch zu: Er kam immer wieder aus der Klinik nach Hause. Aber eines Tages mußte er wieder ins Krankenhaus und diesmal kam er nicht mehr zurück. Meine Eltern nahmen mich nicht zur Beerdigung mit. Sie wollten mich schonen. „Ein Kind soll man vor dem Tod bewahren", hieß es. „Das Schlimme im Leben kommt noch früh genug auf das Kind zu." Ich kam also in der Zeit der Beerdigung zu meiner Großmutter und wurde von ihr betreut.

Als ich dann zum ersten Mal auf den Friedhof kam, sah ich dort den frisch aufgeworfenen Grabhügel. Meine Eltern bedeuteten mir, daß sich dort drinnen jetzt mein Bruder befände. Und nun tat ich etwas, was für die Erwachsenen sehr seltsam gewesen sein muß. Während meine Mutter auf der einen Seite des Grabhügels auf einer Bank saß, kniete ich auf der anderen Seite nieder und versuchte mit meinen Fingern in diesen Grabhügel hineinzubohren. Ich hatte dabei die Vorstellung, dort drinnen müsse doch irgendwo dieser verstorbene Bruder liegen und ich hoffte, ihn auf diese Weise noch einmal zu erreichen.

Was hinter dieser Handlung steckte, war die Frage, „Was ist eigentlich Tod?" und „Wann ist man wirklich, richtig tot?" Diese

Frage beschäftigt Kinder weit mehr, als wir Eltern bereit sind wahrzunehmen. Denn Kinder begegnen dem Tod im Alltag in vielfältiger Form: Da wird eine Katze überfahren, fällt ein Vogel tot aus dem Nest, und selbst eine tote Maus kann eine Gänsehaut auslösen.

Ich erinnere mich daran, wie meine eigenen Kinder mit dieser Frage umgegangen sind. Sie befanden sich damals im Vorschulalter und hatten einen toten Vogel gefunden, den sie begraben wollten. Dazu diente ihnen eine alte Blechbüchse, in die der Vogel hineinpaßte. Der Friedhof in dem Ort, in dem ich damals lebte, war nicht sehr weit weg von uns. Die Beerdigungen wurden noch mit einem von Pferden gezogenen Leichenwagen durchgeführt und die Kinder hatten Gelegenheit, das ganze Beerdigungszeremoniell zu verfolgen. Deshalb führten sie diese Beerdigung ihres Vogels auch ganz dem Ritus entsprechend durch.

Kinder sind neugierig

Kinder sind neugierig. Und meine Kinder befanden sich damals in dem neugierigsten Alter, das man sich vorstellen kann, dem Vorschulalter. Nach einigen Tagen sah ich nun meine Älteste, wie sie um dieses kleine Grab des toten Vogels herumlief. Nach einigen weiteren Tagen sah ich sie zusammen mit ihrer Schwester und anderen Kindern wie sie nachsehen wollten, was aus dem Vogel geworden sei. Mit anderen Worten, sie wollten die Frage klären: Was ist eigentlich der Tod? Was ist aus diesem Vogel geworden?

Nun, dem Vogel war nicht sehr viel passiert, weil die Blechbüchse ihn geschützt hatte. Das Ergebnis der Untersuchung war also für die Kinder enttäuschend. Es befanden sich dort keine Würmer, wie sie sich das vielleicht vorgestellt hatten. Da ich ähnliche Geschichten auch von vielen anderen Eltern gehört habe, glaube ich nicht, daß meine eigenen Kinder besonders neugierig waren. Auch ist meine Tochter weder Medizinerin noch Pathologin geworden. Kinder wollen in diesem Alter einfach nachsehen, wie stirbt eigentlich etwas. Wie verdorrt, wie vermodert, wie verwandelt es sich. In was verwandelt es sich eigentlich? Sie wollen in einem ganz realistischen Sinne herausfinden, was Tod bedeutet.

Etwas ist weg, nicht mehr da. Vielleicht verändert es sich? Vielleicht kommt es doch wieder?

Aber Verlust bedeutet ja gerade, daß etwas nicht wiederkommt. Dennoch behält es eine Bedeutung für unser *Leben*. Das spüren Kinder ebenso wie Erwachsene. Wenn wir also mit Kindern über Tod und über Sterben reden, reden wir gleichzeitig auch immer vom Leben. Tun wir dies nicht, leugnen wir, daß Leben und Tod von Anfang an miteinander verwoben sind. Dann entgeht uns, daß Kinder deshalb so früh nach Tod und Sterben fragen, weil sie einen Entwurf, eine Entwicklungsperspektive für ihr *Leben* haben müssen. Wenn wir ihnen diese Zusammenhänge verschweigen, dann verhüllen wir vor ihnen, daß die menschliche Existenz Verbundenheit mit ständigem Wandel bedeutet. Dann verschweigen wir ihnen, daß jede Entwicklung bedeutet, daß etwas stirbt und daß es ohne diese Art von Tod kein inneres Wachstum gibt.

Unser Schweigen hindert Kinder auch keineswegs daran, Phantasien über den Tod zu entwickeln. Entweder bekommen sie dann entsetzliche Angst vor dem Tod oder sie entwickeln – in einer überkompensierenden Reaktion – phantastische Vorstellungen von einem „Paradies", wobei das Phänomen des Todes selbst gewissermaßen übersprungen wird.

Zuhören lernen

Wenn Kinder uns Fragen nach dem Tod stellen, fühlen wir uns dadurch leicht bedrängt. Wir weichen aus und antworten vielleicht: „Ach, dazu bist du noch viel zu klein." „Das verstehst du noch nicht." „Ich erkläre dir das später." Erwachsene tun dies, weil sie nicht auf diese Fragen vorbereitet sind oder selbst nicht wissen, wie sie zum Tod stehen. Oder sie wollen das Kind einfach schonen. Aber mit dieser „Schonung" schließen Erwachsene zugleich ein Stück Wirklichkeit aus, worüber das Kind Auskunft haben möchte und Auskunft braucht.

Aber müssen wir denn dem Kind überhaupt eine fertige Antwort auf seine Fragen geben, womöglich auch noch sofort? Wie wäre es zunächst damit, einfach einmal nachzufragen und genau hinzuhören. Z. B. indem wir antworten: „Ja, was denkst *du* denn?"

„Wie stellst *du* dir das vor?" Vielleicht wird das Kind zunächst einmal antworten: „Das weiß ich nicht." Dennoch, wenn wir dann weiterfragen, werden Phantasien und Vorstellungen oder Erlebnisse des Kindes zutage kommen. An diesen Erlebnissen und Vorstellungen, die das Kind nennt, kann ich mich als Erwachsener entlangtasten, mich gemeinsam mit ihm auf den Weg machen. Dabei erfahren wir dann, wie nützlich es sein kann, den Phantasien der Kinder zu lauschen.

Kinder haben natürlich, ebenso wie wir Erwachsene, subjektive Vorstellungen, die sie der Welt entnehmen, in der sie leben. Genauso wenig wie wir, leben Kinder in einer Welt, in der es nur objektive, wägbare, meßbare Wirklichkeiten gibt. Unsere Wahrnehmung von Wirklichkeit ist immer auch gebunden an einen Konsens, an Übereinkünfte, wie sie zwischen Menschen, die zusammenleben, entwickelt worden sind und die in der Regel nur begrenzte Gültigkeit haben. So galt z.B. in meiner Kindheit die Vorstellung auf den Mond fliegen zu können, als eine verrückte Idee, die sich bestenfalls als Thema für einen Film eignete. Inzwischen ist der Flug zum Mond Wirklichkeit geworden. Diese Art von Wirklichkeit gab es damals nicht. Damals bestand in unseren Köpfen eine Übereinkunft darüber, daß der Flug auf den Mond nicht möglich sei.

Solche Übereinkünfte gibt es in unserer Gesellschaft auch hinsichtlich unserer Vorstellung von Sterben und Tod. Wir erfahren etwas davon, wenn wir mit Kindern über den Tod sprechen, weil Kinder bereits etwas von dieser Übereinkunft aus ihrer Umwelt aufgegriffen haben und in ihr Weltbild eingebaut haben. Aber sie verarbeiten diese Übereinkünfte und diese Informationen, die sie aus der Umwelt bekommen haben, auf ihre eigene Art und Weise. Sie bauen vielleicht daraus ein neues Weltbild für sich selbst, eine neue Sicht des Todes. Und es kann nützlich und hilfreich sein herauszufinden, wodurch ihre Phantasien entstanden sind, welche Ereignisse sie ausgelöst haben, woher sie diese Kenntnisse erworben haben. Wir erfahren dabei etwas über die Kinder, und wir erfahren zugleich auch etwas über uns selbst.

Ich möchte dies im folgenden an einigen Beispielen deutlich machen. Dazu werde ich Sie mit sieben Jungen und Mädchen im

Alter von acht bzw. neun Jahren bekanntmachen. Im Zusammenhang mit Gesprächen über den Tod eines Klassenkameraden haben diese Kinder sich ihrer Religionslehrerin Christine Schwikkardi gegenüber auch dazu geäußert, wie sie sich den Tod vorstellen (Brocher 1980). Diese Vorstellung haben sie in einem kurzen Zitat zusammengefaßt. Dazu malten sie ein Bild, das auf andere Weise noch einmal ihre Vorstellungen ausdrückt und erläutert. Ich werde versuchen, die Bilder im Zusammenhang mit den Zitaten jeweils kurz zu beschreiben und daraus zu verstehen versuchen, welche Vorstellungen vom Tod die Kinder auf diese Weise zum Ausdruck bringen.

Martina – auf der „Herzlinie"

Beginnen wir mit Martina. Sie ist neun Jahre alt und auf die Frage, was ihr zum Tod einfalle, antwortet sie: *„Wenn ich auch mal sterbe, aber mein Herz stirbt dann nicht. Weil immer im Herzen alles gut ist. Und im Himmel ist auch alles gut."* Dazu malt sie ein Bild, das eine Spirale darstellt. In die Spirale hinein sind verschiedene Figuren gemalt. Man hat den Eindruck, daß sich die Figuren auf dieser sich nach außen erweiternden Spirale fortbewegen. Es ist, als ob die Malerin wüßte, daß das Leben eigentlich in solchen Spiralen verläuft, bei denen wir immer wieder an ähnlichen Stellen vorbeikommen, wenngleich auf einer anderen Position der Spirale. Diesen Prozeß nennen wir Wachstum. Zum äußeren Rand der Spirale hin malt Martina Menschen mit einem Stock, offensichtlich gealterte Menschen, die sich nicht mehr so frei und unbeschwert weiterbewegen wie in jungen Jahren.

Am Ende der Spirale schließlich wird dann der Tod dargestellt, symbolisiert durch einen Sarg. Aber neben der Spiral-Linie, die zum Sarg führt, ist noch eine weitere, gestrichelte Linie gemalt, auf der sich kleine Herzen befinden. *„Weil im Herzen immer alles gut ist"*, kommentiert die Malerin. Woher mag sie diese Vorstellung haben, daß „im Herzen immer alles gut ist"? Vermutlich hat sie Erwachsenen zugehört, wie sie sich über den Tod unterhalten. Und sie hat daraus eine entsprechende Vorstellung entwickelt, die sie allerdings nicht so recht mit ihren eigenen Vorstellungen zusammenbringen kann. Das drückt sich auch in dem Bild aus: Dort läuft dann die „Herzlinie" neben der Linie zum Tode hin.

Claudia – den Tod überspringen

Ganz andere Vorstellungen von Tod und Leben spiegeln sich in dem Bild der 9jährigen Claudia wider. Sie sagt nämlich: *„Ich möchte nicht sterben, weil der Tod nicht schön ist. Aber weil alle Menschen sterben, stelle ich mir ein Paradies vor."* Auf dem Bild, das sie dazu malt, ist am unteren Rand ein Sarg zu sehen. Darüber aber, im oberen Bildteil, scheint die Sonne und alle Spielsachen, alle Dinge, die das Mädchen schön findet, sind in weiße Wölkchen hineingemalt, die dort am Himmel schweben. Dahinter scheint die Aussage zu stehen: Wenn man schon sterben muß, dann sollte es eigentlich so sein, daß der Tod schön ist, daß man in einem Paradies lebt, in dem einem alle Wünsche erfüllt werden und es gar nichts Schweres mehr gibt. Eine Hoffnung, die sicher viele Menschen teilen. Diese Hoffnung mag auch eine Zeitlang tragen – bis es dann nicht mehr weitergeht.

Solche Bilder können entstehen, wenn wir Kinder im unklaren über den Tod lassen, ihren Fragen danach ausweichen. Kinder entwickeln dann entweder große Angst vor dem Tod oder träumen sich in ein Paradies. Vielleicht gehen sie dann mit ihren Vorstellungen noch weiter, und es entwickelt sich die Phantasie, daß es dort oben schön sein müsse, wenn es denn hier unten so schlecht ist. Es gibt Kinder, die auf diese Weise entweder verunglückt sind oder sogar Unfälle absichtlich herbeigeführt haben, weil man ihnen gesagt hat: „Deinem Vater geht es jetzt sehr gut, der ist jetzt da oben im Himmel, und da ist alles sehr schön." Oder es wurde von der verstorbenen Schwester gesagt: „Die hat's jetzt da oben sehr schön, der geht's jetzt sehr gut."

Eltern wollen auf diese Weise ihr Kind vor der Wahrnehmung der dunklen Seite des Todes schützen, bringen es aber womöglich in ernsthafte Gefahr. Ein tragisches Beispiel hierfür ist die Geschichte eines siebenjährigen Jungen, dessen Vater bei einem Verkehrsunfall ums Leben gekommen war. Der Junge hatte gehört, daß der Vater eine schwere Schädelverletzung hatte und die Mutter sprach immer davon, daß der Vater jetzt ganz glücklich im Himmel sei. Dies hatte schreckliche Folgen: Einige Wochen später fand die Mutter ihren Jungen im Keller, wie er voller Wucht mit dem Kopf gegen die Wand rannte, so daß es schon blutete. Sie war entsetzt darüber und fragte ihn, warum er dies tue. Seine Antwort: „Du hast doch gesagt, Vater ist im Himmel, ihm geht es so gut jetzt. Bei dem ist alles so schön. Und der hat doch seinen Kopf gespalten bekommen und deswegen wollte ich es genauso machen."

Eine Erleichterung im Umgang mit den Fragen von Kindern zu Sterben und Tod kann darin liegen, daß wir uns selbst daran erinnern, wo und wie wir zum ersten Mal wirklich dem Tod begegnet sind und dabei begriffen haben, daß Tod und Sterben etwas ist, was im Leben geschieht, was unausweichlich und endgültig ist. Wir werden dann erkennen, daß die Fragen der Kinder Fragen sind, die wir selbst auch gehabt haben und die man uns vielleicht auf die eine oder andere Weise erklärte. Und dies hat – lange Zeit – unsere eigene Vorstellung von Sterben und Tod geprägt. Wenn wir uns die Zeit nehmen, gemeinsam mit den Kindern der Frage nach dem Tod nachzugehen, kann uns dies helfen, etwas von uns selbst zu erkennen. Gleichzeitig können wir etwas von ihnen lernen. Dies ist aber nur möglich, wenn wir behutsam weiterfragen, statt selbst voreilig eine Antwort zu geben.

Timo – Hoffnung auf einen Weg

Auf die Frage, wie er sich den Tod vorstelle, antwortete der achtjährige Timo: *„Wenn ich ins Grab falle, falle ich ins Nichts, aber immer noch auf eine Art Straße."* Eine seltsame Beschreibung benutzt er da. „Wenn ich ins Grab falle ..." Der Begriff „fallen" für Sterben war lange Zeit bei Todesfällen im Krieg üblich. „Er ist im Feld gefallen", hieß es – zumindest früher – von den Soldaten, die im Krieg starben. Dies mag sich dem Kind eingeprägt haben, ohne daß er den Begriff so recht verstehen konnte, aber er verband ihn mit dem Tod. Er hat daraus die Vorstellung entwickelt, man fällt in den Tod hinein wie in eine Grube. Aber er hat auch einen Trost bereit: Er weiß, es gibt einen Weg, auch dort, wo ich ins Grab falle.

Er hofft darauf, daß da noch eine Leitlinie, ein Weg ist, auch jenseits dieses Lebens, das wir hier führen. Eine kindliche Vorstellung, gewiß, aber auch eine zutiefst religiöse.

Ulli – Kinder nehmen es wörtlich

Eine viel aussichtslosere Perspektive formuliert der 9jährige Ulli: Er sagt: „*Wenn ich ins Grab falle, denke ich, daß ich in tausend Fetzen zerfalle.*" Diese „tausend Fetzen" haben vielleicht etwas mit den Fernsehgewohnheiten dieses Kindes zu tun. Kinder sehen schreckliche Bilder von Unfällen im Fernsehen, in Zeitungen, oder sie hören auch aus Erzählungen, daß jemand zerfetzt worden sei. Ullis Vorstellung von Tod hat viel mit Gewalt zu tun. Das Bild, was er dazu malt, zeigt nur vier Knochen, die gewissermaßen allein und isoliert im Grab liegen, sich nicht einmal mehr zu einem ganzen Gerippe zusammenfügen möchten.

Kinder nehmen unsere Information über den Tod sehr wörtlich. Das verstehen wir besser, wenn wir uns an unsere eigene Kindheit erinnern und an das, was wir vielleicht zum Thema Tod selbst gesagt haben. Wer hat uns denn eigentlich erklärt, was Tod wirklich ist? Wir haben vielleicht gehört, wie die Großmutter am Grab des Großvaters sagte: „Sei vorsichtig, wenn du das Grab harkst." Und die kleine Enkeltochter erzählt dann vielleicht nachher in der Schule: „Ich war auf dem Friedhof und habe Großvaters Grab geharkt. Aber am Kopf habe ich ganz vorsichtig geharkt." Sie hat die Vorstellung, wenn ich dort harke, muß ich vorsichtig sein, weil darunter der Großvater liegt und wenn ich nicht behutsam vorgehe, bekommt er womöglich etwas am Kopf ab.

Wenn ich etwas von diesen Phantasien der Kinder erfahren will, muß ich sie zum Phantasieren anregen. Ich darf ihre Fragen nicht wegschieben, sondern muß sie aufgreifen. Indem das Kind seine Phantasien formuliert, kommt es auch in die Lage, die eigenen Vorstellungen von Tod und Sterben allmählich zu wandeln.

Katrin – „no future"

Katrin ist ebenfalls neun Jahre alt. Sie beschreibt ihre Vorstellung vom Tod so: *„Ich stelle mir vor, daß ich, wenn ich im Grab bin, so lange drin bleibe, bis die Welt von der Sonne verbrannt worden ist. Dann fängt die ganze Welt wieder an. Wenn ich dann von meiner Mutter geboren werde, tue ich immer wieder das gleiche und das geht immer so weiter."* Hier wird offenbar der Gedanke der Wiedergeburt angesprochen. Eigentlich möchte sie in eine Welt hineingeboren werden, die mittlerweile heil geworden ist. Aber: „... das geht immer so weiter." Darin spiegelt sich auch etwas vom Lebensgefühl unserer Gesellschaft wider: Wie langweilig erscheint uns doch manches und wie sehr suchen wir deshalb nach etwas, das weniger langweilig ist, so daß es nicht „immer so weiter" geht. Die Zukunft dieses kleinen Mädchens enthält eine Vorstellung von einer Zukunft der Wiedergeburt ohne Perspektive. Wiedergeburt verlängert hier nur die Vergangenheit, unveränderte Vergangenheit. Es geht einfach alles immer so weiter, wie es schon immer war.

Klingt da nicht etwas an von diesem modernen Schlagwort „no future". Ein depressiv, destruktiv, pessimistisch klingendes Wort. Fragen wir uns einmal, woher das eigentlich kommt. Die Jugendlichen, die dieses Schlagwort benutzen, finden eine Welt vor, in der es schon immer so war und in der es „immer so weiter" geht. Mit anderen Worten: Es gibt keine Perspektive einer wirklichen Zukunft, sondern es gibt nur die Perspektive einer verlängerten, unveränderbaren Gegenwart. Wird diese Gegenwart sozusagen verlängert, dann entsteht daraus ein Gefühl von Depression, der Resignation. Sie kann umschlagen in Verzweiflung, Gewalt oder Flucht. Flucht in Drogen, in ein Paradies, in die Erlösung, sich nicht mehr mit all dem Schrecklichen beschäftigen zu müssen, weil sich da doch nichts mehr machen läßt. Dies mag uns daran erinnern, daß Kinder nicht nur an Krankheiten und Unfällen sterben, sondern daß eine zunehmende Zahl Jugendlicher sich selbst tötet, in einer Verzweiflung, die nicht verstanden wird, weil wir in einer Welt leben, in der wir ja kaum noch miteinander reden.

Wir achten zu wenig auf einander in dieser Welt. Wir sprechen miteinander zu wenig oder wir fragen einander zu wenig nach dem, was uns bedrückt, und Krisen machen uns eher stumm. Dies hindert uns auch daran, mit Kindern zu sprechen, insbesondere, wenn Kinder selbst trauern. Nicht daß wir die Trauer der Kinder nicht wahrnähmen, aber wir beachten sie nicht wirklich, weil sie uns ängstigt.

Wenn wir mit Kindern das Gespräch über Trauer suchen, entdecken wir, daß es nicht immer die großen, uns Erwachsenen besonders einschneidend erscheinenden Verluste sind, die Kinder zur Trauer anregen. Kinder trauern beispielsweise auch über ganz alltägliche Verluste: den Verlust einer Puppe, eines Teddybären, eines Geschenks, kleiner Dinge, die scheinbar unerheblich sind. Wir versuchen sie dann zu trösten und sagen vielleicht: „Du kriegst ja wieder etwas Neues dafür." Wir versuchen, den Verlust wieder gut zu machen, indem wir das Verlorene ersetzen. Aber der Verlust ist nicht ersetzbar, denn das, was vom Kind geliebt worden ist, war etwas anderes, etwas ganz Besonderes, dem Kind Zugehöriges, an dessen Stelle nicht einfach etwas Neues treten kann.

Das Kind hat sich mit diesem Gegenstand – vielleicht einer Puppe, einem Teddybären – identifiziert. Wenn er endgültig verloren geht, ist Trauer da. Diese Trauer sagt: „Es kehrt nie wieder." Die Annahme der Endgültigkeit dieses Verlustes bedeutet die wirkliche Trauer. Sie enthält das Wissen darum, daß es keine Wiederkehr gibt. Zwar mögen wir uns vielleicht damit trösten, daß wir uns im Himmel alle wiedertreffen, oder auch damit, daß alle wiederkehren. Dennoch wissen wir nicht, wie es wirklich weitergeht und wie es einmal sein wird. Vielleicht haben wir einen Glauben, der uns tröstet. Aber dies ändert nichts daran, daß durch Ereignisse, die uns an den Verlust erinnern, die Trauer wiederkehrt und das ist richtig so. Richtig ist dies nicht nur für uns, sondern ebenso für unsere Kinder. Aber ebenso wie Trauernde in unserer Gesellschaft eher gemieden werden, erleben auch die Kinder, wie das Gespräch über die Trauer mit ihnen eher vermieden wird. Diese Kinder leiden wie die Erwachsenen darunter, daß es eigentlich in unserer Gesellschaft keine wirklichen Trauerrituale mehr gibt.

Ich erinnere mich an den Ausspruch eines Sechsjährigen, dessen Bruder gestorben war. Er sagte: „Jetzt, wo mein Bruder gestorben ist, weiß ich ganz genau, ich muß alles für ihn mitarbeiten und mittun, was er nun nicht mehr tun kann." Dies hat sich in seiner späteren Lebensentwicklung sehr deutlich gezeigt. Kinder haben also bisweilen das Gefühl, daß der Verlust, die Trauer gar nicht überwindbar ist, daß die Trauer nie weggeht, immer wiederkommt, so daß sie selbst an dieser Stelle nun etwas ersetzen müssen, ja daß sie sich selbst an diese Stelle setzen müssen. Aber all dies erfahren wir nur, wenn wir den Mut haben, auf Kinder zuzugehen, sie zum Sprechen anzuregen und ihnen geduldig zuhören. Nur so kommen sie in die Lage, ihre Einstellung zu revidieren.

Ebenso wie für Erwachsene gilt auch für Kinder, daß sie auf ihre eigene, ganz unterschiedliche Weise trauern. Da ist vielleicht ein Kind, das seinen Bruder verloren hat und darüber trauert. Es tut es auf seine eigene Weise. Das zeigt sich vielleicht darin, daß der Lehrer sich darüber beklagt: „Er war früher immer so friedlich. Ich weiß gar nicht was los ist. Jetzt verprügelt er jeden auf dem Schulhof." Was dabei nicht verstanden wird, ist, daß hinter dieser Wut Trauer steckt, Verzweiflung über den Verlust. Aber niemand kümmert sich darum, alle nehmen es nur als ungehöriges Benehmen.

Gerade Wut im Zusammenhang mit Trauer wird in unserer Kultur schlecht toleriert. Meist wird bei Trauerfeiern auch nur von Betroffenheit und Traurigkeit gesprochen. Nur selten habe ich dagegen gehört, daß Freunde des verstorbenen Menschen auch von dem Schmerz und von ihrem Zorn sprechen. Es kann Zorn darüber sein, daß der andere nun weggegangen ist, nicht mehr da ist. Es mag auch Zorn auf Gott sein. Selbst wenig religiöse Menschen fragen in ihrer Trauer oftmals in Richtung auf Gott: „Wieso tust du mir das jetzt an? Warum gerade jetzt und warum gerade diese Prüfung?

Mit sterbenden Kindern sprechen

Der Zorn über einen Verlust taucht – in vorwegnehmender Trauer – bei den Eltern schon dann auf, wenn ein Kind schwer oder gar tödlich erkrankt ist. Gerade dann versuchen die Eltern ihn jedoch häufig zu verbergen – nicht zuletzt dem betroffenen Kind gegenüber. Die Frage entsteht: „Wie soll ich das vor ihm verbergen, obwohl ich es doch weiß?" oder „Soll ich ihm etwas sagen, und wenn ja, was?"

Dabei ist eigentlich alles so einfach! Was ich aus den Gesprächen mit sterbenden Kindern weiß, ist, daß sie aus den Gesichtern der Schwestern, der Besucher, der Ärzte schon längst abgelesen haben, wie es um sie steht. Sie wissen dies schon zu einem Zeitpunkt, wo die anderen vielleicht noch sagen: „Na, wer weiß, vielleicht geht's noch mal gut. Vielleicht können wir noch etwas erreichen im Kampf um Leben und Tod." Aus lauter Höflichkeit gegenüber den Erwachsenen, die nie darüber sprechen wollen, schweigen die Kinder und versuchen sogar noch, die Erwachsenen zu erheitern, machen ihnen etwas vor.

Ein todkranker Knabe hat mir einmal gesagt: „Ich weiß natürlich längst, daß ich sterben werde. Ich weiß nicht wann, vielleicht können Sie es mir sagen. Aber es ist egal, ob es in ein paar Wochen oder ein paar Monaten ist. Aber ich finde es so schade, daß ich mit meinen Eltern und mit meinen Freunden nicht darüber sprechen kann, weil die soviel Angst davor haben. Und weil die soviel Angst haben darüber zu sprechen, weil sie glauben, ich wüßte das nicht und sie meinen, sie würden mich damit schädigen."

Dörte – innerliches Wachstum

Dörte sagte mit neun Jahren zu ihrer Vorstellung vom Tod: *„Ich stelle mir vor, daß ich auf einem Regenbogen in den Himmel klettere – und daß der liebe Gott mich in ein Baby verwandelt – und daß ich wieder zur Welt komme und immer so weiter, daß ich immer bessere Leben habe. Wenn ich das alles hundertmal gemacht habe, fängt alles von vorne an.*" Sie malt dazu ein Bild, auf dem ein Grab zu sehen ist. Aus diesem Grab steigt ein Regenbogen auf, auf dem sie selbst nach oben klettern kann. Dort oben angekommen, taucht sie gewissermaßen wieder ein und taucht unten als Baby in einem Kinderwagen wieder auf. Das Bild beeindruckt durch seine schönen, hoffnungsvollen Farben und es macht Freude, sich dieses Bild anzusehen. Aber was ist das für eine Vorstellung: 100 Jahre Ausdauer! Hundertmal wieder dasselbe! Wer von uns hätte solch eine Ausdauer? Wir selbst haben doch eher eine gegenteilige Vorstellung: Je länger wir leben und je mehr wir im Alter vorrücken, desto mehr sehen wir doch oft, was wir *eigentlich* ganz anders hätten machen können und müssen – wenn da nicht dieses oder jenes gewesen wäre ...

Dörte ist da ganz anderer Ansicht. Das Leben ist eben so, daß man es vorwärts leben muß – mit allen Fehlern die das einschließt –, um dann hinterher aus den Fehlern zu lernen. Der Regenbogen in ihrem Bild hat etwas ungeheuer Optimistisches, etwas Tragendes, etwas Schönes. Man sieht, daß ihre Vorstellung von Tod und Sterben absolut nicht bedrohlich ist. Es ist nämlich eine entscheidende zusätzliche Vorstellung darin: Ich verwandle mich. Ich komme wieder neu auf die Welt. Ich bin nicht mehr die gleiche.

In diesem Bild steckt ein ganz besonderer Lebensentwurf. Dörte weiß, eines Tages werde ich all diese Puppen und Stofftiere, die ich so liebe, einmal wegstellen. Ich werde das ganz langsam tun, nicht alle auf einmal. Ein paar nehme ich vielleicht noch mit und den kleinen Hund da, den nehme ich ganz bestimmt noch mit, selbst wenn ich heirate. Den gebe ich nicht auf. Aber ich weiß auch, daß dort, wo etwas vorbei ist, wieder etwas Neues entsteht. Was vorüber ist, kommt jedoch nicht wieder. Deshalb muß ich selbst eine andere werden. Vielleicht dadurch, daß andere etwas von mir verlangen und ich mich vielleicht anpassen muß, soziale Regeln beachten muß, wenn ich mit anderen zusammenleben will.

Hier geht es um Wachstum. Nicht um körperliches Wachstum, sondern um psychisches Wachstum. Aus der daraus neu gewonnenen Perspektive wird auch die Welt neu verstanden und anders erlebt: Ich verliere etwas, etwas verändert sich, es stirbt etwas ab und ich wandle mich.

Peter – Wandlung bis zur letzten Stufe

Weil wir so wenig auf den Tod eines Kindes vorbereitet sind, sind wir auch nicht darauf vorbereitet, unseren Kindern den Zusammenhang deutlich zu machen, der zwischen Leben und Tod besteht. Kinder wissen hierzu oft viel. Hören wir einmal dem neunjährigen Peter zu, er sagt: *„Ich stelle mir vor, daß, wenn ich tot bin, ich bei Gott wieder aufwache."* Er scheint damit ein Thema aufzugreifen, das die oben zitierten Kinder bereits ansprachen, wenngleich er viel lakonischer, viel kürzer formuliert. Auf den ersten Blick erscheint es so, als wirkten hier religiöse Einflüsse weiter.

Aber so einfach ist das nicht. Dem Bild, das der Neunjährige malt, sieht man ganz genau an, wieviel er weiß von einem Lebensweg und was sich alles auf diesem ereignet. Auch er malt eine Art Spirale. Sie beginnt an einem Baum, vielleicht einem Baum des Lebens, ganz dicht bei der Mutter. Und dann geht es weiter. Da gibt es Bäume, die immer größer werden, gewachsen sind; es sind Tiere zu sehen, die sich vermehren; Geschwister tauchen auf, andere Kinder – und vieles mehr. Schließlich verläßt der Weg die Spirale, führt von ihr weg nach oben, hin zum Grab. Darüber befindet sich ein neuer Kreis, diesmal geschlossen, wie eine schützende Fruchtblase sieht er aus. Darin befindet sich Peter, der Maler des Bildes, sozusagen aufwachend bei Gott, erwachend zum ewigen Leben.

Dieses Kind scheint etwas davon zu wissen, wie Leben und Tod zusammenhängen, daß eine ständige Wandlung geschieht, eine Wandlung von einer Stufe zur anderen, bis zur letzten Stufe. Diese letzte Stufe, die in eine Welt führt, die wir nicht kennen, von der wir nichts wissen, die wir uns aber vorstellen und auf die wir hoffen. Wir hoffen auf Gnade, auf Liebe. Wir hoffen auf etwas, das uns trägt, das uns in Liebe trägt und bewahrt, auf jemanden der sagt: „Mit dir habe ich noch etwas vor. Ich habe dich gerufen, du mußt noch etwas tun."

Von Kindern lernen, was Leben wirklich heißt

Was wir aus diesen Kinderphantasien lernen können ist, daß sie uns sagen, daß es den eigentlichen Tod nur dort gibt, wo alles immer so bleibt, wie es schon war, unverändert. Kinder sagen uns aber auch, was Leben wirklich heißt: nämlich daß ich mich wandle. Wenn ich mich *nicht* im Laufe meines Lebens verändere, mit allen Schmerzen, allen Leiden und allen Verlusten, die das enthält, dann bin ich eigentlich schon tot.

Kinder sind diejenigen, die schon lange vor dem Spracherwerb gleichzeitig zurücksehen und voraussehen. Und je mehr wir ihnen die Möglichkeit geben, vorauszusehen, vorauszuahnen und Lebensentwürfe zu entwickeln, desto mehr regen wir sie zum Leben an. Dies erreichen wir nicht nur durch unser Vorbild, sondern auch dadurch, daß wir ihre Phantasie beleben. Je besser das gelingt, desto eher verbinden sie Leben und Tod miteinander und betrachten beides nicht länger als Gegensätze.

Auch unsere Sprache weiß etwas von der Gefahr des wirklichen Todes. Denken wir an die Redensart: „Die oder der Ärmste kann weder leben noch sterben". Damit wird der Gipfel der Bewegungsunfähigkeit beschrieben, fast schlimmer noch als der Tod, oder jedenfalls die schlimmste Form des Todes. Diesem Tod entgehen wir, wenn wir in die Welt mit dem Wissen schauen, daß mit uns etwas gemeint ist. Vielleicht ist es etwas anderes als wir selbst meinen, aber wir sollten versuchen, dieses Gemeintsein zu erfüllen, indem wir unserem Leben einen Sinn geben.

Es ist müßig danach zu fragen: Was hat unser Leben für einen Sinn? Darauf gibt es keine Antwort. Wir sind es, die unserem Leben Sinn geben müssen. Was wir lernen müssen ist, diesen Weg, den wir zu gehen haben – sei er lang oder kurz – als solchen anzunehmen, an den Stellen, an denen es Stufen zu klettern gibt, uns anstrengen, um weiterzukommen; bis wir vielleicht an die letzte Stufe kommen, die herausführt aus dieser Welt in eine neue Welt hinein *(Brocher 1977)*. Es kommt darauf an, jeweils auf einer neuen Stufe zu lernen, was wir zu lernen haben und damit zu wachsen, im stetigen Wandel des Lebens. Dann hat der Tod keinen Schrecken mehr, weil er ein Teil des Lebens ist.

Lieber Andreas, in der Klasse ist es heute so leise

Versuch, den plötzlichen Tod eines Mitschülers im Unterricht zu bewältigen

Von Renate Hartmann

An einem Sonntag nachmittag erreichte mich der Anruf: Andreas, einer meiner Drittkläßler, war bei einem Autounfall tödlich verletzt worden. Ich war tief bestürzt und betroffen, denn ich hatte alle meine Schüler, die ich seit einem halben Jahr unterrichtete, ins Herz geschlossen. Fast gleichzeitig mit meiner Trauer bedrängte mich die Frage: Wie spreche ich mit Andreas' Mitschülern, die seit der Kindergartenzeit eng miteinander verbunden und befreundet sind?

Die meisten Kinder der Klasse – wie auch Andreas – bereiteten sich auf die Erstkommunion vor. Sie waren daher religiös aufgeschlossen und ansprechbar.

Am Montag morgen traf ich die Kinder in unterschiedlicher Gemütsverfassung an. Einige erfuhren erst jetzt von Andreas' Tod. Bei manchen Kindern hatte ich den Eindruck, daß sie dieses schreckliche Geschehen nicht realisieren konnten. Andere begriffen die Endgültigkeit der Trennung. Wir sprachen über Andreas und weinten miteinander über seinen Verlust. Die Kinder spürten, daß die Trauer Schüler und Lehrerin eng miteinander verband. Wir schmückten Andreas' Sitzplatz mit Blumen, einer Kerze und einem Selbstbildnis, das er kurz vor seinem Tod gemalt hatte.

Im Gespräch wurde uns immer wieder bewußt, wie unerwartet und plötzlich sein Tod gekommen war, daß wir keine Zeit gehabt hatten, Abschied zu nehmen oder „Unerledigtes" zu erledigen. Ich schlug den Kindern daher vor, Andreas einen Brief zu schreiben, sich darin von ihm zu verabschieden und ihn vielleicht um Verzeihung zu bitten für Streit, Neckereien, Lieblosigkeiten ... Die Briefe wollten wir sammeln und in einem großen Umschlag bei der Beerdigung in Andreas' Grab legen. Die Kinder gingen sofort auf diesen Vorschlag ein. Obwohl Kinder dieser Altersstufe noch nicht sehr schreibgewandt sind, fand jedes eine Form, sich individuell von seinem Klassenkameraden zu verabschieden. Die meisten Kinder malten auch Andreas selbst, sein Lieblingstier, sein Lieblingsspielzeug oder Blumen dazu. Nach dem Briefeschreiben, bei dem ich mich beteiligte, machten alle Kinder einen gelösteren und etwas getrösteten Eindruck. Sie waren überzeugt, daß Andreas ihre Briefe erhalten und darüber froh sein werde. Alle Kinder, christliche und islamische, glaubten an ein besseres, glücklicheres Weiterleben nach dem Tod.

Am Schluß des Schultages säten wir in eine große Schale Weizen ein, als Zeichen der Hoffnung und neuen Lebens. Auch diese Schale stellten wir auf Andreas' Platz, und die Kinder beobachteten sorgfältig das Aufgehen des Weizens. Andreas' Banknachbar, der sein bester Freund gewesen war, pflegte die Pflanzen liebevoll und zündete stets die Kerze an. So hatte er das Gefühl, noch einige Zeit etwas für seinen toten Freund tun zu können. Dieses Gefühl, „noch etwas tun zu können“, müssen auch die anderen Kinder positiv verspürt haben, denn viele Eltern berichteten mir, die Kinder seien sehr getröstet aus der Schule nach Hause gekommen.

Vier Briefe von Andreas' Mitschülerinnen und Mitschülern:

Lieber Andreas!
Wie geht es dir da oben im Himmel. Ich bin sehr traurig das du gestorben bist. Jetzt haben wir in der Klasse keinen Kasper mehr. In der Klasse ist es heute so leise.
Du fehlst mir sehr.
Viele Grüße Claudia

Lieber Andreas,
ich hoffe das du in den Himmel kommst. Ich bin seht traurig das gerade du gestorben bist.
Jetzt haben wir dich nicht mehr in der Klasse.
Ich habe dich manchmal geärgert aber nur aus Spaß. Für deine Eltern und deine Schwester und Verwandten ist es sicher sehr schlimm.
Viele Grüße deine Heike

Lieber Andreas!
Finale 1:0 durch Andreas
Viele Grüße Dein Mattias
Ich vermise Dich
Mein Nachbar

Lieber Andreas lebe Wohl
ich finde es schade das Du gegangen bist. Wenn es Dir gut geht möchte Gott Dich behüten. Es tut mir leid das ich Dich manchmal angemeckert habe. Deswegen bitte ich Dich um vergebung. Wir haben dir Dein portre auf Deine Seite gelegt und eine Blume auch.
Mit viel Sehgen und mehr Glück lebe weiter.
Viele Grüße Jenny

Verstehen, was sterbende Kinder sagen

Von Elisabeth Wellendorf

Die kleinen Tode

„Ich sterbe nicht nur einmal, ich sterbe viele kleine Tode. Meinen großen, endgültigen Tod werde ich schaffen, aber die kleinen, die glaubt mir keiner. Das macht mich einsam", sagte mir eine 17jährige Patientin vor ihrem Tod. Ich erschrak über ihren Satz und erinnerte mich an Situationen und Bilder, die solche kleinen Tode meinten, und an den Schauer, den ich gespürt hatte wegen der Unerbittlichkeit der Aussage, die ich so gern übersehen hätte.

Der letzte, der endgültige Tod ist das Produkt vieler vorhergegangener: Da gibt es das erste Erkennen, daß die Krankheit dem Leben ein Ende setzen wird, und immer wieder neue Gewißheiten, bis sie sich im letzten Tod verdichten. Da gibt es Einbrüche von Einsamkeit, Verzweiflung und Angst. Da gibt es Ohnmacht, Wut und Aufbäumen gegen das gewußte Schicksal. Da gibt es die vielen Abschiede und Trennungen vom normalen Leben, von errungenen Positionen, von Freunden, von Hoffnungen und Zukunft mit den anderen, den Gleichaltrigen und doch so Fremden.

Das alles gehört zu den kleinen Toden, die die Patientin meinte. Sie machte mich auf viele von ihnen aufmerksam, und ich werde jetzt versuchen, Sie aufmerksam zu machen, denn nicht nur Sterbende müssen sich im Vollziehen des Todes üben, sondern auch die, die sie begleiten. Ich werde dazu Bilder und Geschichten benutzen, weil ich mit beiden gern arbeite. Es gibt solche, die die innere Verfassung des Schöpfers direkt widerspiegeln. Und es gibt andere, in denen man sich wie in einem Irrgarten fühlt. Manchmal sind Bilder und Geschichten eine verständliche Ergänzung, manchmal sind sie so konträr, als hätten sie nichts miteinander zu tun. Die jeweilige Wahrheit entsteht als Drittes in ihrem Spannungsbogen.

Nur ganz banale Bilder?

Es gibt noch eine andere Kategorie von Bildern, über die ich früher enttäuscht war. Sie scheinen ganz banal. Auf ihnen finden die Klischees der jeweiligen Altersgruppe ihren Niederschlag: Comic-Helden, Weltraumfahrzeuge, Witzfiguren, bunte Schnörkel, Blümchen, Osterhasen ... Zwei meiner ersten Patienten halfen mir die Bedeutung zu verstehen.

Der eine war ein schwerkranker 12jähriger Junge. Er malte den ganzen Tag, wie unter einem Zwang, Ottifanten. Ich dachte zunächst, er habe Spaß an ihnen, aber er lachte gequält über sie. Wie er mir später sagte, waren Ottifanten gerade „in", als er noch zur Schule gehen konnte. Er hatte sie besonders geübt. Die anderen hatten ihn dafür bewundert. Sie stammten aus einer besseren Zeit, deshalb hielt er an ihnen fest. Sie konnten aber nichts von seiner augenblicklichen Situation sagen und dienten der Abwehr seiner Ängste. „Solange ich sie male, sterbe ich nicht", sagte er und zeigte damit, daß sie die Funktion eines magischen Zaubers hatten und Repräsentanten seiner längst verlorenen Hoffnung waren.

Die zweite war eine 14jährige Patientin. Sie brachte mir eines Tages eine Mappe ihrer Bilder mit. Es fiel mir auf, daß die kleine Aileen bis zu ihrem Schulantritt sehr originelle Bilder gemalt hatte, danach schienen sie ganz konventionell zu werden. Als ich sie danach fragte, sagte sie, daß sie sich erinnere, sie habe oft ganz andere Ideen und Bedürfnisse gehabt, habe sich aber nur gut gefühlt, wenn sie so malte wie alle anderen. Ihre Krankheit, die man nicht sehen konnte, ließ sie sich als Außenseiter fühlen. Sie verwandte alle Aufmerksamkeit darauf, nicht aufzufallen. Deshalb war sie eher überangepaßt. Zunächst schien es mir so, als wären viele dieser Bilder deshalb nicht der Ausdruck ihrer Selbst.

Daß das nicht so war, zeigten Geschichten, die ich sie zu einigen von ihnen schreiben ließ. Eins davon war ein Stadtbild. Die Aufgabe in der Schule war, eine Stadt auf einem Berg mit Plakafarben zu malen. Aileen erzählte dazu: „Auf einem Hügel in Frankreich hatte man eine Stadt gebaut aus lauter bunten Häusern. Sie standen ganz nah beisammen, so nah, daß es keine Straßen zwischen ihnen gab. Sie drängten sich so zusammen, als müsse das eine das andere schützen. Sie bildeten einen festen Ring um den Hügel, so daß niemand durch sie hindurchkonnte, denn ihre Türen und Fenster waren verschlossen. Auf dem Hügel standen blühende Apfelbäume, in denen sich Vögel zum Zug in den Süden sammelten."

Aileen erinnerte sich an dieser Stelle, wie sie es in der Schule nicht mehr schaffte, die Treppen zu steigen. Sie hatte gewartet, bis alle in den Klassen waren und war dann weinend auf der dritten Stufe sitzen geblieben. Sie wußte damals, daß sie es nicht mehr schaffen würde, allein in die Klasse zu kommen, und hatte das Bedürfnis gespürt, sich in ihrer Familie zurückzuziehen und nie mehr etwas mit der Welt dieser Gesunden zu tun haben zu müssen.

Ihr Bild war der Ausdruck dieses Rückzugs, dieser Abgrenzung, weil sich im Hintergrund ihres Bildes die Vögel – die als Symbol der Seele gelten können – sammelten, um sich im Frühling, auch sie war im Frühling ihres Lebens, auf die Große Reise – den Tod – vorzubereiten.

Das Erstaunliche ist, daß dieses normale Schulbild im Zusammenhang mit der Geschichte und dem assoziierten Einfall zu einem Stück Biographie zusammenschmilzt, wenn im Schutz der therapeutischen Situation Vorstellung, Erinnerung und Gefühl zu einer Einheit zusammenfinden. Für Aileen hatte von da an das Bild eine ganz andere Bedeutung, weil es zum Kristallisationspunkt dieser Lebensphase geworden war.

Ausdruck für das Erleben finden

Es ist ein Grundbedürfnis jedes Menschen, Ausdruck für sein Erleben zu finden. Wenn einem Schmerz zugefügt wird, reagiert der Körper vielleicht mit Schreien und Weinen. Später entsteht das Bedürfnis, darüber mit jemandem zu sprechen. Eine weitere Möglichkeit wäre, das Erlittene auf eine andere Ebene zu transponieren. Damit wird etwas passiv Erlittenes zum aktiv Gestalteten und zur Mitteilung. Das ist eine besondere Form der Bewältigung.

Im Bild, in der Geschichte oder im Gedicht kann ein diffuses Unbehagen, eine Verletzung oder ein erlittenes Unrecht zur Gestalt werden, zum gebannten Gegenüber, zu dem man sich in Beziehung setzen kann. Es kann als Teil der Person akzeptiert werden. An seiner Entstehung haben alle Ich-Anteile mitgewirkt: die Aufmerksamkeit, die Erinnerung, das Beziehen auf andere Erlebnisse, das Zulassen der entsprechenden Gefühle, die Gestaltung einer sich daraus ergebenden Idee und die kognitive und manuelle Geschicklichkeit, die notwendig ist, um das Werk entstehen zu lassen.

Ich möchte das an zwei Bildern verdeutlichen, deren Thema Einsamkeit ist und die zu den kleinen Toden gehören. Beide Bilder sind von Aileen. Das erste malte sie noch in der Schule, das zweite ein halbes Jahr vor ihrem Tod. Beide Bilder hatten ursprünglich andere Themen, aber ihre innere Wirklichkeit ist Einsamkeit.

Das erste zeigt eine Burg auf einem Felsen, der nach allen Seiten steil zum Meer hin abfällt. Grau wie der nackte Stein und das tosende Meer, mit leeren Fenstern, deren Kreuze wie Gitter aussehen und die Burg zum Gefängnis werden lassen, ist dieses Bild Ausdruck verzweifelter, erzwungener Einsamkeit.

Das zweite Bild wirkt ganz anders. Sie schreibt dazu: „Es war einmal eine Prinzessin, die hatte alle ihre Diener und Dienerinnen weggeschickt, weil niemand sie verstand. Nun lebte sie ganz allein auf ihrer Burg. Oft stand sie oben auf den Zinnen und schaute über das Meer. Sie hatte einen Baum, der trug die Blätter aller Jahreszeiten zugleich. Auch ein Boot war unten mit einer Eisenkette am Felsen angekettet. Es gehörte ihr. Eines Tages, das wußte sie, würde sie es losbinden und mit ihm davonrudern. Eines Tages, wenn sie wußte, wohin."

Das Bild ist nicht mehr schroff und unerbittlich. Felsen, Wasser und Himmel haben etwas Leichtes. Die Burg ist in zarten Farben gemalt, wirkt wie ein Luftschloß. Die Fenster sind diesmal mit Blumen und Gardinen geschmückt, die darauf hinweisen, daß das Gebäude bewohnt wird. Die Geschichte erzählt von der einsamen, kleinen Prinzessin, die alle weggeschickt hat, weil niemand sie versteht, aber das Bild ist voller Übergangssymbole: der Baum, der alle Jahreszeiten zugleich repräsentiert, der Vogel, der vielleicht eine Botschaft bringt von irgendwoher aus einer Dimension, die außerhalb des Bildes liegt. Auch das Boot, noch angebunden, ist für die Prinzessin da, damit sie es zur Überfahrt benutzen kann an einen Ort, der noch nicht sichtbar ist, der höchstens erahnbar wird. Die Geschichte geht über die Grenzen des Bildes hinaus. Die Malerin ist nicht, wie im ersten Bild, fixiert auf die Einsamkeit in nackter Verzweiflung. Ihre Einsamkeit ist fließender geworden, weicher, ist Ausdruck einer Zwischenphase, ist bevorstehender Übergang. Die Patientin steht in ihrer Lebensphase etwa da, wo die Sonne steht, die, wenn wir das Bild beweglich werden lassen, langsam aus dem Bildraum herausgeht.

Die erste Burg oder das Bild eines kleinen Hauses auf einer Insel mitten im Meer, auf der nichts ist als Sand, wo nur der leichte Schaum der Wellen zu sehen ist, kann als Ausdruck von Erstarrung gelten. Es gibt Einsamkeit, die starr macht, leblos, weil es keine Spiegel mehr gibt, die die Lebendigkeit spiegeln könnten. Das ist sicherlich das Schlimmste.

Gesichtslosigkeit

Eine jugendliche Patientin malte sich vor einem Spiegel, in dem ihr Bild nicht mehr erscheint. „Du schaust und schaust, aber du erkennst dich nicht mehr, du bist dir nicht fremd, du bist einfach verschwunden“, sagte sie verzweifelt. Tod hat stattgefunden, längst bevor sie tot ist, weil sie aus der Gesellschaft der Gesunden herausgefallen ist, weil die Bedeutungslosigkeit sie umgebracht hat und weil ihr zu diesem Zeitpunkt das fehlt, was alle Menschen brauchen, um leben zu können: Zukunft. Sie konnte den Tod als Perspektive noch nicht akzeptieren.

Aber es sind nicht nur die anderen, die Gesunden, die ausschließen, sondern oft ist es die Krankheit selber, die so sehr die Aufmerksamkeit auf sich zieht, daß sie alle Wahrnehmung absorbiert. Sie wird zur unsichtbaren Mauer, die den kranken Menschen isoliert, oder zum alles verschlingenden Strudel. Das Gefühl der Gesichtslosigkeit entsteht. „Meine Krankheit kommt mir oft vor wie ein böses Raubtier, daß ich ständig im Auge haben muß. Wenn ich nur kurze Zeit nicht aufpasse, verschlingt es mich!“ sagte eine Patientin.

Die Einsamkeit hat viele Facetten. Die Apparatemedizin hat

zweifellos faszinierende Möglichkeiten entwickelt, es ist seltsam, daß sie gerade da, wo ein Mensch in besonderer Not ist, z. B. auf der Intensivstation, einen großen Raum einnimmt. Der schwerkranke Mensch droht selber zum Apparat zu werden, da seine verschiedenen Körperfunktionen in aufgezeichnete Kurven, Zahlen und Geräusche übersetzt werden, die uns ganz fremd sind, die uns erst rückübersetzt werden müssen.

Da sie immer nur einzelne Funktionen wiedergeben und nicht das ganze Zusammenspiel des menschlichen Organismus, entsteht ein Gefühl wie manchmal in der Schule, wo ein Schüler, der eine schlechte Arbeit schreibt, ein schlechter oder minderwertiger Mensch zu werden droht. Die aufgezeichneten Funktionen – und natürlich werden die geprüft, die versagen – spiegeln eine defizitäre, fragmentierte Person zurück.

Eine junge Frau auf der Intensivstation sagte verzweifelt nach einer Transplantation: „Ich weiß nicht mehr, wer ich bin, es kann doch nicht sein, daß ich diese über den Monitor jagenden Kurven bin oder all die piependen Apparate." Es machte ihr Angst, auf dem Bildschirm bei der Sonographie das zu sehen, was sie sonst nicht sehen konnte, ihre inneren Organe, immer unter dem kritischen, kontrollierenden Blick ihrer Behandler, ständig in Angst vor dem Versagen oder einer Komplikation, die sie als ihr persönliches Versagen verstand. Was uns oft nicht bewußt wird, ist die Tatsache, daß die Oberfläche des Menschen, seine Körpergrenzen, wesentlich zu seinem Identitätsgefühl beitragen. Die Sakrosanktheit dieser Grenzen schützen wir, ihre Verletzung wird normalerweise bestraft. Aber wie viele Verletzungen dieses Schutzes muß ein schwerkranker Mensch in der Klinik über sich ergehen lassen? Wie oft wird die schützende Hülle durchbrochen durch Spritzen und verschiedene Apparate zu seinem Heil, aber was geschieht, wenn dieser durchbrochene Schutz nicht durch einen erweiterten Schutz wiederhergestellt wird, z. B. durch einen mitfühlenden, tröstenden Menschen? Kann dann Heil zum Unheil werden?

Übergriffe

Es gibt viele Bilder, in denen sich diese Übergriffe in symbolischer Form darstellen. Manchmal werden Aggression und Zerstörung direkt thematisiert. In dem Bild eines 11jährigen Patienten taucht das Zerstörerische in Form eines blutrünstigen Krokodils auf, während der Angegriffene sich vor Angst auflöst. Alex malte eine ganze Serie solcher Bilder, immer war die angegriffene Person nur fragmentarisch gezeichnet, als habe sie sich zum Aggressor hin verflüchtigt.

Taylan, ein kleiner schwerkranker 8jähriger Patient, dessen Zustand sich unverständlicherweise rapide verschlechterte, malte die zwei folgenden Bilder: Ein großer, blasser Roboter, wie Taylan selber, freute sich – wie er kommentierte –, weil er eine Katze gekniffen hatte, die sich für 100 DM eine Maus gekauft hatte, um sie zu quälen und schließlich zu fressen. Er erzählt weiter: „Der Roboter kneift die Katze, Blut tropft. Die Maus freut sich, sie will in ihr Loch laufen."

Die Geschichte scheint gut auszugehen, aber Taylan malt noch ein zweites Bild und erzählt dazu: „Da kommt eine andere Katze und frißt die Maus. Sie lacht. Blut läuft aus ihrem Maul. Der Roboter weint. Ein Kreuz steht vor dem Mauseloch."

Nach diesen beiden Bildern war mir klar, daß Taylan sterben würde. Er hatte keine Hoffnung mehr. Es war deutlich zu spüren, daß er sich mit der Maus identifizierte. Er traute den Apparaten, die ihn kontrollierten, nicht. Sie konnten die Gefahr nicht in den Griff bekommen. Die Krankheit – die Katze – würde ihn umbringen. Es war wichtig für uns beide, daß er mir diese Mitteilung gemacht hatte. Taylan war ein verschlossenes Kind. Seine Bilder machten mich betroffen. Er spürte das und lächelte das erste Mal. Danach erzählte er mir eine lange Leidensgeschichte. Ich glaube, er ging aus der Welt, weil er spürte, daß die Eltern, die in einer sehr unsicheren Situation waren, ihn als schwerkrankes Kind, neben sieben anderen Geschwistern, nicht verkraften konnten.

Es kam mir vor wie ein Opfer, das er brachte. Ich liebte und bewunderte ihn sehr, weil er geduldig alles ertrug. Sein letztes Bild zeigte einen freundlichen Roboter mit einer lächelnden Maus auf dem Arm am linken unteren Bildrand. War es der freundliche Tod, dem er sich anvertraut hatte?

Am nächsten Tag besuchte ich ihn. Er war schwach und öffnete nur wenig seine Augen, lächelte aber und nahm meine Hand. Ich fragte ihn, ob ich ihm eine Geschichte erzählen solle. Er nickte und seufzte leicht. Das war das Ende seines Lebens.

Sein Tod, zu diesem Zeitpunkt, war für die Ärzte ein Rätsel. Er war zwar schwer krank, doch keiner dachte, daß er todkrank war. Ich bin sicher, er starb, weil er sich dazu entschlossen hatte. Er ging schließlich ohne Angst und Kampf aus dieser Welt. Die Bilder waren der letzte klare Ausdruck eines langen Leidens voll von ohnmächtigen Ängsten.

Ohnmacht

Wenn wir schwerkranken Kindern im Krankenhaus begegnen und mit ihren Ängsten konfrontiert werden, so werden sie fast immer als störend empfunden. Sie behindern den reibungslosen Behandlungsablauf, sie mobilisieren die Ängste der Angehörigen und Ärzte und konfrontieren sie mit ihrer Ohnmacht oder dem Zwang, zum Heil der Patienten zu handeln. Das macht Schuldgefühle und wirft die Frage auf: Müssen wir denn unbedingt all das tun, was wir tun? Aber wir haben keine Zeit innezuhalten, jedesmal wieder neu zu entscheiden. Und wenn wir entscheiden, wo müssen wir es – auf dem Hintergrund unseres Wissens – für die Patienten tun, und wo müßten wir ihre Wünsche in unsere Entscheidungen einbeziehen? Außerdem, sind die Wünsche der Patienten nicht manchmal absurd, oder können sie sie überhaupt adäquat äußern?

Unter dem Druck des Handlungszwanges verstummen sie. Da sie in die Behandlungsstrategie nur höchst selten einbezogen werden, verdummen sie. Sie meinen nicht mehr zu wissen, was ihnen guttut, da jede Idee ihrerseits leicht als Anmaßung interpretiert wird. Das Gefühl, ausgegliedert zu sein, wächst. Wenn ein Patient auf diesem Hintergrund z. B. eine Spritzenphobie entwickelt, wird der Psychologe geholt, um sie möglichst schnell abzubauen. Aber was wird da abgebaut? Vielleicht der letzte Protest der Person gegen ihre Instrumentalisierung?

Nicht nur die Krankheit, sondern auch das undurchschaubare Geschehen des Behandlungsablaufs kann da zum unausweichlichen Gestrüpp werden, zu Schlingpflanzen, denen man nicht entkommen kann. Hilflos schwingt auf einem Bild ein vor Angst schon fast auseinandergefallener Mensch sein Zauberpendel gegen das um in herumwachsende Dornengestrüpp. Der Vogel, der ihm helfen wollte, ist miteingeschlossen. Das blasse Grau seiner Konturen und seine Gesichtslosigkeit sind Ausdruck seiner Ohnmacht.

Ein 9jähriger Junge malte einen geschuppten Riesen. Er sollte unverletzbar sein, aber während er malte, kamen von allen Seiten Angreifer. Er hatte sich zum Trost den Unverletzbaren malen wollen, aber seine innere Wirklichkeit entsprach ihm so wenig, daß die Angreifer wider seinen Willen unter der Hand entstanden. Sein Kommentar: „Und da machten sie ihn kaputt, daß das Blut überall herauslief, und er war doch so groß und stark!" Carsten weinte über seinen zerstörten Riesen. Wir konnten über dessen Schicksal sprechen und trauern. Über seine Gefühle hatte Carsten nie etwas gesagt außer: „Macht mir doch nichts."

Gefühle

Es gibt verschiedene Gründe, weshalb Patienten ihre Gefühle nicht zeigen und erst recht nicht über sie sprechen. Manchmal ist es der Versuch, sich anzupassen, nicht unangenehm aufzufallen, ein angenehmer Mensch zu sein, der deshalb gemocht wird. Manchmal steckt dahinter eine tiefe Verletzung vor deren Wiederholung man sich schützen möchte. Es kann aber auch der verzweifelte Versuch sein, Gefühle nicht auftauchen zu lassen, aus Angst, allein zu bleiben und nicht damit fertig zu werden. Sie scheinen perfekt verdrängt zu sein, machen sich höchstens in latenter Unruhe, manchmal in Schlafstörungen oder leicht depressiver Verstimmung bemerkbar.

Ein anderer, Carsten, war ein solches Kind. Wenn ich ihn besuchte, schwatzten wir über Belangloses. Eines Tages bat ich ihn, mir ein Bild von seinem Hof zu Hause zu malen. Er tat das, erzählte dabei ganz munter, was sie alles auf dem Hof hatten. Auf seinem Bild fiel mir nur das dicke Schwarze neben der Straße auf. Ich wollte ihn nicht direkt fragen und bat ihn deshalb, eine Geschichte dazu zu schreiben. Diese Geschichte fing harmlos an und nahm dann einen überraschenden Ausgang, der uns beide erschreckte. Carsten wunderte sich, wieso ihm das eingefallen war. „Das war, als hätte ein anderer geschrieben", sagte er später.

Am Ende seiner Geschichte fing er an zu schreien. Er schrie entsetzt, dann wimmerte er und versteckte sich unter der Decke. Die Geschichte lautete: „Es gab einen wunderschönen Hof, der lag zwischen Feldern und Wiesen und Wäldern. Alle Leute, die an ihm vorbeikamen, dachten, dort möchte ich gerne wohnen. In der Scheune war Stroh, und im Stall waren Kühe, Pferde und Schweine. Jeden Tag wurde einem Schwein, einer Kuh oder einem Pferd der Kopf abgehackt. Das Blut floß in die Erde. Niemand, niemand hat es gesehen."

Er selber war die Scheune, in der das unheilvolle mörderische Geschehen wütete, das begriffen wir beide. Er hatte versucht, es zu verleugnen, und alle um ihn herum hatten es auch getan. Er hatte es in seinem Bild gemalt, ohne es zu wissen, dann hatte es seine Hand geschrieben. Was das Schlimmste war, steckte in seinem Schlußsatz: „Niemand, niemand hat es gesehen." Das war eher eine verzweifelte Klage. Ich nahm ihn in den Arm und sagte: „Doch, wir beide wissen es nun."

Sie können fragen, was haben sie da getan? Das Kind hat ein Bild gemalt. Es scheint zufrieden damit zu sein, dann lassen sie es eine Geschichte schreiben, und das ganze Unheil kommt zum Vorschein und weckt einen solchen Gefühlssturm in ihm. Ist es nicht gut, wenn alles möglichst unbewußt bleibt? Er redete vorher doch ganz munter.

Ich höre das manchmal, und ich finde, daß es eine schwerwiegende Frage ist. Viele meiner Patienten malen unauffällige Bilder und erzählen lustige Geschichten. Ich hinterfrage so etwas nicht, sondern nehme es als Ausdruck der lebensvollen Seite oder auch als Bollwerk gegen Ängstigendes und lasse es so stehen. Nur wenn etwas die Schwelle zum Bewußtsein schon durchstoßen hat, so daß es Gestalt annehmen konnte, wie Carstens Schwarz auf seinem Bild, versuche ich Raum zu geben, z. B. durch die Ermutigung, noch eine Geschichte zu schreiben, um auch den Gefühlen eine Chance zu lassen.

Obwohl Carsten munter und unkompliziert schien, konnte er nachts kaum schlafen. Schlafstörungen können z. B. dadurch entstehen, daß der Schlafende mit dem Erwachen versucht, die Kontrolle über unterdrückte Phantasien zu bewahren. Dadurch wird sein Organismus geschwächt, und er hat keine Möglichkeit, die abgespaltenen Inhalte zu erleben und sie zu integrieren. Schlafstörungen zeigen an, daß die unbewußten Inhalte schon zu bewußtseinsnah sind, um sie genügend verdrängen zu können. Man könnte sagen, sie weisen auf eine Bereitschaft des Schläfers hin, sich trotz massiver Ängste damit auseinanderzusetzen. Dann bedarf es eines Menschen, der genügend schützenden Raum für diese Prozesse bietet.

Die Frage nach dem Sinn

Ich habe oft das Bedürfnis gehabt zu trösten, aber letztlich steckte dahinter immer mein Bedürfnis, mich selbst zu trösten, für mich eine Hoffnung oder einen Sinn zu finden, aber immer mehr wird mir bewußt, daß alles, was mir einfällt, zu kurz greift. Ich habe den Sinn eigenen Leidens nie während des Leidens entdecken können, sondern erst später. Ich habe die Hoffnung, daß alles Leid einen Sinn hat, wenn man nur die Geduld hat, ihn wachsen zu lassen, aber das sage ich nie, denn das klingt für einen leidenden Menschen abständig, es ist für ihn ohne Bedeutung. Er braucht den gemeinsamen Raum, in dem sein Unglück sich darstellen kann.

Das bedeutet nicht, daß mir die Frage nach dem Sinn nicht immer wieder begegnet. „Warum muß gerade ich diese Krankheit haben?“ Warum helfen bei mir die Medikamente nicht? Warum werde ich nie einen Freund haben? Warum muß ich schon so früh sterben? Fragen, auf die ich keine Antwort weiß. Fragen, hinter denen Leid und Verzweiflung stehen. Fragen, die schwer zu ertragen sind. Fragen, die nach Antworten schreien.

Nicht ich bin es, die Antwort weiß. Wenn ich nicht den Raum, den die Fragen schaffen, mit Scheinantworten zustopfe, entsteht durch alle Not hindurch Raum, in dem sich etwas Neues entwikkeln kann.

Ich erinnere mich an eine Patientin, die vor drei Jahren starb. Sie hatte Krebs. Ein Bein war ihr abgenommen worden. Ihre Ärztin hatte mich gerufen, weil sie sich mit allen Kräften gegen die Chemotherapie wehrte. Sie hatte die Lunge voller Metastasen und wollte sterben. Ihr Vater hatte sich ein Jahr zuvor umgebracht. Sie war sein Lieblingskind gewesen, aber sie hatte nicht weinen können.

Ein halbes Jahr später hatte man ihr ein Bein amputieren müssen. Sie erzählte mir einen Traum. Darin stand sie an einem breiten Fluß. Auf der anderen Seite waren viele Menschen. Aus ihnen heraus trat ihr Vater. Er stand auf der gegenüberliegenden Seite und winkte zu ihr herüber. Sie spürte eine große Sehnsucht nach ihm und wollte durch den breiten Fluß zu ihm schwimmen. Da drehte er sich um und verschwand in der Menge. Sie war niedergeschlagen und wütend. „Er hat mich gerufen, und ich werde kommen", sagte sie trotzig.

Ich sagte ihr, daß ich ihren Traum anders verstanden hätte, nämlich daß ihr Vater sich zwar nach ihr sehne und ihr zuwinke, daß er aber nicht wolle, daß sie jetzt komme, denn er habe sich ja umgedreht, als sie ins Wasser gehen wollte. Sie schien erleichtert. Sie wollte nach Hause und jede Woche zu mir kommen. Ihre Situation war sehr schlecht, aber alle waren sich dessen bewußt, daß sie nicht gesund werden würde, wenn sie sich innerlich gegen die Therapie sträubte.

Hoffnung

Petra wurde entlassen und kam wöchentlich ambulant zu mir. Als erstes Bild malte sie dieses: In der Mitte des Blattes ist eine Mauer, an der auf der rechten Seite ein Ungeheuer nagt mit riesigen gelben Zähnen, auf der linken Seite, als müsse sie die Mauer stützen, steht ein blasses Mädchen, dessen weit aufgerissenes Auge und herunterhängender Mund Angst und Not widerspiegeln. Von der

Mauer ab, durch den Körper des Mädchens hindurch, geht ein großes weißes Gesicht, im Profil mit geöffnetem Mund. Auf der Stirn ist ein rosa Herz. Das war Petras Situation. Würde die dünne Mauer der wütend zupackenden Krankheit standhalten?

Sie schrieb dazu eine Geschichte von einem Lämmchen, das sich von der Herde abgesondert hat und plötzlich einem fremden Wesen gegenübersteht, das sich verändern konnte und von dem es wußte, daß es gefährlich war und es fressen würde. Als das Lämmchen die Hoffnung verloren hatte, entdeckte es eine Eule, die sich zwischen das Lamm und das Ungeheuer stellte und ihm zu helfen suchte. Ob es der Eule gelang, wissen wir nicht, denn da hörte die Geschichte auf, sie gab mir aber das Gefühl, daß Petra vielleicht Hoffnung in bezug auf die Zusammenarbeit mit mir hatte.

Wir arbeiteten nach der Simonton-Methode mit Visualisierungen (Simonton u. a. 1982). Das heißt, sie versuchte, sich die Metastasen in ihrem Körper vorzustellen und direkt Einfluß auf sie zu nehmen. Zugleich arbeiteten wir an ihrer traumatischen Geschichte. Langsam ging es ihr besser, sie ritt wieder, ging zur Schule, war eine gute Schülerin und züchtete Vögel. Die Metastasen waren verschwunden.

Nach etwa anderthalb Jahren kam sie ganz betroffen zur Stunde. In der Nacht waren aus unerklärlichen Gründen fast alle Vögel gestorben. Ich erschrak. Die Vögel hatten sich in der Zwischenzeit sehr vermehrt, sie hatte schöne Züchtungen zustande gebracht. Sie waren Ausdruck ihres wieder aufgeblühten Lebens. In der Stunde malte sie folgendes Bild: Es zeigt zwei Augen, das rechte spiegelt eine Art Paradies: Auf einer Wiese, hinter der die Sonne aufgeht, sitzen sich ein Hase und ein Fuchs friedlich gegenüber – das linke Auge spiegelt eine Straße voll von qualmenden Autos, an deren Rand ein Hund liegt, der sich Augen und Ohren zuhält. Darunter sieht man eine Welt, von der zwei Friedenstauben, die einen Zweig im Schnabel halten, wegfliegen. Die Welt streckt hilflos Hände hinter ihnen her. Darunter steht: Die Tauben nehmen die Hoffnung und das Leben mit! Unter dem rechten Auge ist eine zerborstene, zerbrochene Welt, aber unter ihr eine Hand, die die Trümmer auffängt. „Asche zu Asche, Staub zu Staub", schreibt sie dazu. Petra war klug und engagiert. Schon manchmal hatte sie von der Bedrohung der Erde gesprochen, aber diesmal erschreckte es mich. Es war mir klar, daß das ein Symbol für sie war.

Als sie in der nächsten Woche kam, sah sie blaß aus, noch waren keine neuen Metastasen feststellbar, aber ihr Traum war wiedergekommen, derselbe Traum, den sie mir erzählt hatte. Nur standen diesmal auch ihre Großeltern an der anderen Seite des Flusses, in der Mitte ihr Vater, sie hatten ihr gewunken, und sie hatte wieder diese Sehnsucht gespürt. Die drei hatten gewartet, bis sie in der Mitte des Flusses war, dann war sie aufgewacht. „Ich habe in diesen anderthalb Jahren alles erlebt, was mir noch fehlte", sagte sie.

Beim nächsten Mal stellte man Metastasen fest. Sie wuchsen schnell und durchdrangen ihren Körper. Sie wollte auf keinen Fall in die Klinik, sie wollte zu Hause sterben. Wenn ich sie besuchte, malte sie Bilder mit weißen Pferden. Als letztes malte sie ein Einhorn. Über ihm fliegt eine Taube, sie sieht aus wie eine der Tauben auf dem früheren Bild, die die Hoffnung und das Leben von der Erde mitgenommen hat. Hatte sie das Einhorn in das Paradies geleitet?

Wenn wir über ihr Paradies sprachen, sagte sie manchmal: „Oft bin ich mit meinem Pferd durch die Felder oder durch einen Wald geritten, vorbei an einem kleinen Tümpel, habe den Duft der Luft eingesogen, habe die Vögel gehört und habe gedacht: Das ist doch das Paradies, wieso sieht es denn keiner? Vielleicht werde ich ja hierbleiben, nur ohne Schmerzen, mit meinem verlorenen Bein."

Petra starb zu Hause bei ihrer Mutter und ihrem Bruder im Sommer, als der Duft des Korns ihr Zimmer durchdrang. Sie hatte trotz Schmerzen keine Medikamente bekommen. Als ich sie erstaunt fragte, sagte sie: „Ich habe den seelischen Schmerz nicht tragen können, deshalb bin ich krank geworden, den hat vielleicht ein anderer Mensch für mich gelitten. Aber ich kann körperliche Schmerzen ertragen, vielleicht kann ich ihn einem anderen Menschen, der Angst davor hat, abnehmen."

Sie lebte sehr einsam mit ihrer Familie, aber sie fühlte sich nicht allein. „Über den Schmerz fühle ich mich mit allen Leidenden verbunden", sagte sie kurz vor ihrem Tod.

Petra war ein erstaunlicher Mensch. Sie wußte immer sehr genau, was sie wollte. Sie wehrte sich gegen die High-Tech-Medizin. Als sie gesund werden wollte, wurde sie es und lebte sehr intensiv. Als ihre Zeit um war, das zeigte ihr der Traum, überließ sie sich dem Sterben. Sie schien sich gegen ihr Schicksal nicht zu wehren, sie schien nichts zu vermissen. Sie schien zu ahnen, was kam, und sie war voller Zuversicht.

Himmel und Hölle

Das ist sehr selten so. Oft gehen dem Tod erbitterte Kämpfe und Angstphantasien voraus. Nicht selten sind es verkrustete Vorstellungen von Himmel und Hölle, die den Patienten das Sterben erschweren. Auch hier scheint es mir wichtig, einen offenen Raum zu schaffen und nicht Antworten zu geben, zu denen uns nichts berechtigt. Ich erinnere mich an meine erste Patientin, Aileen, die ich bis zu ihrem Tod begleiten konnte. Wochen vorher hatte ich das Bedürfnis, mit ihr über den Tod zu sprechen, wußte aber nicht, wie ich es anfangen sollte. Plötzlich fragte sie mich: „Was geschieht mit uns, wenn wir tot sind, wie geht es weiter?" Ich war erschrocken und wußte nicht, was ich sagen sollte. Sie schaute mich geduldig an und nickte. Ich schämte mich, wieso war mir nichts eingefallen? Wieso war ich so stumm geblieben?

Kurz vor ihrem Tod sagte mir Aileen: „Als du damals nichts gesagt hast auf meine Frage, das war gut. Ich hätte dir alles geglaubt, jetzt habe ich es selber herausgefunden." Diese Lehre habe ich behalten.

Das heißt nicht, daß ich grundsätzlich nichts sage. Marc z.B., ein 18jähriger Jugendlicher, fing über einem Bild ein Gespräch mit mir an. Das Wort „Paradies" mit einem großen roten Fragezeichen, das dieses Thema als „brennendes" kennzeichnete, war der Anfang, dann malte er ein Schild mit dem französischen Wort CIMETIÈRE, das auf den Eingang des Friedhofs wies, der durch ein Votivhäuschen gekennzeichnet ist, in dem Gott Vater mit Krone steht. Dahinter ist ein Grab mit Kreuz, das mit einer Schachbrettmusterdecke überzogen war. Marc spielte sehr gern Schach. Das alles war mit schwarzem Stift gezeichnet und kennzeichnete das Geschehen. Darüber entstanden in bunten Farben die Phantasien, die Marc jedesmal wütend durchstrich. Zuerst das Paradies als Garten Eden mit Bäumen, Bach und glücklichen Menschen. Dann kam Gott, der hoch über den Wolken thront. Schließlich Gott als König, der alles bestimmt, und Gott als unerbittliches Auge, das alles sieht.

Marc strich alles durch. Er war niedergeschlagen. „Also doch einfach verrotten da unten im Grab und sonst nichts." Er war verzweifelt. Nach einer Weile herrschte er mich an: „Sagen Sie was!" Ich erzählte ihm von Aileen. Da erhellte sich sein Gesicht. Er malte viele blaue Männchen, die er mit unterschiedlichen Farben ausmalte. Er sagte dazu: „Völker der Erde." In der Mitte war ein Wesen, das gelb-grüne „Farben des Lebens, der Hoffnung und der Wärme" ausstrahlte. Von ihm aus gingen zwei rote Verbindungen der Liebe durch die Völker. Das sieht aus wie ein Bilderrätsel. Marc, das einzige Kind seiner Eltern, benutzte fast ausschließlich seinen Kopf. Trotzdem war seine letzte Idee, die eines sehr einsamen jungen Menschen, eine beglückende Lösung für ihn: nämlich nicht nur der einzige, sondern einer unter anderen zu sein, im Tod mit allen Menschen in Liebe verbunden. Das war nun seine Hoffnung, die ihn beruhigte.

Was ist ein Mensch?

Der bevorstehende Tod bewirkt eine Umstrukturierung in jedem Sterbenden. Sie wird eingeleitet durch die kleinen Tode, die ihm vorhergehen. Sukzessive müssen die Sterbenden Abschied nehmen von allem, was in unserer Gesellschaft hoch besetzt ist: von ihrer Gesundheit, von Freunden, von der Hoffnung auf Leistung, Anerkennung und Besitz, von ihrer Schönheit und vielem mehr. Das Gefühl der Auflösung entsteht. Wir werden mit der Frage konfrontiert: Wer sind wir, wenn wir all das ablegen müssen?

Solange der Prozeß von außen gesehen wird, wirkt er wie ein Niedergang der Persönlichkeit. Das macht uns Angst. Oft versuchen wir, ihn zu verleugnen und zu vertuschen, und tun damit doch nichts anderes, als daß wir eine Neuordnung verhindern, weil wir nicht daran glauben können.

Wie oft haben meine jugendlichen Patienten mich verzweifelt

gefragt: „Wozu sind wir noch gut, wenn wir nichts tun können, außer uns mühsam am Leben zu halten? Niemand erwartet etwas von uns! Unsere Erfahrungen sind ohne Bedeutung für die Gesunden!" Ich habe nicht gewußt, was ich antworten sollte. Sie hatten ja recht. Was ist ein Mensch, von dem man nichts mehr erwartet, der nicht mehr gebraucht wird, der keinen sichtbaren Beitrag zur Gesellschaft leistet? Was ist ein Mensch, der uns Geld, hochspezialisiertes Wissen und einen hohen Pflegeaufwand kostet und der trotzdem alle Mühe mit seinem Tod quittiert?

Ist es nicht blasphemisch, solche Fragen zu stellen? Müssen die Antworten nicht hinter vorgehaltener Hand gegeben werden, weil sie die Sterbenden verletzen würden?

Diese Fragen sind für uns alle wichtig. Sie sollten laut gestellt und laut beantwortet werden:

- Ein Mensch, von dem nichts mehr erwartet wird, ist frei von Erwartungen. Welche Bürde könnte da von uns abfallen!
- Ein Mensch, der keinen sichtbaren Beitrag mehr für die Gesellschaft leistet, ist frei davon, sich über Leistungen rechtfertigen zu müssen! Was können wir mit den Schwerkranken lernen, da wir uns so sehr über Leistung definieren!
- Ein Mensch, der in hohem Maße unsere Dienste in Anspruch nimmt, weil er hilfsbedürftig ist und leidet, kann uns helfen, unsere Fähigkeit zu entwickeln, von uns selbst abzusehen, uns anderen zuzuwenden und aus unseren einengenden Egoismen herauszutreten.
- Ein Mensch, der all unsere Bemühungen mit dem Tod quittiert, könnte uns bewußt machen, daß das Ziel, das wir im Auge haben, nämlich den Tod zu verhindern, deutlich macht, daß wir ihn nur als Abbruch oder Ende begreifen können und nicht als Vollendung dieser Existenz.

Zum Schluß wird ein Prozeß permanenter Wandlung erlebbar, vielleicht wie auf einer Zeichnung, die mir eine Patientin schenkte. Mit feinem Bleistift hat sie in zarten Grautönen geometrische Strukturen gezeichnet. In der Mitte ist ein Kreis, dessen Zentrum durch eine Augenform gebildet ist. Die Strukturen des Kreises haben eine Dynamik, die über ihn hinausweisen und Verbindungen schaffen zu neuen Kreisen mit anderen Strukturen.

Alles scheint in einer großen schwingenden Bewegung begriffen. Auflösung und Neustrukturierung, wie in einem Kaleidoskop.

Aber es ist auch der Prozeß der Entkleidung aller Verkleidungen, hinter denen wir uns oft verbergen. Das macht Angst. Deshalb schauen wir nicht hin und verpassen eine Erfahrung, die ich zum Schluß in einem Gedicht zusammenfassen möchte, das eine Kollegin mir gab. Es heißt:

ERKENNEN

Gib mir die Maske,
gib mir das Kleid,
gib mir die Hülle, damit
wir uns heute erkennen
in dem, was die Wahrheit verstellt.
Schlag mich mit Blindheit,
nimm mir die Sprache,
damit ich dich sehe,
damit ich dir sage
ein unbekümmertes Wort,
taubstumm und blind,
so laß uns erwachen
in unseren verschütteten Herzen.

Begleitung von Familien, in denen ein Kind an Krebs stirbt

Von Helmut Hofmann

Jährlich erkranken in den alten Ländern der Bundesrepublik 1200 Kinder unter 15 Jahren an Krebs. Das sind 11 von 100 000 Kindern. Die Krebserkrankungen stellen damit nur 1% aller Erkrankungen im Kindesalter dar. Dennoch machen die Krebserkrankungen im Kindesalter immer noch nach den Unfällen die zweithäufigste Todesursache aus, klammert man die Neugeborenenperiode aus.

Allerdings verläuft Krebs bei Kindern heute – anders als noch in den 50er Jahren – in den meisten Fällen nicht mehr als hoffnungslose, tödlich endende Krankheit. Im Laufe der letzten beiden Jahrzehnte hat sich die Prognose der meisten Krebserkrankungen im Kindesalter wesentlich verbessert: 70% der Kinder können heute geheilt werden.

Die durch die Therapie bedingten verlängerten Überlebenszeiten bedeuten aber meistens auch eine Verlängerung des Zustandes, lebensbedrohlich erkrankt zu sein. So kann es Monate und Jahre dauern, bis mit Gewißheit von Heilung gesprochen werden kann. Diese Situation bedeutet für die Kinder und für die Eltern eine besondere Belastung und Bedrohung, weil sie jahrelang einen Rückfall befürchten müssen.

Diagnose: Leukämie

Im folgenden will ich versuchen, anhand eines Fallbeispieles die vielfältigen Belastungen und psychischen Konsequenzen darzustellen. Dabei wollen wir versuchen, uns in die psychische Situation eines krebskranken Kindes hineinzudenken und einzufühlen.

Die Eltern der achtjährigen Andrea bemerkten seit einigen Wochen geringen Appetit, Blässe und verminderte Leistungsfähigkeit ihrer Tochter. Der Hausarzt wird konsultiert und beschließt, Andrea mit Verdacht auf Leukämie (Blutkrebs) in die Kinderklinik zu überweisen. Nach der Erhebung der Anamnese und dem ersten Blutbild verstärkt sich der Verdacht. Die endgültige Diagnose ist jedoch von der Knochenmarksuntersuchung abhängig, so daß eine stationäre Aufnahme für Andrea notwendig wird. Frühestens am Abend des ersten Kliniktages kann mit den Eltern über die Diagnose gesprochen werden.

Die Angst bis zur Diagnose-Eröffnung wächst für die Eltern; Andrea nimmt bei ihnen diese Angst, Unsicherheit und große psychische Anspannung wahr. Nach der Knochenmarkspunktion bestätigt sich der Verdacht auf Leukämie. Angst, Schrecken, Hilflosigkeit, Verzweiflung, Tränen und das Nicht-wahrhaben-Wollen der Diagnose, das sich in Äußerungen wie: „Aber unser Kind wird doch wieder gesund?" und „Meinen Sie, daß die Krankheit nicht mehr heilbar ist?" ausdrückt, sind erste Reaktionen der Eltern. Hinzu kommen Selbstvorwürfe aus dem Schuldgefühl heraus, vielleicht nicht früh genug zum Arzt gegangen zu sein bzw. die Symptome nicht ernst genug genommen zu haben. Für Andrea bedeutet die Diagnose „Leukämie" zunächst einen stationären Klinikaufenthalt mit anschließender ambulanter Behandlung.

Während des stationären Aufenthalts muß Andrea ihr Zuhause gegen ein Zimmer in der Kinderklinik eintauschen; sie tauscht eine ihr Sicherheit gebende, bekannte Umgebung gegen eine ihr ungewohnte, neue Umgebung mit bedrohlichen Untersuchungen und Eingriffen ein. Bereits kurze Zeit nach der Diagnosestellung beginnt die Therapie. Andrea werden mit der Erklärung, sie leide an einer Blutkrankheit, es seien kranke Zellen in ihrem Blut und das Ziel der Behandlung in den nächsten Wochen sei, möglichst viele dieser kranken Zellen zu vernichten, die ersten Spritzen gegeben. Während der ersten Tage der Behandlung muß Andrea eine Kette von Untersuchungen über sich ergehen lassen. Das bedeutet für sie eine Vielzahl von Maßnahmen, die von immer wieder anderen Personen ausgeführt werden, teilweise mit fremden und bedrohlich wirkenden Apparaten und Instrumenten. Weitere Konsequenzen als Folge ihrer Krankheit, die Andrea belasten und beunruhigen, ergeben sich aus den therapiebedingten Nebenwirkungen wie Übelkeit, Erbrechen, Haarausfall und Gewichtszunahme durch Kortisongaben, die neben Blässe und verminderter Leistungsfähigkeit auftreten. Andrea kann so plötzlich selbst an den Veränderungen ihres eigenen Körpers, an der Menge ausgefallener Haare morgens auf dem Kopfkissen und beim Anblick im Spiegel feststellen, wie krank sie ist.

Wesentlich beunruhigender und bedrohlicher ist für sie die Tatsache, daß die anderen jetzt auch die Krankheit an ihrem Körper ablesen können; sie hat Angst vor den Konsequenzen dieser Veränderungen, Angst vor Spott und Hänselei. Auch die Infusionen und Bluttransfusionen belasten Andrea, sie kann dann nicht richtig spielen, muß mit einer Hand essen und den Arm stillhalten. Eine weitere Belastung und das Gefühl, krank und körperlich eingeschränkt zu sein, erfährt Andrea auch, wenn sie während der Therapie bei einer sehr geringen Anzahl an weißen Blutkörperchen aus Gründen der Ansteckungsgefährdung oder bei Fieber in einem Einzelzimmer isoliert werden muß. Dann kommen wir seltener zu ihr in das Zimmer. Und aus den seltener werdenden Kontakten mag bei ihr das Gefühl entstehen, von der Umwelt, von der sie doch so abhängig ist, nun noch mehr isoliert zu sein. Sie mag glauben, selbst an ihrer Erkrankung schuld zu sein.

Begegnung mit Jürgen

Ebenso wie die bisher geschilderten Erlebnisse beunruhigt Andrea auch das Schicksal eines 6jährigen Jungen auf ihrer Station. Jürgen wurde einige Tage später als sie eingeliefert und hat wahrscheinlich die gleiche unerklärliche Krankheit wie sie selbst, denn ihm sind auch alle Haare ausgegangen. Er muß eines Tages im Bett liegen bleiben, und zum Spielen darf Andrea nicht zu ihm ins Zimmer. Jürgen selbst spielt auch nicht und liegt nur da. In seinem Zimmer befinden sich auf einmal viele Apparate, Instrumente und Schläuche. Andrea verfolgt über mehrere Tage das für sie rätselhafte, beunruhigende, irgendwie geheimnisvolle Geschehen um Jürgen herum. Zu ihm kommen plötzlich wesentlich mehr Ärzte als sonst. Auf Fragen, was denn mit Jürgen los sei, bekommt Andrea Antworten, die sie mit dem beobachtbaren Geschehen jedoch nicht in Einklang bringen kann. Tage später wird die Glastür zu Jürgens Zimmer verhängt. Eines Morgens ist sein Zimmer leer; Andrea fragt sich, was wohl mit ihm geschehen sein mag. Die Ungewißheit darüber, die traurigen Gesichter und die Atmosphäre, die sie an diesem Morgen auf der Station wahrnimmt, beunruhigen und ängstigen sie sehr. Denn Andrea fragt sich: „Hatte Jürgen nicht vielleicht die gleiche Krankheit wie ich? Wo mag er jetzt sein?"

Würden wir Andrea in Unkenntnis und mit dem Halbwissen über ihre Situation allein lassen, so wären die Verhaltensweisen und Reaktionen der Umwelt für sie immer unerklärlicher, rätselhafter und bedrohlicher. Andreas Kommunikation mit ihren Eltern und dem Krankenhauspersonal würde immer unaufrichtiger und schwieriger werden. Wir träfen eine Art Schweigevereinbarung mit Andrea, redeten über Belanglosigkeiten, bemühten uns, die so furchtbar belastende und ausweglos erscheinende Situation zu verbergen; wir versuchten krampfhaft, uns bloß nichts anmerken zu lassen, unbesorgt und fröhlich zu sein. Doch Andrea gewänne durch immer weitere, direkte und indirekte Signale den Eindruck, daß die Eltern und wir etwas Beängstigendes vor ihr verbergen; denn:

- Warum bleiben die Erwachsenen während der Visite so lange vor ihrer Tür stehen?
- Warum machen sie so ernste und besorgte Gesichter?
- Warum haben die Eltern verweinte Augen, feuchte Hände?
- Woher kommt die plötzliche Nachgiebigkeit, die Überfürsorglichkeit, woher kommen die Heimlichkeiten und das manchmal unendlich andauernde Schweigen?

Die psychische Situation, in der Andrea sich befindet, wäre also gekennzeichnet von zunehmender Angst, mit all den Rätseln und Signalen, die sie aus der Umwelt bekommt, allein gelassen zu werden. Die Mauer zwischen Andrea und uns würde immer größer werden.

Erst in einer vertrauensvollen und einigermaßen sicheren Atmosphäre wird Andrea phasenweise ihre Krankheit bewältigen können. Sie muß erfahren, daß wir ihre Tränen, ihren Ärger, ihre Ablehnung, ihre Verweigerung und ihr Schweigen verstehen. Ein wesentliches Ziel ist es, die Eltern in die Therapie mit einzubeziehen, weil sie die wichtigsten Bezugspersonen sind und bei ihrem Kind die für die Therapie notwendige Vertrauensgrundlage für eine offene Kommunikation über krankheitsbezogene Ängste, Befürchtungen und Phantasien schaffen können.

Ein solcher Prozeß der psychologischen Begleitung, die die Kinder nicht allein mit ihrer Angst und Unkenntnis über ihre Situation läßt und in die die Eltern mit einbezogen werden, bezieht sich nicht nur auf die Zeit der stationären Behandlung, sondern es wird zugleich auch die Grundlage gelegt:

- für die ambulante Nachbehandlung,
- aber auch für den Fall, daß eine Heilung nicht mehr möglich ist, also das Kind absehbar an seiner Erkrankung sterben muß.

Zu Hause sterben

Kinder und Sterben – das ist etwas, das in unserer Vorstellung so gar nicht zusammenzupassen scheint. Mit Kindern assoziieren wir Wachsen und Lebendigkeit, nicht aber unheilbar krank sein und sterben müssen. So stellt dieser „Tod zur Unzeit" immer wieder eine Herausforderung und eine schwere Belastung schon für uns als Begleiter dar, aber um wieviel mehr erst für die betroffenen Eltern, die nicht selten in eine Lebenskrise geraten.

Deshalb verstehe ich meinen Beitrag auch eher als ein Herantasten an das Thema als die Präsentation eines fertigen Konzeptes. Ich bin der Ansicht, daß sich die Begleitung sterbender Kinder und ihrer Familien nicht in ein Schema pressen läßt. Sterben ist so individuell wie das Leben, und dem muß auch in der Begleitung Rechnung getragen werden.

Was ich Ihnen aber als Konzept der Klinik, an der ich arbeite, vorstellen kann, ist, daß wir bereits in den 70er Jahren dazu übergegangen sind, den Kindern das Sterben im häuslichen Bereich zu ermöglichen.

Seit 1980 starben nur wenige krebskranke Kinder in unserer Klinik. Es waren vor allem jene, die bedingt durch intensive medizinische Maßnahmen bis zuletzt an die stationäre Versorgung gebunden waren. Die meisten Kinder konnten zu Hause sterben.

Ausschlaggebend für dieses neue Konzept war der Wunsch vieler Eltern, ihr Kind zum Sterben in die häusliche Umgebung zu holen, um die noch verbleibende Zeit gemeinsam und bewußt miteinander zu verbringen. Voraussetzung für die Realisierung dieses Wunsches ist neben der medizinischen und pflegerischen Versorgung eine psychologische Begleitung.

Widersprüchliche Gefühle

Die Nachricht, daß die Krankheit unheilbar geworden ist, trifft nach häufig monatelanger und sehr belastender Therapie des Kindes die Familie oft in einem Zustand der Erschöpfung und bedeutet immer einen großen Schock und eine tiefgehende Enttäuschung. Angst, Schrecken, Hilflosigkeit, Verzweiflung, Wut und das Nicht-wahrhaben-Wollen – ähnliche Gefühle also wie bei der Diagnose-Eröffnung – äußern sich in Reaktionen wie: „Warum gerade unser Kind?"; „Das ist ungerecht!"; „Wir haben doch alles getan und immer Hoffnung gehabt!"; „Soll denn all unsere Anstrengung umsonst gewesen sein?"

Dann tauchen Fragen auf, ob das Kind auch wirklich die bestmögliche Behandlung bekommen hat und ob es nicht doch noch eine Möglichkeit der Therapie, vielleicht auch in der Außenseitermedizin gibt. „Man muß doch noch etwas tun können!" Diese Aussage ist zunächst natürlich so gemeint, daß vielleicht andernorts irgendeine medizinische Maßnahme möglich sei. Und sie kontrastiert mit der ausgesprochenen oder unausgesprochenen Haltung der behandelnden Ärzte, man könne nichts mehr tun. Es dauert oft lange, bis die Eltern annehmen können, daß dieses weitere Tun nicht mehr nur medizinisch, sondern emotional stützend zu verstehen ist. Diese Möglichkeit ergibt sich über den Weg, mit den Eltern zu erarbeiten, daß sie es aushalten, leisten können und wollen, ihr Kind zum Sterben mit nach Hause zu nehmen. Das wollen die meisten Eltern um so eher und eindeutiger, je mehr sie annehmen können, daß ihrem Kind nicht mehr geholfen werden kann. Zuvor gibt es meist heftige, nachvollziehbare Ambivalenzen.

Da tauchen verschiedene Ängste bei den Eltern auf:

- die Angst vor dem Alleinsein mit ihrem sterbenden Kind;
- die Angst, die auftretenden Schmerzen nicht lindern zu können;
- die Angst vor dem Umgang mit oralen Schmerzmitteln;
- die Angst, das Leben ihres Kindes vielleicht durch eine Überdosis zu verkürzen oder das Kind süchtig zu machen;
- die Ängste, es könne durch die infauste Prognose zu einer seelischen Katastrophe bei ihrem Kind kommen oder sie könnten mit den Fragen ihres Kindes überfordert sein;
- die Angst vor den letzten Tagen und Stunden, wenn das Kind komatös ist und die Kontaktaufnahme nicht mehr möglich ist; und grundsätzlich
- den Partner und die Geschwister zu überfordern und natürlich auch
- die Sorge, vom Partner allein gelassen zu werden.

Diesen Ängsten stehen die Wünsche der Eltern für ihr sterbenskrankes Kind gegenüber:

- sie wollen das Kind bei sich haben, vor allem aber bei ihm sein, wenn es stirbt;
- sie wollen ihrem Kind die Geborgenheit, Angstfreiheit, Sicherheit des Zuhauses geben;
- sie wollen gern für ihr Kind so viel tun, daß das schließlich zurückbleibende Schuldgefühl, nicht genug getan zu haben, möglichst klein bleibt.

Was Eltern brauchen

Die Ängste auf der einen und die Bedürfnisse auf der anderen Seite gegeneinander abzuwägen, miteinander zu vereinen, braucht Zeit.

Die Eltern müssen sich auf eine völlig neue Situation einstellen. Die bisher auf Heilung zielende Therapie und die sich darauf gründende Hoffnung fallen plötzlich weg. Statt dessen müssen sich die Eltern sehr viel intensiver als bisher auf die Gefühle und Vorstellungen ihres Kindes, auch über Tod und Sterben, einlassen. Diese werden nicht immer verbal, sondern auch symbolisch ausgedrückt.

In vielen Gesprächen versuchen wir herauszuspüren, was die Eltern möchten und leisten können und – altersabhängig – wie die Wünsche der Kinder sind.

Die meisten Eltern entscheiden sich, ihr Kind zum Sterben mit nach Hause zu nehmen. Sie brauchen zugleich neben der von uns angebotenen ambulanten Unterstützung und Begleitung auch die Gewißheit, jederzeit in die Klinik zurückkehren zu können. Ihr Hauptanliegen ist darauf gerichtet, ihrem Kind Leiden zu ersparen.

Die Grundlage für unsere Begleitung des sterbenden Kindes und seiner Familie im häuslichen Bereich stellt die bereits in der Klinik von Behandlungsbeginn an aufgebaute Vertrauensbeziehung dar.

Der bereits bestehende Dialog mit dem Kind und seiner Familie darf gerade dann nicht abbrechen, wenn keine Heilungschancen mehr bestehen und das Kind nach Hause entlassen wird.

Hilfe durch Dritte ist oft nicht mehr möglich, weil es schwer wäre, in dieser späten Phase ein neues Vertrauensverhältnis aufzubauen bzw. – aus der Sicht des Kindes – sich auf einen neuen Begleiter oder eine neue Begleiterin einzulassen.

Nach unseren Erfahrungen bietet das Sterben im häuslichen Bereich erhebliche psychologische und soziale Vorteile. Die Kinder sind in der Familie in einer ihnen Sicherheit, Geborgenheit und Trost gebenden vertrauten Umgebung. Dies ist deshalb so bedeutsam, weil jetzt nicht mehr die Heilung im Vordergrund steht, sondern die Auseinandersetzung mit den emotionalen Bedürfnissen von Kindern, die nicht geheilt werden können und in naher Zukunft sterben müssen.

Das Gespräch mit dem todkranken Kind

Wir erfahren immer wieder, daß die Kinder ahnen oder sogar wissen, wenn es für sie keine Heilung mehr gibt. Nur wenige Kinder sprechen allerdings unmittelbar über ihre Ängste. Meistens werden Ängste nur indirekt oder auch symbolisch ausgedrückt. Dabei spielt sicherlich auch eine Rolle, daß die Kinder glauben, ihre Eltern schonen zu müssen.

Ein ganz wichtiger Teil unserer Aufgabe als Begleiter ist es deshalb, dafür bereit zu sein, die Signale und verschlüsselten Botschaften der Kinder aufzunehmen. Andererseits können durchaus die Hoffnung auf ein Wiedergesundwerden und das Ahnen oder Wissen um den bevorstehenden Tod nebeneinander bestehen. Das ist auch verständlich, denn kein Mensch kann ständig damit umgehen, daß er sterben muß.

Dieses Nebeneinander von Abschiednehmen und Hoffnung oder auch Glauben an ein Wunder kann sich sogar so äußern, daß ein Gespräch über die Unheilbarkeit der Krankheit von dem Kind unvermittelt auf ein Ereignis gelenkt wird, von dem wir wissen, daß das Kind es mit Sicherheit nicht mehr erleben wird.

Auch hier zeigt sich, wie wichtig es ist, sich von den Kindern an die Hand nehmen zu lassen, sich auf ihr psychisches Tempo einzulassen – ausgehend davon, daß Kinder immer nur so viel fragen, wie sie wissen wollen und im Moment verarbeiten können.

Es ist, wie gesagt, sehr wichtig, mit dem Patienten das Wissen um die Unheilbarkeit zu teilen und bereit zu sein, mit ihm darüber zu sprechen, wenn er dies möchte. Dabei muß man sich allerdings ständig der Tatsache bewußt sein, daß der Austausch mit den Eltern für das Kind von großer Bedeutung ist. Unsere Aufgabe als Begleiter liegt in erster Linie darin, eventuell bestehende Sprachlosigkeit – sofern sie Ausdruck von Vereinsamung ist – überwinden zu helfen.

Ich habe mich bisher konzentriert auf das Bedürfnis der Kinder nach Wahrheit und Hoffnung. Diese Hoffnung kann sich richten auf eine gute Fee, die ein Wunder und damit Heilung vollbringt, oder beispielsweise darauf, den nächsten Geburtstag noch zu erleben, noch einmal Eisenbahn zu fahren, ganz konkrete Dinge also.

Wenn ich auf die Ängste der Kinder zu sprechen komme, so

manifestiert sich ihre Todesangst vor allem in der Angst vor dem Alleinsein. Die Kinder wollen in der letzten Phase der Erkrankung immer weniger allein sein, sie schlafen am Tage, wenn sie sich in der Betriebsamkeit des Familienlebens geborgen fühlen; nachts im Dunkeln verstärken sich ihre Ängste.

Neben der umfassenden Angst vor dem Alleinsein sind es vor allem die Ängste vor großen Schmerzen, vor Atemnot, bei Jugendlichen die Angst vor dem „sozialen Tod", vor dem Verlust der Autonomie, die unsere Patienten belasten.

Petras Krankheit

Ich möchte Ihnen nun von der 11jährigen Petra berichten, die ich zweieinhalb Jahre lang bis zu ihrem Tod betreute, um ihnen den Verlauf einer Begleitung sterbender Kinder zu veranschaulichen. Petra litt an einem bösartigen Tumor der Muskulatur.

Petra hatte noch einen jüngeren Bruder. Ihre Eltern waren seit einigen Jahren geschieden. In der Familie lebte jetzt ein Freund der Mutter, der sich im Verlauf der Krankheit sehr um das Mädchen bemühte. Die Familie wohnte in einem kleinen Ort nicht allzu weit von unserer Klinik entfernt. Die Mutter war in diesem Ort halbtags berufstätig.

Petra war bisher nie ernsthaft krank gewesen. Ihren Schulkameraden war beim Sportunterricht eine Schwellung des rechten Oberschenkels aufgefallen, die das Mädchen selbst gar nicht bemerkt hatte. Petra wurde dann zu einer Spezialuntersuchung stationär in einer Kinderklinik aufgenommen. Befund: Krebs der Muskulatur. Später wurde sie dann zur weiteren Diagnostik und zur Therapie in unsere Klinik verlegt.

Auf die medikamentöse Therapie reagierte Petra sehr heftig, mit großem Widerstand und Angst vor Spritzen und Medikamenten. Das Mädchen wehrte sich oft verzweifelt gegen das Anlegen einer Infusion, indem sie schrie: „Hilfe, Hilfe, ich will nicht mehr, ich will keine Spritzen mehr!" Oder aber sie erbrach sich häufig schon, bevor die Infusion gelegt und die Medikamente gespritzt wurden.

Auf die Belastung der Krankheit und die Therapie reagierte Petra mit kleinkindhaften Verhaltensweisen: Sie schnitt Grimassen, witzelte herum, trank Saft aus einer Nuckelflasche und sprach oft in einer Art Babysprache mit uns. Diese Verhaltensweisen gingen jedoch häufig in solche über, in denen sie dann ernste und weitreichende Überlegungen anstellte, was denn eigentlich mit ihr los sei.

So gab sie mir eines Morgens, als ich zu ihr kam, ein deutliches Signal. Sie berichtete mir von einem Vogel mit gebrochenen Flügeln, den sie früher während des Spielens einmal im Garten gefunden hatte. Der Vogel sei dann gestorben, und sie habe ihn, in einem Schuhkarton verpackt, im Wald vergraben. Sie sei dann vier Wochen lang täglich in den Wald gegangen und habe beobachten können, wie der Vogel langsam verwest sei. Zum Schluß, so berichtete sie mir, seien nur noch Knochen und Federn übrig gewesen und zwischendurch habe der Vogel sehr gestunken.

Nach einer Gesprächspause sagte Petra: „Ich leide ja auch an einer Krankheit, an der ich auch sterben kann, und wenn ich dann tot bin, stinkt es auch wie bei dem Vogel."

Ein weiteres Signal gab sie uns, als sie auf einem Röntgentisch liegend hochgefahren wurde und meinte: „Jetzt fahre ich in den Himmel, da komme ich ja bald hin." Diese Äußerungen machten uns deutlich, wie sehr Petra um die Lebensbedrohlichkeit ihrer Erkrankung wußte.

Petras Mutter kam täglich zu Besuch. Sie saß dann meist schweigend und beklommen auf dem Stuhl neben dem Bett. Sie sprach selten über Gefühle des Mädchens, sprach selten ihre Situation an. Die Kommunikation zwischen Mutter und Tochter war gekennzeichnet durch Schweigen und Bagatellisieren, beide wußten die Wahrheit, konnten sie aber nicht teilen.

Der Tumor bildete sich zunächst unter der Behandlung zurück.

Beim Sterben von Petra

Knapp ein Jahr später wurde dann im Bereich des rechten Oberschenkels eine Verhärtung und weitere Absiedlungen des Krebses in der Brust und der Bauchdecke diagnostiziert.

Die neuerliche Behandlung konnte Petra jedoch nur schwer ertragen. Schließlich mußte dann diese Therapie wegen auftretender schwerer Komplikationen und immer größer werdender Therapiewiderstände Petras abgebrochen werden. Nach dem Absetzen der gesamten Therapie kam es dann zu weiteren Absiedlungen der Krebsgeschwulst im Gesicht und in der Lunge.

Petra war inzwischen nach Hause entlassen worden. Ich machte täglich Hausbesuche bei ihr, weil sich ihr Zustand so verschlechtert hatte, daß sie nicht mehr in die Ambulanz unserer Klinik kommen konnte. Das Mädchen litt sehr unter Atemnot, lehnte jedoch eine medikamentöse Hilfestellung ab, sie befürchtete, man würde ihren Bewußtseinszustand so ändern, daß sie dieses Stadium der Krankheit nicht mehr miterleben würde.

Bei diesen Hausbesuchen erfuhr ich dann auch, wie sehr sie unter der Erkrankung gelitten hatte, wie oft sie von Mitschülern wegen ihres Haarverlustes mit Worten wie „Perückenemma" gehänselt worden war und wie oft ihre beste Freundin ihr gesagt hätte, sie habe ja Krebs und müsse sowieso in einem Jahr sterben. Um mit diesen Gedanken nicht ganz allein zu sein, habe sie dann oft ihren Teddy gefragt und sich Trost bei ihm geholt. Mit der Mutter habe sie über solche Themen nie sprechen können, weil sie dann immer ganz traurig wurde, meinte Petra.

Ein weiteres Signal gab mir das Mädchen, als sie mir von ihrer Angst vor dem Alleinsein erzählte und davon, daß sie nachts immer schlechter und nur mit Licht schlafen könne. Sie würde oft aufwachen und dann oftmals nicht wissen, was los sei. Außerdem hätte sie in letzter Zeit gruselige Träume von Würmern, die sie auffressen würden, oder von Leuten, die sie ermordeten.

Petras Zustand verschlechterte sich in den nächsten Wochen zunehmend. Sie lag mit Strumpfhose und Pullover bekleidet im Bett und ließ sich nicht mehr waschen oder betten; sie war sehr berührungsempfindlich geworden. Sie konnte nur noch flüssige Nahrung zu sich nehmen. Meine Besuche bei ihr mußte ich immer mehr ausdehnen, denn sie wollte in dieser Phase der Erkrankung immer weniger allein sein.

Petra wurde zunehmend ruhiger und trauriger, sie las in Todesanzeigen und Lexika nach, wie alt die Leute geworden waren, und sagte: „Ich glaube, ich werde nicht alt!" Auch beschäftigte sie immer wieder die Frage, inwieweit sie vielleicht selbst an dem Rückfall schuld sei, da sie die Therapie abgelehnt hatte. Sie zeigte mir eine volle Tablettenschachtel. Und in ihrer Verzweiflung fragte sie dann eines Tages: „Gibt es auf der Station Kinder, denen es genauso schlecht geht wie mir, und leben die noch?"

Wahrscheinlich ahnte sie, wie es um sie stand, aber sie wollte doch leben. Und so beauftragte mich Petra in den nächsten Tagen immer wieder damit, die Ärzte in der Klinik zu fragen, ob man nicht doch noch etwas tun könne, sie habe Angst, eines Tages überhaupt keine Luft mehr zu bekommen.

„Ich kann mir vorstellen, daß ein Mädchen in Deiner Situation sich Gedanken macht, daß sie vielleicht an der Krankheit sterben kann und daß sie vielleicht mit diesen Gedanken ganz allein ist", sagte ich zu ihr.

Nach einer Phase des Schweigens konnte Petra zögernd und unter Tränen sagen: „Ich habe große Angst vor dem Sterben, und ich habe oft in den letzten Tagen darüber nachgedacht, aber mit keinem konnte ich darüber sprechen."

Ich sagte ihr, daß die Ärzte nichts gegen den Tumor tun können. Wir könnten in dieser Situation für sie dasein und aufpassen, daß sie nicht allein sei.

Diesem offenen Gespräch folgte eine Phase, in der ich mit Petra und ihrer Mutter über ihre jeweiligen Gefühle sprach, bei dem Mädchen über das Ahnen, das Wissen, die Hoffnungslosigkeit, die Verzweiflung und die Angst; bei der Mutter neben der Angst und Verzweiflung vor allem über ihre Schuldgefühle. In dieser Phase erlebten beide, daß sie diese Gefühle aushalten konnten. Die Wahrheit konnte nun ausgesprochen und damit geteilt werden.

Petra starb zu Hause in den Armen ihrer Mutter, die sehr froh über die zwischen ihnen noch möglich gewordene Offenheit war. Die Mutter teilte mir dann die Erlebnisse ihres Miteinanders mit: Petra habe sich in den letzten Minuten ganz fest an sie geklammert und sei dann ganz ruhig eingeschlafen. Bei einem Hausbesuch nach dem Tod von Petra erzählte mir die Mutter, daß sie froh darüber sei, trotz ihrer großen Angst, Petra mit nach Hause genommen zu haben und in den letzten Minuten bei ihr gewesen zu sein.

Dieser Bericht über Petras Sterben sollte vor allem deutlich werden lassen, warum wir den Eltern Mut machen, ihre krebskranken Kinder in der letzten Phase der Erkrankung zu sich nach Hause zu nehmen. Selbstverständlich gibt es auch Eltern, die dieser Aufgabe nicht gewachsen sind und deshalb die Sicherheit der Klinik brauchen.

Im übrigen habe ich aus einer Vielzahl von Fällen den von Petra relativ willkürlich herausgegriffen. Natürlich verläuft jeder Prozeß des Sterbens anders; das Sterben ist so individuell wie das Leben. Meine Erfahrung ist, daß für alle Kinder die Integration in die Familie eine Entlastung im umfassenden Sinne bedeutet, einfach, weil sie sich besser aufgehoben fühlen.

Was das Sterben der Kinder zu Hause für deren Eltern bedeutet, wissen wir konkret aufgrund von Rückmeldungen. Wichtig und tröstlich war es für sie, in der Lage gewesen zu sein, für ihr Kind in seiner letzten Lebensphase noch einmal – anders als in der Klinik – alles tun zu können.

Beim Sterben von Christine

Von Marianne Georgiadis

Meine Cousine sitzt im Badezimmer auf dem Wannenrand und ist in ein hitziges Gespräch mit ihrer Mutter vertieft, für beide existiert in diesem Moment die Außenwelt nicht mehr, sie bemerken mich nicht. Durch die halbgeöffnete Badezimmertüre erfasse ich diese Szene für den Bruchteil einer Sekunde, und mir werden die Vertrautheit und die Intensität bewußt, die zwischen Mutter und Tochter herrschen. Der Blick, den sie miteinander austauschen, versetzt mir einen scharfen Stich: Plötzlich wird mir wieder einmal für einen kurzen, schmerzlichen Moment bewußt, daß meine Tochter und ich solche Vertrautheit und Nähe nie wieder teilen werden. Solche Momente des Schmerzes werde ich zukünftig nicht aus meinem Leben ausschließen können, aber immerhin habe ich inzwischen gelernt, damit zu leben.

Ein gutes Gespann

Christine starb vor fünf Jahren – vierzehnjährig –, und damals, kurz nach ihrem Tod, wußte ich noch nicht, wie diese Tragödie für mich zu bewältigen wäre. Sicher, ich hatte seit langem gewußt, daß sie früh sterben würde, sie war ja seit ihrer Geburt schwer krank – geboren mit einer unheilbaren, tödlich verlaufenden Stoffwechselerkrankung. Aber, nach dem großen Schock der Diagnose, hatten wir da nicht jahrelang erfolgreich gekämpft, sie und ich? Wie oft dachte ich während dieser Zeit daran, daß ihr eine Lebensdauer von höchstens vier Jahren prognostiziert worden war ...? War sie nicht schon zehn, elf, zwölf Jahre alt geworden und lebte immer noch?

Während all dieser langen Zeit waren wir ein „gutes Gespann“, wie sie es ausdrückte: Wenn die eine aufgeben wollte, hatte die andere noch Kraftreserven, und so richteten wir uns gegenseitig immer wieder auf, bis wir schließlich akzeptieren mußten, daß es doch ein Ende gab. Die Entscheidung, wann das sein würde, lag bei ihr, und ich konnte sie dann nur noch gehen lassen. Es wäre gelogen, wenn ich sagen würde, daß dies damals leicht für mich war.

Als die Krankheit bei ihr im Kleinkindalter diagnostiziert wurde, änderte sich unser gesamtes Familienleben von einem Tag zum anderen, und zwar sehr umfassend und drastisch. Plötzlich mußte täglich eine zeitaufwendige Therapie durchgeführt werden; es gab Arzttermine, Krankenhausaufenthalte, Sorgen wegen immer wiederkehrender Verschlechterungen in ihrem Gesundheitszustand; dann hoffnungsvolle Besserungen und wieder gnadenlose Tiefpunkte – es war eine emotionale Achterbahn ohne Ende, die über die Jahre hinweg an den Kräften unserer Familie zehrte.

Wie viele betroffene Väter trat mein Mann den Rückzug aus der belastenden Situation an: Er konnte es nicht ertragen, seine Tochter leiden zu sehen, und so beteiligte er sich nicht an der Therapie und besuchte sie nur selten im Krankenhaus. Er war mir keine Stütze – er war einfach nicht da. Soweit es mir möglich war, versuchte ich, meine Tochter ein „normales Leben" führen zu lassen. Es mußten Verhandlungen darum geführt werden, daß sie die Schule trotz der Fehlzeiten weiterbesuchen konnte, bis sie dann schließlich doch Hausunterricht bekam. Sie sollte nicht den Kontakt zu ihren Freundinnen verlieren, und ich brachte sie dann mit Sauerstoffgerät und im Rollstuhl sitzend dorthin. Sie liebte es, in die Stadt zu gehen, hatte aber keine Kraft mehr zu laufen. Ich setzte sie auf das Fahrrad, legte das Sauerstoffgerät in den Fahrradkorb und schob sie durch die Geschäfte – trotz neugieriger, mitleidiger oder entsetzter Blicke der Passanten.

Meinen beiden Kindern versuchte ich, daß gleiche Maß an Aufmerksamkeit, Liebe und Fürsorge zukommen zu lassen und ihnen gerecht zu werden – was wohl, im nachhinein besehen, ein recht utopisches Vorhaben war und nicht ganz glückte.

Wie eine weise alte Frau

Von meiner Tochter könnte ich viel berichten: von ihrem sarkastischen Humor, von dem Schabernack, den sie oft mit ihrer Umwelt trieb und vor dem niemand sicher sein konnte. Wenn ihr dann ein besonders drastischer Scherz gelungen war, lachte sie oft so herzlich und schallend laut, daß es einfach nur ansteckend war. Denke ich heute an sie, dann höre ich sofort wieder ihr unverwechselbares Lachen, verbunden mit der anschließenden, vertrauten Hustenattacke.

Manchmal konnte sie trotz ihrer Jugend so weise wie eine alte Frau sein, dann etwa, wenn sie ihrer Umgebung Ratschläge in allen Lebenslagen gab, gleichgültig, ob es sich nun um Beziehungskrisen oder berufliche Probleme handelte. Oder wenn sie sich mit einer Offenheit über Tod, Sterben und Existenz nach dem Tod unterhielt, die mich manchmal verblüffte. So etwas konnte doch keine 14jährige sagen? Hier war ich die Lernende, und im nachhinein wird mir klar, daß sie damit die Weichen für mein späteres Leben gestellt hat.

Sie charakterisierte ihre Mitmenschen recht treffend und entschied konsequent, ob sie sich auf Kontakte einlassen wollte oder nicht. Diese Menschenkenntnis habe ich immer an ihr bewundert, und ich denke, daß sie auch da ihrem Alter weit voraus war. Und dann wieder konnte sie so albern und übermütig wie ein Kleinkind sein. Wie oft machte sie beispielsweise jede ärztliche Untersuchung zunichte, weil es unmöglich war, ihren Bauch abzutasten, ohne daß sie – weil sie so kitzlig war – in einen Lachkrampf ausbrach. Gefürchtet waren ihre mit Wasser gefüllten Untersuchungshandschuhe, die sie am Tropfständer oder über der Tür anbrachte und die dann unvermutet auf Besucher herunterprasselten.

Ihr halbes Leben verbrachte sie im Krankenhaus und nannte es „mein zweites Zuhause". Sie lernte dort Kinder mit tödlichen Krankheiten kennen, freundete sich mit ihnen an und merkte doch, trotz der Heimlichtuerei auf der Station, wann sie starben. Sie belauschte Schwestern, wälzte Krankenakten und las dann im Lexikon die Bedeutung der medizinischen Fremdwörter nach, um genau informiert zu sein. Sie nahm intensiven Anteil an dem

Schicksal der Kinder, und vielleicht war diese Anteilnahme und die Auseinandersetzung mit dem Leid auch ein Grund dafür, daß sie für ihr Alter sehr reif war.

Andererseits war es für das medizinische Personal bestimmt auch nicht leicht, ständig mit ihr konfrontiert zu sein. Sie kannte sich gut aus in Antibiogrammen, Blutbildern und Medikationen und wußte, was ihre Untersuchungsergebnisse zu bedeuten hatten. Sie bestimmte den Ärzten die Vene, in die sie zu stechen hatten – sonst hatten sie keine Chance, da flog dann auch schon mal ihr Holzlatschen hinter ihnen her an die Glastür. Angehenden Medizinern, die an ihr geprüft wurden, half sie großmütig über Klippen in der Fragestellung hinweg, indem sie ihnen „vorsagte". Einerseits wälzte sie also medizinische Fachbücher, um sich über komplizierte Krankheitsbilder ihrer Mitpatienten zu informieren, und andererseits trank sie ihren Tee plötzlich aus der Nuckelflasche. Sie liebte es, ihre Umwelt mit schlüpfrigen Witzen und lokkeren Redensarten aus der Fassung zu bringen, um dann wieder so zu tun, als könne sie „nicht bis drei" zählen. Aber sie interessierte sich auch für Literatur und Geschichte. Ihre bevorzugten Diskussionsthemen drehten sich um die Judenverfolgung und die Euthanasie im Dritten Reich.

Der Lebensradius wird immer enger

Künstlerisch begabt, waren vor ihr weder zu Hause noch in der Klinik Wände, Fenster und Türen vor Verschönerungen sicher. Sie fertigte endlose Serien von Gipsbildern und Broschen an, die sie sogar verkaufte. Mit dem Basteln von Waldorf-Puppen, Bildermalen, Collagen, einem Puppenhaus, Handarbeiten und allen Arten von Basteleien füllte sie ihre Zeit aus, als sie nicht mehr zur Schule gehen konnte, weil es ihr so schlecht ging. Ihr Lebensradius verringerte sich langsam immer weiter, je mehr die Kräfte nachließen. Die Freundinnen kamen nicht mehr zu Besuch, sie selbst konnte das Haus nicht mehr verlassen. Manchmal trug ich sie noch die Treppen hinunter auf die Straße, aber wir wohnten im vierten Stock, und ich mußte sie mit ihrem Sauerstoffgerät tragen; das konnte ich nicht mehr. So beschränkten sich die Kontakte langsam nur noch auf die Familie und das Krankenhaus, wo sie die Ärzte, Schwestern und das andere medizinische Personal über viele Jahre hinweg kannte. Besonders hatte sie sich an eine Kunsttherapeutin angeschlossen.

Sie glich ihren Lebensrhythmus den nur noch geringen Kräften an und machte doch für sich das Beste daraus. In den letzten Monaten aß sie immer weniger, litt unter Atemnot und Angst und wurde von schmerzhaften Hustenattacken Tag und Nacht gequält. Zu Hause lag sie am liebsten nur noch auf meinem Schoß und wollte gestreichelt werden. Einerseits ahnte ich, was da vor sich ging – gerade wir beide hatten oft genug über Tod und Sterben gesprochen, andererseits wollte ich es wohl noch nicht wahrhaben. An einen Morgen, wenige Wochen vor ihrem Tod, kann ich mich noch besonders deutlich erinnern. Tagelang hatte sie fast nur noch gelegen, sehr wenig gegessen und getrunken und nahm kaum noch Anteil an ihrer Umwelt. An diesem Morgen wollte sie wieder nichts essen. Ich war wirklich verzweifelt und kaufte trotz meines geringen Haushaltsgeldes leckere Sachen für sie ein. Sie warf nur einen Blick darauf, knabberte auch etwas daran; dann wurde ihr übel. Mir schnürte es das Herz zusammen, und ich rannte in die Küche und mußte weinen. Trotz unserer Offenheit konnte ich ihr meine Trauer noch nicht zeigen. Mir war plötzlich klar: Wenn sie nichts mehr essen konnte, mußte sie bald sterben. Einige Tage später kam sie wieder ins Krankenhaus – zum letzten Mal.

In den letzten Wochen ihres Lebens mußte sie unter unmenschlichen Schmerzen leiden. Wenn sie jedoch ein schmerzstillendes Mittel bekam und dies anfangs auch noch einige Stunden wirksam war, so konnten wir sehr kostbare und nahe Gespräche führen. Sie ließ mich teilhaben an ihrem Todeskampf, sie verheimlichte mir ihre Ängste und Schmerzen nicht, und wir besprachen, wie wohl die Zukunft unserer Familie ohne sie aussehen würde. Ich habe miterlebt, wie sich in der Sterbephase ihr Leben vor ihr abspulte bis ins Kleinkindalter zurück, und habe gesehen, wie sie mit Ungeheuern ihrer Phantasie kämpfte – bis sie schließlich ihre Ruhe fand. Sie entschied sich zu sterben und sagte es mir, als es so weit war. Ich konnte ihr nur ein Geschenk zum Abschied geben, aber bestimmt das wertvollste, was ich hatte: ihr zu sagen, daß ich sie loslasse.

Heute, nach fünf Jahren, kann ich sagen, daß ich – ohne es zu wollen – mit dem schwersten Schicksalsschlag konfrontiert wurde, den es für eine Mutter gibt, nämlich das eigene Kind verlieren zu müssen und zu lernen, damit zu leben. Aber gleichzeitig habe ich durch sie und ihre Bereitschaft, mich an ihren innersten Gedanken und Gefühlen teilhaben zu lassen – ebenso wie an ihren Schmerzen und ihrer Trauer –, ein anderes Lebensziel gefunden. Heute fühle ich mich verpflichtet – auch meiner Tochter gegenüber – diese Erfahrungen an meine Mitmenschen weiterzugeben.

Die letzten drei Tage in Christines Leben

Dienstag:
Um 5.30 Uhr gehe ich auf die Station. Nachts habe ich einige Stunden im Gymnastikraum geschlafen, in dem mir die Krankengymnastinnen freundlicherweise ein Bett aufgebaut haben. Ich fühle mich so kraftlos, als ob ich schon Jahre nicht mehr geschlafen hätte, und ich bin doch erst seit drei Tagen auch nachts hier in der Klinik. Mit den Gedanken bin ich bei meiner Tochter und frage mich, wie es ihr wohl heute gehen mag. Konnte sie nachts schlafen? Hatte sie Schmerzen?

Gestern nacht habe ich bei ihr im Zimmer geschlafen, aber wir konnten beide keine Ruhe finden, weil sie ständig husten mußte, sich im Bett herumwälzte, wimmerte, stöhnte und Schmerzen hatte. Morgens bin ich schließlich so übermüdet und gereizt gewesen, daß ich, als sie mit ihren ganzen Schläuchen unbedingt allein auf die Toilette gehen wollte und dabei mit dem Tropfständer an meinen Schlafsessel gestoßen war, vollkommen aggressiv gegen eben diesen Sessel getreten habe, um ihr den Weg freizumachen – was mich selbst erschreckt hat. Sie ist aber ganz ruhig geblieben und hat nur gesagt, daß ich ihr sehr leid täte. Dabei hat sie mich mit einem merkwürdigen Gesichtsausdruck angesehen, den ich nicht deuten kann: halb ernst und halb traurig. Und: sie könne diese Schmerzen nicht mehr länger aushalten und würde lieber sterben, als noch einmal so eine Nacht durchzumachen. Später am Tag erfahre ich, daß eine Sondernachtwache für meine Tochter engagiert wird, und so kann ich einige Stunden schlafen.

Als ich nun das Zimmer betrete, lächelt mir die Schwester zu. Plötzlich fühle ich mich sehr erleichtert und werde wieder hoffnungsvoller – vielleicht ist doch noch nicht alles verloren? Sie sagt mir, daß die Atemfrequenz nachts manchmal sogar auf 40 pro Minute gesunken sei – ein gutes Zeichen! Und sie habe nachts einigermaßen gut geschlafen. Die Nachtwache geht, und ich setze mich an das Bett. Meine Tochter scheint zu schlafen, sie hat die Augen geschlossen, spricht nicht, wird aber langsam unruhig und beginnt, sich im Bett hin- und herzuwälzen. Ich befürchte, daß sie Schmerzen hat.

Langsam beginnt der Stationsbetrieb draußen, und diese tägliche Routine hat etwas Beruhigendes für mich. Die Tür des Zimmers steht auf Wunsch meiner Tochter immer einen Spalt breit offen, und so höre ich die Schritte der Schwestern, das Geschirrklappern bei den Frühstücksvorbereitungen, die Rufe und das Lachen dabei – es ist so, als ob sich in unserem Zimmer gar nichts Besonderes abspielt. Die Visite kommt mit Professor, Oberarzt, Stationsärztin und Schwestern. Es fällt kein Wort über den Zustand meiner Tochter, aber der Professor will sich ausführlich über eine alberne Fernsehzeitung, die auf dem Bett liegt, unterhalten. Als weder meine Tochter noch ich antworten, verlassen sie bald das Zimmer. Die Krankengymnastin schaut anschließend herein und bleibt bei meiner Tochter, damit ich mir einen Kaffee holen kann. Als ich zurückkomme, sehe ich beide weinen. Christine hat nun auch ihr gesagt, daß sie sterben möchte.

Besucher kommen und gehen im Laufe des Tages. Sie sagt, daß alle zu ihr kommen können, nur leise sollten sie sein, denn nun ist sie sehr geräuschempfindlich geworden. Oft liegt sie mit geschlossenen Augen da, und wir wissen nicht, ob sie schläft oder wach ist. Trotz ihrer geschlossenen Augen weiß sie, wer das Zimmer betreten hat – das hat mich immer sehr verwundert. Gegen 14.00 Uhr hat sie starke Schmerzen und schreit. Ich weiß nicht, warum sie immer solche starken Schmerzen hat. Wenn ich sie frage, was ihr wehtut, dann gibt sie mir zur Antwort: „Der Kopf, die Ohren, die Brust – einfach überall". Ich laufe nach draußen, um nach einem Arzt zu suchen, denn bisher muß ich um jede schmerzstillende Spritze kämpfen, und die Zeit, bis die Wirkung einsetzt, kommt mir unwahrscheinlich lang vor. Im Gegensatz dazu bekommt sie allerdings hohe Mengen Antibiotika, entwässernde Mittel, herz- und kreislaufstützende Mittel etc. – weshalb überhaupt? Schließlich hat sie gerade eine unwirksam gebliebene Antibiotikabehandlung hinter sich.

Sieht denn kein Mensch auf der Station, daß es dieses Mal so schlimm wie niemals zuvor ist? Warum dieses oberflächliche Gerede, warum diese künstliche Aufmunterung: Das ist nur eine Grippe, da muß sie durch! Und warum hat sie diese höllischen Schmerzen und schreit so? Und ich kann nichts anderes tun, als zu versuchen, Hilfe zu holen und dann dazusitzen und alles mit auszuhalten. Ihre Schmerzen gehen mir ebenso durch Mark und Bein wie ihr selbst.

Als ich den Arzt finde und ihn bitte, meiner Tochter eine Spritze gegen die Schmerzen zu geben, komme ich mir vor wie ein Bettler. Langsam geht mir alles auf die Nerven, und ich finde es entwürdigend, für mein Kind um schmerzstillende Mittel bitten zu müssen. Ich bin wütend auf die Ärzte, die so etwas zulassen, und trotzdem würde ich mich am liebsten im Zimmer ihres Lieblingsarztes in irgendeinem Winkel verkriechen, damit ich von diesem Drama nichts mehr hören und sehen muß.

Zwischendurch kommen auch schmerzfreie Phasen. Dann gibt sie, die mir bereits klar gesagt hat, daß sie sterben wird, klare Instruktionen, was mit ihren persönlichen Sachen und mit ihrer Katze geschehen soll, dann fragt sie mich, was ich ohne sie anfangen werde. Immerhin hat mein Leben in den letzten Jahren weitgehend aus der Pflege und Therapie für meine Tochter bestanden. Ich sage ihr, daß ich vielleicht gerne Intensivkrankenschwester werden würde. Da lacht sie und ist ganz wach: „Bis Du den Drei-Wege-Hahn richtig gestöpselt hast, ist das arme Kind schon längst tot", womit sie vielleicht nicht ganz unrecht hat. Aber sie trägt mir auch auf, „unbedingt anderen Menschen zu helfen".

Nachmittags hat sie wieder starke Schmerzen, ist kaum ansprechbar, und der Arzt kommt, um ihr eine Spritze zu geben. Ich bin so müde und erschöpft, daß ich weine. Sie sieht mich an und sagt: „Was, Du weinst? Bitte nicht, sonst muß ich auch weinen".

Der Arzt steht daneben und scheint langsam auch sehr verzweifelt zu sein – aber noch gibt er es nicht zu.

Abends kommt wieder dieselbe Nachtwache, und so gehe ich beruhigt gegen 1.00 Uhr nach unten in den Gymnastikraum, um ein bißchen zu schlafen. Sollte es meiner Tochter schlechter gehen, werde ich sofort gerufen. Inzwischen habe ich Unterstützung durch meine Nichte bekommen, die ebenfalls im Krankenhaus bleiben wird. Ich bin erleichtert, denn während der vergangenen Tage habe ich kaum geschlafen und daher wenig Kraftreserven. Auch habe ich nicht mehr geduscht und wenig gegessen, nichts ist jetzt mehr von Bedeutung.

Manchmal wünschte ich mir tagsüber einen Augenblick Ruhe und Einsamkeit, nirgends gibt es jedoch einen Raum, in den ich mich einmal zurückziehen könnte. Manchmal habe ich mich in den ersten Tagen in mein Auto gesetzt, um einmal allein sein zu können. Aber die Passanten haben mich derart angestarrt, daß ich es vorgezogen habe, mich lieber auf die verschiedenen Toiletten des Krankenhauses zurückzuziehen, um dort zu weinen oder in ein Handtuch zu schreien, damit man es nicht hört.

Mittwoch:
Ich gehe um 5.00 Uhr wieder auf die Station. Heute sieht alles schon am frühen Morgen schlecht aus: Die Nachtschwester sagt mir, daß sich nachts Ödeme an den Augen gebildet hätten, auch habe meine Tochter fast nicht schlafen können vor lauter Husten, Schmerzen und Atemnot – bis sie schließlich eine Spritze bekommen habe. Die Schwester geht, und meine Tochter liegt regungslos mit geschlossenen Augen im Bett. Ich streichle sie und spreche mit ihr, aber sie zeigt kaum eine Reaktion.

Sie versucht, noch zu schlafen; aber wieder wird sie unruhig und angespannt. Plötzlich hat sie starke Schmerzen. In solchen Phasen wird sie zu einem kleinen, gequälten Tier, und ich erkenne mein Kind nicht wieder – nichts, außer ihrem Schmerz, scheint sie dann wahrzunehmen. Wenn ich sie zur Beruhigung streicheln will, schlägt sie meine Hand weg. In mir verkrampft sich alles, und auf den Flur rennend, suche ich wieder einmal nach einem Arzt. Es ist gerade Schichtwechsel, und daher finde ich nicht sofort jemanden. Hinter mir höre ich mein Kind bis auf den Flur schreien und fühle mich absolut ohnmächtig und unfähig, ihr dies zu ersparen. Das werde ich in meinem Leben nie vergessen. Schließlich bekommt sie die Spritze, beruhigt sich wieder und sagt mir, daß sie nun ein bißchen schlafen wolle, sie sei so schrecklich müde. Aber bereits nach kurzer Zeit wird sie wieder unruhig, muß bis zum Erbrechen husten, weint und klagt über große Übelkeit.

In mir fühle ich langsam eine unerträgliche Spannung: Gleich wird sie wieder diese Schmerzen haben, wieder schreien, und ich fühle, daß ich das nicht mehr lange aushalten kann. Inzwischen habe ich einen wilden Haß auf die Ärzte, die ihr und mir das antun, und wünsche mir nichts anderes mehr, als daß diese schreckliche Quälerei aufhören soll. Es ist noch nicht einmal 10.00 Uhr, und schon wieder geht es mit den Schmerzattacken los. Also wirkt das Mittel gar nicht mehr. Ich verstehe überhaupt nicht, wo eigentlich die Ursachen für die Schmerzen liegen, und kann mir das alles nicht erklären. Warum tut ihr „alles" weh? Wo soll ich noch Hilfe für sie herbekommen, glaubt mir denn hier eigentlich kein Mensch? Ich sehe, wie ihre Halsschlagadern klopfen, wie die Schatten um die Augen immer dunkler werden, wie sich das Wasser nicht nur um die Augen herum sammelt, sondern im Bauch, in den Händen und in den Füßen.

Nun braucht sie wieder eine Spritze, und ich suche nach der Stationsärztin. Sie hat sehr viel zu tun, verspricht mir aber, gleich zu kommen – es dauert jedoch länger. Als sie schließlich ins Zimmer kommt, sieht sie, welche Schmerzen meine Tochter hat, und erschrickt. Sie gibt ihr die Spritze sofort und versucht dann, Blut für eine Untersuchung aus dem Handgelenk abzunehmen. Dabei zittert sie so, daß sie das dünne Glasröhrchen zerbricht. Vorher war ich ihr gegenüber recht aggressiv, weil sie nicht gleich kam, als ich sie rief; aber als ich sehe, wie sie zittert, verflüchtigt sich mein Zorn ganz plötzlich. Sie wirkt sehr deprimiert, als sie aus dem Zimmer geht, und ich bin es ebenfalls. Wie lange soll dies alles noch so weitergehen? Ich gehe einmal mehr auf eine Toilette, um mich auszuheulen.

Als ich zurück in das Zimmer gehe, kommt plötzlich der Arzt herein. Bisher wollte er überhaupt nicht den Ernst der Lage akzeptieren. Nun wirkt er aber sehr ernst und bittet mich in sein Zimmer. Innerlich fahre ich die Stacheln aus: Wenn er mir jetzt wieder erzählt, daß wir uns zusammenreißen sollen, dann werde ich mich nicht mehr beherrschen können und bestimmt losschreien – aber vielleicht haben sie jetzt endlich verstanden, was sich hier abspielt? Im Arztzimmer ist auch die Stationsärztin anwesend. Er sagt mir, daß – wenn jetzt das Schmerzmittel weitergespritzt wird – es schließlich dazu führt, daß „es auf die Atmung geht", mit allen Konsequenzen, und er will, daß ich mich dafür oder dagegen entscheide. Ich fühle mich schrecklich: Diese Quälerei meiner Tochter kann ich nicht mehr mit ansehen, also braucht sie das Schmerzmittel – bekommt sie es aber, so wird sie schließlich nicht mehr atmen können und sterben. Aber besteht überhaupt noch in irgendeiner Weise Hoffnung? Trotz der hohen Antibiotikagaben hat sich keine Besserung in ihrem Zustand eingestellt. Trotz des entwässernden Medikaments lagert sich immer mehr Wasser ein. Trotz des Schmerzmittels hat sie Schmerzen.

Schließlich sagt er mir, daß die Blutgaswerte so schlecht ausgefallen seien, daß sie das nun nicht mehr ausgleichen könne. Was immer er damit meint – ich frage ihn nicht einmal mehr danach. Mir ist alles egal, ich will nicht, daß meine Tochter noch länger so leiden muß, und dies sage ich ihm auch, die Entscheidung fällt zugunsten des Schmerzmittels. Er fragt mich noch besorgt, wie ich das alles denn ertragen könne. Ich weiß es ja selbst nicht, was soll ich antworten? Plötzlich habe ich Angst, daß sie ersticken wird. Beide Ärzte beruhigen mich und sagen, daß dies wohl nicht geschehen werde und alle Anzeichen auf Herzversagen schließen ließen.

Ab sofort kann sie jedes Mal eine schmerzstillende Spritze bekommen, wenn sie eine braucht. Das beruhigt mich im Moment. Dann hört wenigstens diese Bettelei und Sucherei auf. Plötzlich kann ich es in diesem Zimmer nicht mehr aushalten. Ziemlich abrupt stehe ich auf und verlasse das Zimmer. Als ich den Flur entlanggehe, folgen mir beide Ärzte mit einigem Abstand. Trotzdem höre ich, wie sie sich geschäftsmäßig dem nächsten Patienten zuwenden und sich „über die Blase von Zimmer soundso" unterhalten, „die nicht mehr pinkelt". Tja, so ist das, denke ich – der eine Fall ist hoffnungslos, abgehakt, nun sind die aussichtsreicheren Fälle wichtiger.

Später kommt der Arzt ins Zimmer, um ihr eine Spritze zu geben. Nach wenigen Minuten ist sie schmerzfrei und wird sehr lustig. Sie nennt uns ihre kleinen Zwerge, sie fliegt nämlich hoch über uns ... Ihr Bruder, Verwandte und die Kunsttherapeutin kommen in das Zimmer. Wir sind etwa acht Menschen in dem kleinen Zimmer. Meine Tochter hat endlich einmal keine Schmerzen, sitzt im Bett und hält Hof wie eine Prinzessin. Alle Anwesenden spricht sie persönlich an und gibt ihnen einen Rat für das weitere Leben. So sagt sie etwa ihrem Bruder, daß er sich später nicht von den Frauen ausnutzen lassen solle, er sei nämlich zu weich. Wir alle lachen, denn es zeigt sich, daß sie wie gewöhnlich die Charakteristika eines jeden von uns genau kennt und in der ihr eigenen Art recht saloppe Sprüche zum besten gibt.

Vergessen sind in diesen Augenblicken die schrecklichen Minuten eine Stunde zuvor. Heute denke ich, daß es ein Abschied von ihren Verwandten und Freunden war, den sie so gestaltet hat, wie sie es wollte. Mitten hinein in diese recht lustige Runde kommt der Arzt und sucht nach seinem Stethoskop. Er ist verwundert über die lockere Atmosphäre, man sieht es an seinem erstaunten Blick. Sie sagt zu ihm: „Naaa? Was kommt denn da für ein wunderschönes schwarzes Pferd?" Wir lachen alle, denn der Doktor sieht bestimmt nicht aus wie ein schwarzes Pferd. Später habe ich allerdings einmal irgendwo gelesen, daß ein schwarzes Pferd den Todesboten symbolisiert – so war es ja letztendlich auch.

Sie bekommt an diesem Nachmittag Blumen geschickt, Geschenke werden für sie abgegeben, es kommen Anrufe von Freunden und von Verwandten aus Griechenland. Sie spricht mit allen, freut sich über alles, und langsam schöpfe ich eine verrückte Hoffnung. Sollte es doch vielleicht möglich sein, daß sich das Blatt noch einmal wendet? Ich frage sie, ob sie Schmerzen hat, sie verneint. „Aber ich kann mich noch nicht drehen und hüpfen, ein bißchen mußt Du noch warten, ich bin ja noch so krank", sagt sie zu mir. Schließlich kehrt ein bißchen Ruhe im Zimmer ein, und in die Stille hinein sagt sie plötzlich: „Was seid ihr denn für eine schlappe Bande, will hier nicht jemand einen versauten Witz erzählen?" Niemand, der sie so erlebt, könnte denken, daß sie mitten im Todeskampf ist. So beruhigt sie uns schließlich alle. Bruder und Cousin gehen getröstet nach Hause, auch die anderen Gäste verabschieden sich. Ihre Lieblingskrankenschwester, die eigentlich Urlaub hat, kommt, wie so oft in den letzten Tagen, zu Besuch. Langsam ist meine Tochter erschöpft und möchte schlafen. Im Zimmer sind nur noch wenige Menschen, wir verhalten uns ruhig und sind guter Stimmung.

Als sie aufwacht, beginnen die Schmerzen wieder. Wir sagen ihr, daß sie jederzeit eine Spritze haben kann und sich in Zukunft frühzeitig melden soll. Nun will sie zunächst keine Spritze nehmen, weil „sie sonst zu sehr unter Druck gerate". Aber sehr schnell ändert sie ihre Meinung. Sie macht sich inzwischen auch Sorgen um uns und fragt, wie wir das aushalten könnten, Tag und Nacht für sie dazusein, eigentlich müßten wir doch langsam auch einmal müde sein. Dann wird ihr wieder sehr übel, aber sie versucht trotzdem zu schlafen. Nachts gehe ich für einige Stunden zum Schlafen hinunter. Sie drängt mich regelrecht dazu, immer unter der Versicherung, daß sie sofort anrufen lassen würde, wenn es ihr schlechter ginge. Ihre Cousine will die Nachtwache mit übernehmen, so bin ich beruhigt. Schlafen kann ich dann aber doch nicht und gehe nach wenigen Stunden, noch im Dunkeln, wieder hoch auf die Station.

Donnerstag:

Während dieser Woche habe ich mich immer am meisten vor dem Morgengrauen gefürchtet. Was für ein Wort auch: Morgen-Grauen. Wenn der Tag erst einmal angebrochen war, wurde auch die Atmosphäre in dem Zimmer heller und freundlicher. Als ich an diesem Morgen ihr Zimmer betrete, höre ich, daß sie die letzten Stunden sehr schlecht verbracht hat, und ahne Schlimmes. Dies bestätigt sich auch im Laufe des Tages. Ab 11.00 Uhr setzen die Schmerzen wieder ein, und nun hilft auch die Spritze kaum noch, nicht einmal mehr für kurze Zeit. Jedes Atemholen bereitet ihr offensichtlich starke Schmerzen, ihr ist wieder übel, und ich darf sie nicht mehr berühren, denn dann schreit sie sofort. Vormittags kommen weitere Verwandte, um sie zu sehen. Sie ist aber sehr aggressiv und will niemanden sehen. Als sie sie wenigstens vom Balkon aus sehen möchten, muß ich auf ihre Anweisung die Gardine von innen zuziehen. Den ganzen Tag verbringen wir wieder in dem Auf und Ab der Schmerzen. Die Lage verschlechtert sich offensichtlich ständig. Und dazwischen immer wieder Anrufe und Besucher. Meine Tochter liegt halb aufgerichtet im Bett, ist kaum noch ansprechbar, und ich bin inzwischen so erschöpft, daß ich das Gefühl habe, neben meinem Körper zu stehen. Wie lange ist es her, daß ich geschlafen und gegessen habe, nicht unter dieser Nervenanspannung stand?

Gegen Abend bittet mich ein Arzt aus dem Zimmer. Er sagt, daß es besser sei, das Herzstärkungs- und Entwässerungsmittel abzusetzen, weil sonst ihre Leidenszeit noch künstlich verlängert werde. Zunächst habe ich Angst, daß sie bald aufgequollen und entstellt aussehen wird, stimme dann aber zu – sie soll nicht unnötig leiden. Zurück im Zimmer sagt meine Tochter mir mit ganz klarer Stimme, daß sie nun nicht mehr könne, sie würde jetzt bald sterben. „Und was ist dann, wenn ich sterbe?" fragt sie mich. „Dann bist Du uns allen nur einen Schritt voraus, wir müssen alle sterben. Aber Du kannst mich in Empfang nehmen, dann brauch' ich später keine Angst zu haben". Dies scheint ihr zu gefallen, und sie lächelt. „Ich lasse Dich los, stirb ruhig, dann mußt Du Dich wenigstens nicht mehr länger so quälen". Sie antwortet mir jedoch nicht mehr und scheint eingeschlafen zu sein.

Als der Arzt hereinkommt und an ihr Bett tritt, weiß sie jedoch sofort, wer er ist. Mühsam versucht sie, die Augen zu öffnen und seinen Finger zu nehmen, so als ob sie irgendeinen Halt suche. Sie hält den Finger ganz fest und fragt den Arzt, wie es ihm gehe. Der kann gar nicht antworten, weil ihm die Tränen kommen. Als er schließlich mit belegter Stimme herausbringt, daß es ihm nicht gut gehe, schildert sie ihm halb benommen, wie schlecht es ihr geht. Dabei verfällt sie in eine babyartige Sprache und sagt, daß sie überall „Auas" habe: Luftaua, Herzaua, Kopfaua ... und ihr so übel sei. Als er aus dem Zimmer geht, kommt die Stationsärztin herein, die auch Nachtdienst haben wird. Meine Tochter „erkennt" auch sie, richtet sich, soweit sie kann, auf und streckt ihr beide Arme entgegen: „Hilf mir, hilf mir bitte, ich kann es nicht mehr aushalten". Mühsam behält die Ärztin ihre Fassung und verspricht, später wiederzukommen.

Als alle das Zimmer verlassen haben, bleibe ich mit meiner Nichte allein zurück. Uns wird bewußt, wie kalt und still es im

Zimmer ist. Seit Tagen ist das Fenster Tag und Nacht geöffnet, und wir halten ihr mit klammen Fingern pausenlos die Inhalette vor das Gesicht, weil es ein wenig Erleichterung zu verschaffen scheint. Plötzlich bemerken wir beide gleichzeitig eine Art Nebel in Betthöhe um ihr Bett herum und sehen uns erschrocken an. Was ist das? Es dauert alles nur einen Augenblick, so scheint es uns wenigstens, und wir haben das Gefühl. Als ob noch irgend etwas anderes im Zimmer ist.

Meine Tochter wird wieder unruhig und schreit schließlich laut. Sie hat Schmerzen und redet von Ungeheuern, die auf ihrer Brust sitzen und die herunter sollten, sie könne sonst keine Luft bekommen. Sie kämpft wie wild, und niemand darf sie berühren. Schließlich scheint es so, als solle sie über einen Graben gezogen werden, und sie schimpft: „Nein! Ich will nicht, laßt mich zufrieden, verdammt noch mal, verdammt noch mal". Inzwischen ist ihre Freundin, eine Krankenschwester, leise ins Zimmer gekommen. Sie erkennt sie trotz geschlossener Augen und sagt: „Bist Du da? Hilf mir, komm mit, komm bitte mit". Als ich sie beruhigen will, schreit sie mich an: „Geh weg, laß mich." Plötzlich fängt sie an, etwas über Kopenhagen zu erzählen, dies scheint ihr sehr dringend zu sein, aber wir verstehen nicht, was sie uns damit sagen will. Dann spricht sie laut und fragmentarisch über verschiedene Stationen ihres Lebens, und wir verfolgen den Weg, bis sie schließlich in Babysprache auf griechisch sagt: „Nein, nicht dahin, ich will nicht dahin". Als sie zum ersten Mal im Alter von 1½ Jahren in Griechenland war, hatte sie gelernt, einige Brocken zu sprechen – hatte aber seither kaum noch griechisch gesprochen.

Nachts kommt eine neue Sitz- und Sonderwache, und ich weiß, daß ich sie nicht allein mit meiner Tochter lassen werde. Auch der Stationsdienst hat gewechselt. Eine nette und liebe Schwester, die bisher Nachtwache gehabt hat, geht, und eine andere tritt ihren Dienst an. Als ich ihr im Flur begegne, sagt sie mir, daß sie sich auch nicht gerade gewünscht hätte, heute Dienst zu haben. Sie geht mit ins Zimmer, tritt an das Bett, faßt den Zeh meiner Tochter an, hebt mit diesem Zeh das ganze verschwollene Bein hoch und läßt es auf das Bett plumpsen mit dem Satz: „Na, das wird wohl auch nichts mehr". In diesem Augenblick hätte ich sie erwürgen können. Dann erfahre ich, daß überraschenderweise meine Schwägerin aus Griechenland kommen soll. Sie hat gehört, daß es ihrer Nichte so schlecht geht, und sich daher ins nächste Flugzeug gesetzt. Unter anderen Umständen hätte ich das auch sehr gut gefunden, aber nun bin ich fix und fertig, habe keine Lust, die üblichen emotionalen Ausbrüche und Schreiereien mitzubekommen und gehe einfach aus dem Zimmer.

Meine Tochter spricht nicht mehr, ihre Augen sind geschlossen, sie liegt recht ruhig da, nur ihren mühsamen Atem hört man. Ich gehe in das Stationszimmer und höre von dort aus die unterdrückten Schreie und das laute Weinen meiner Schwägerin. Was denken wohl die Kinder, die links und rechts in den Zimmern meiner Tochter liegen? Irgendwann morgens hatte einmal eine entsetzte Mutter durch die Gardine geschaut. An sie denke ich nun. Es ist nun einmal jedes Wort und fast jedes Geräusch zu hören. Schließlich gehe ich ins Zimmer zurück und bewege die Schwägerin dazu, nach Hause zu gehen, ich will nicht, daß sie dableibt. Meine Tochter scheint bewußtlos zu sein, und ich will einfach nur noch Ruhe haben und nicht noch andere trösten und stützen. Als dann wieder Ruhe eingekehrt ist, kommt die Hauptnachtwache, um zu sehen, wie es meiner Tochter geht. Zum Glück kenne ich diese Schwester, und ich bin beruhigter, als sie mir verspricht, nach ihrem Gang durch das Haus später bei uns im Zimmer zu bleiben.

Inzwischen ist es weit nach Mitternacht. Ich bin momentan allein im Zimmer und merke, wie mir schwindelig wird – ich kann einfach nicht mehr stehen. Ich sage zu meiner stummen Tochter, daß ich unbedingt ein bißchen schlafen müsse, gebe dann im Stationszimmer Bescheid und lege mich im Untersuchungsraum, einige Zimmer weiter, auf eine Liege. Hier versuche ich, ein bißchen zu schlafen. Im Halbschlaf habe ich plötzlich das Gefühl, daß irgend etwas mit hoher Geschwindigkeit in mich hineinwill. Ich sage/denke noch: „Moment mal, hier muß doch erst Platz geschaffen werden". Aber dieses Etwas nimmt keine Rücksicht darauf, sondern schlüpft in mich hinein. Ich sehe noch fallende Kartons vor mir. Verwirrt setze ich mich auf und höre ganz deutlich das Schreien meiner Tochter. Ohne Schuhe und Strümpfe renne ich zu ihrem Zimmer. Meine Nichte und einige Schwestern, die im Zimmer sitzen, sehen mich fragend an. Sie hat gar nicht geschrien, sondern nur leise gestöhnt, wie konnte ich das „hören"? Sie sagen mir, daß ich mich wieder hinlegen solle, denn ich würde meine Kräfte noch brauchen. Jetzt finde ich aber keine Ruhe mehr. Im Stationszimmer trödle ich ein bißchen herum, gehe noch einmal auf die Toilette und überlege, ob ich nun wieder genug Stehvermögen habe, um ins Zimmer meiner Tochter zu gehen.

Plötzlich kommt die Nachtschwester angerannt, ich solle sofort kommen. In der Zimmertür bleibe ich stehen. Was für eine Veränderung ist hier mit meiner Tochter geschehen? Ihre Augen erschrecken mich, sie sind nur noch einen Spalt breit geöffnet, und es sind keine Pupillen mehr zu sehen. Um die Augen herum hat sie schwarze Schatten. Sie liegt im Koma. Eigentlich will ich gar nicht näher an das Bett treten, sie ist mir auf einmal so fremd. Aber schließlich setze ich mich doch aufs Bett und streichle ihren Fuß unter der Decke. Meine Nichte hält ihre Hand, die Hauptnachtwache sitzt bei uns, andere Schwestern kommen und gehen ganz leise, und ich nehme die Trauer und Betroffenheit auf ihren Gesichtern wahr.

Dann setzt die Atmung aus, und uns wird von der Schwester mit leiser Stimme gesagt, was nun geschehen würde. Die Schnappatmung setzt wieder ein, und wir sollen uns nun nicht erschrekken, denn sie würde keine Schmerzen mehr spüren. Meine Tochter liegt auf der Seite, mit angezogenen Beinen. Ihre Zunge ist zwischen den Zähnen zu sehen, wie bei einem schlafenden Kätzchen. Ich sehe, daß langsam ihr Ohr weiß wird und sich diese Blässe über das ganze Gesicht ausbreitet. Die Atemzüge werden immer spärlicher, sie scheint nur noch auszuatmen. Bis zum Schluß wird sie vom Husten gequält, der nun nur noch ein Röcheln ist, mehr Kraft hat sie wohl nicht. Schließlich streckt sie sich noch einmal und hört dann auf zu atmen. Es herrscht absolute Stille im Zimmer. Jemand hat das Sauerstoffgerät abgestellt. Die Ärztin kommt und stellt den Tod fest. Anschließend bitte ich alle, aus dem Zimmer zu gehen. Ich will mit meinem Kind allein sein. Im Tod sieht sie sehr schön aus, die Spuren der vergangenen schlimmen Zeit sind aus ihrem Gesicht verschwunden. Sie sieht friedlich und losgelöst aus und – wie ich finde – wunderschön.

Anmerkung des Herausgebers:

Die Frage, wie tödlich erkrankte Kinder vor Schmerzen in der letzten Lebensphase bewahrt werden können, beschäftigt seit Jahren schon die Schmerzforscher. Es ist gut, zu wissen, daß mittlerweile praktisch alle sterbenden Menschen (natürlich auch die Kinder) mit Hilfe moderner Methoden der Schmerz-Therapie von Schmerzen befreit werden können, ohne daß hierdurch ihr Bewußtsein nachhaltig eingeschränkt oder ihre Lebensspanne verkürzt würde. Bereits mit der sehr einfachen, von jedem Hausarzt zu erlernenden oralen Morphinbehandlung, können rund zwei Drittel aller betroffenen Patientinnen und Patienten schmerzfrei werden. Für das noch verbleibende Drittel sind dann weitergehende Maßnahmen erforderlich, wie sie aber heute jeder erfahrene Schmerztherapeut beherrscht.

Informationen zur Schmerztherapie (auch bei Kindern) enthält u. a. die Broschüre „Schmerz-Therapie bei sterbenden Menschen – die orale Morphin-Therapie in der Hand des Hausarztes" von Johann-Christoph Student (erhältlich beim Hospiz Stuttgart, Stafflenbergstraße 22, 70184 Stuttgart oder bei der DEUTSCHEN HOSPIZ-HILFE, Reit 25, 21244 Buchholz). – Erfahrene Schmerztherapeuten finden Sie u. a. in den Schmerzambulanzen (meist den Abteilungen für Anästhesie angegliedert) praktisch aller Universitätskliniken. Es soll aber leider auch heute noch gelegentlich vorkommen, daß die entsprechenden Fachleute von den Ärzten der Kinder nicht routinemäßig bei Schmerzproblemen beigezogen werden. In diesem Fall ist die Eigeninitiative der Eltern gefordert.

Kinder mit AIDS

Von Irene Huber

„Ich habe in all den Jahren gelernt, mit der Krankheit zu leben. Ich habe mittlerweile auch akzeptiert, daß wir, wenn nicht ein medizinisches Wunder geschieht, bald sterben werden. Aber eines kann und werde ich niemals akzeptieren: wie unsere Mitmenschen mit dem Thema ‚AIDS' umgehen."

Diese Aussage einer betroffenen Mutter verdeutlicht, daß wir es bis heute nicht gelernt haben, mit dieser Krankheit und den Menschen, die davon betroffen sind, in angemessener Weise umzugehen. Die Aussagen der verantwortlichen Politiker, 98% der Bevölkerung seien aufgeklärt, stehen in krassem Widerspruch zum Verhalten eben dieser aufgeklärten Bevölkerung.

AIDS und unsere Ängste

Nach wie vor herrschen irrationale Ängste und Befürchtungen, Urängste werden teilweise auch ganz bewußt geschürt. AIDS ist vielfach zu einem Ventil für den gesamten Randgruppenhaß und allen damit zusammenhängenden Vorurteilen geworden. AIDS wird hysterisch hochgespielt oder verdrängt und verschwiegen. Dies alles erleichtert die Entstehung von Feindbildern, Ausgrenzungsmentalitäten, Diskriminierung und Isolierung.

AIDS – das ist eine Krankheit, die immer andere betrifft. AIDS – das ist eine Krankheit, die neben dem Tabu der Krankheit selbst noch weitere Tabuthemen enthält:

- Verhalten, das für viele von der Norm abweicht
- Sexualität
- Sterben und Tod

AIDS hat für die meisten Menschen etwas Unmoralisches, Sterben und Tod etwas Bedrohliches. Diese Bereiche werden, so gut dies im Einzelfall möglich ist, ausgeklammert. Folglich werden auch die Menschen, die davon betroffen sind, „ausgeklammert". Machen wir uns doch nichts vor. Wenn ich nicht bereit bin, mich mit dem Thema „AIDS" auseinanderzusetzen, kann und will ich auch keinen Zugang zu den betroffenen Menschen finden. Wenn ich nicht bereit bin, mich mit dem Thema „Tod" auseinanderzusetzen, werde ich es auch tunlichst vermeiden, mit sterbenden Menschen oder deren Angehörigen konfrontiert zu werden.

Wie können Menschen, die AIDS haben und wissen, daß sie sterben werden, angesichts dieser Belastungen überhaupt leben? Wie sterben sie, und wie können die Angehörigen weiterleben, zumal die Verdrängung des Todes und die Unterdrückung von Trauer ein durchaus erwünschtes Verhalten in unserer Gesellschaft ist.

Wenn ein Kind stirbt, ist dies für jede Familie immer sehr schmerzlich. Eltern, die ihr Kind ganz plötzlich, z. B. durch einen Unfall, verloren haben, wünschen sich meistens, sie hätten es vorher gewußt. Eltern, die ihr Kind durch eine tödlich verlaufende Krankheit verloren haben, wünschen sich häufig, ihr Kind wäre überraschend gestorben. Beide Wünsche sind verständlich, wenngleich sie von seiten der Eltern meistens andere, unrealisierbare Vorstellungen enthalten.

Die Eltern, die sich wünschen, mehr Zeit zu haben, wünschen sich diese Zeit, um sich, das Kind und vielleicht Geschwister auf den Tod vorzubereiten.

Die Eltern, die aufgrund einer langdauernden Krankheit diese Zeit haben, können sie häufig nicht nützen und wünschen sich, sie hätten es nicht so lange vorher gewußt.

Wenn ein Kind eine tödlich verlaufende Krankheit hat, befindet sich die ganze Familie in einer extremen Belastungssituation, auch und gerade dann, wenn es nicht jeder innerhalb der Familie weiß.

AIDS – die verschwiegene Krankheit

Wenn diese tödlich verlaufende Krankheit AIDS ist, heißt dies zusätzlich, daß die Krankheit verschwiegen werden oder daß ersatzweise eine andere Krankheit genannt werden muß. Dieses Verschweigen, Lügen und Verheimlichen wird für die meisten Familien im Laufe der Zeit eine weit größere Belastung als die Krankheit und deren Folgen selbst. Die Konsequenz ist, daß sich die Familien in die selbstgewählte Isolation begeben, um nicht immer wieder irgend etwas erfinden zu müssen und weil diese Art von Kontakten und Gesprächen die Betroffenen auch in keinster Weise entlastet. Dies geht so weit, daß z. B. Mütter, die mit ihren Kindern in der Klinik sind, vorsorglich vom Arzt darauf hingewiesen werden, daß sie sich nicht auf dem Flur unterhalten dürfen, damit keine der anderen Mütter Verdacht schöpft, was die Kinder haben. Familien mit todkranken und sterbenden Kindern leiden oft darunter, daß sich Verwandte, Freunde und Nachbarn zurückziehen. Familien mit AIDS-kranken Kindern warten nicht darauf, sie ziehen sich von selbst zurück, und zwar schon lange vorher. Sie isolieren sich, um überhaupt einigermaßen leben zu können, um nicht noch mehr Leid, Enttäuschung und Aggression ertragen zu müssen. Sie isolieren sich vor allem aber, um ihre Kinder zu schützen. Andererseits entwickeln sie eine erstaunliche Sensibilität und Entscheidungsfähigkeit, wem sie die Wahrheit sagen, wem sie sich anvertrauen und mit wem sie darüber sprechen können.

Eine weitere Extremsituation besteht darin, daß in Familien, soweit es sich nicht um Pflege-, Adoptiv- oder einzelne Bluterkinder handelt, nicht nur *ein* Kind betroffen ist.

Um dies zu verdeutlichen, möchte ich ein paar Konstellationen aufführen:

- eine Familie, drei Söhne, alle drei Bluter, alle drei betroffen
- eine Familie, vier Kinder, Mutter und zwei Kinder betroffen
- eine Familie, drei Kinder, Mutter, Vater und ein Kind betroffen
- eine Familie, ein Kind, beide Eltern und Kind betroffen
- eine Familie, drei Kinder, alle betroffen
- eine Familie, zwei Kinder, Eltern betroffen, Kinder gesund
- eine Familie, drei Kinder, Mutter und alle Kinder betroffen.

So unterschiedlich diese Familien sind, so vielschichtig die damit verbundene Problematik ist, so individuell sind auch Leid, Schuldgefühl, Verzweiflung, Trauer und Wut, aber auch Kraft, Mut, Freude und Hoffnung, eine ganz unerschütterliche Hoffnung, oftmals eine irreale Hoffnung, an der sich viele festhalten, um sich nicht mit der Realität konfrontieren zu müssen.

Der Umgang mit dem Thema „Sterben und Tod" ist für die meisten Menschen sehr schwer, für viele unmöglich. Seit fünf Jahren mit sterbenden Kindern und ihren Familien und auch mit sterbenden Eltern zusammen, war ich zunächst voller Hoffnung, dieses Schweigen und Verdrängen auflösen zu können, weil immer genügend Zeit war, manchmal dauert es Jahre, bis ein Kind an den Folgen von AIDS stirbt. Natürlich weiß ich längst, daß es nicht nur eine Frage der Zeit ist, ob Eltern bereit sind, sich ihrem sterbenden Kind und auch den Geschwistern zu öffnen. Über dieses Thema zu sprechen ist für viele ein Eingeständnis, den Tod ihres Kindes zu akzeptieren – und gerade das wollen sie nicht.

Eine Mutter, die mich immer wieder danach fragte und der ich ganz behutsam von Kindern erzählt habe, die sie z. T. auch selbst kannte, sagte mir:

> „Ich weiß, daß mein Kind sterben wird. Aber ich will mich nicht jetzt schon damit beschäftigen, das ist noch früh genug, wenn es tot ist."

Der Sohn dieser Mutter ist vor einem halben Jahr gestorben. Er hatte nicht die Möglichkeit, mit seiner Mutter darüber zu sprechen. Er spürte, daß sie es nicht konnte, und er war bis zuletzt voller Schuldgefühle, mit seinem Tod seiner Mutter etwas Furchtbares anzutun. Zwei Tage vor seinem Tod flehte er mich an: „Bitte, bitte versprich mir, daß du meiner Mutter nicht sagst, daß ich sterben muß."

Ein anderes Kind sagte einmal zu mir: „Ich finde es so schön, daß du mit mir zusammen weinst. Sonst weint niemand mit mir, und wenn ich alleine traurig bin, dann sagen alle, ich soll nicht traurig sein, es wird schon wieder gut."

Ein 12jähriger Junge, dem der Arzt bei der Visite auf die Schultern klopft und sagt: „Na, das kriegen wir schon hin, Weihnachten bist du wieder zu Hause", fragt fassungslos: „Warum sagt der das, der weiß doch, daß ich sterben muß?"

Kinder, die sterben und denen jegliche Form der Kommunikation verweigert wird, leiden oft bis zuletzt daran. Das, was wir Erwachsenen glauben zum Schutz der sterbenden Kinder zu tun, verursacht viel Leid für diese Kinder. Die Kinder haben Schuldgefühle ihren Eltern gegenüber, sind traurig und auch wütend über das mangelnde Vertrauen.

Die Eltern leiden oftmals auch darunter, nicht alles zur rechten Zeit getan zu haben. Sie haben Schuldgefühle und machen sich und anderen Vorwürfe.

Um diesen Teufelskreis zu durchbrechen, ist Hilfe nötig. Hilfe von Menschen, die dieses Leid mittragen, die mithelfen, trotz aller Trauer über den zu erwartenden Verlust, es den Eltern zu ermöglichen, ihr Kind loszulassen und dem Kind damit ein Weggehen zu ermöglichen, das nicht von Verzweiflung und Schuldgefühlen überschattet ist.

Loslassen braucht Zeit

Zu diesem Loslassen gehört auch, den Eltern Zeit zu lassen, von ihrem toten Kind Abschied zu nehmen. Diese Zeit, die der einzelne dazu braucht und für sich beansprucht, ist sehr unterschiedlich. Auch wenn dies in Kliniken nicht unproblematisch ist, sollte diese Zeit den Eltern zugestanden werden. Das schnelle Entfernen des Kindes aus dem Zimmer dient letztendlich auch der Entlastung der Ärzte und des Pflegepersonals. Auch wenn sie das Kind lange kennen, weil es immer wieder stationär behandelt werden mußte, auch wenn sie dadurch im Einzelfall mehr oder weniger selbst mitleiden und traurig sind, der Konfrontation mit den trauernden Eltern gehen viele lieber aus dem Weg. Mit trauernden Eltern sind auch Ärzte oftmals überfordert. Viele wissen nicht, was sie in einer solchen Situation sagen sollen, und haben noch nie daran gedacht, wie wertvoll es für Eltern in dieser Situation sein kann, nichts zu sagen und mit ihnen dieses Schweigen auszuhalten. Und die Angst vor den eigenen Gefühlen auszuhalten, Gefühlen, die nicht zugelassen werden dürfen. Bezeichnend ist die Äußerung eines Arztes, er könne sich ja schließlich nicht hinstellen und mitweinen! Auf meine erstaunte Frage, warum, antwortete er mir, das könne er sich doch als Arzt nicht leisten.

Oder ein anderer Arzt, der nicht mehr bereit war, das Zimmer zu betreten, nachdem das Kind tot war, weil er für die Mutter ja nichts mehr tun könne. Als ich ihm sagte, er könne immer etwas tun, und sei es nur, daß er die Mutter einfach einmal in den Arm nähme, schaute er mich entsetzt an und klärte mich darüber auf, daß das vielleicht eine Ärztin machen könne, aber doch nicht er.

Bei Kindern, die an den Folgen von AIDS gestorben sind, wird die schnelle Entfernung auch mit Sicherheitsrisiko und Ansteckungsgefahr begründet. Das ist absolut unsinnig und zutiefst unmenschlich. Es gibt keinen, aber auch wirklich keinen Grund, warum die Mütter oder Eltern und Geschwister nicht so lange bei ihrem Kind sein können, wie sie dies wünschen. Eine Mutter, die andere Eltern dazu motivieren möchte und deren kleine Tochter letztes Jahr gestorben ist, erklärt es folgendermaßen: „Wenn euer Kind tot ist, könnt ihr so vieles tun. Ihr könnt an das Kind denken, ihr könnt über das Kind sprechen, ihr könnt euch an alles erinnern, ihr könnt Photos anschauen, aber ihr könnt es nie mehr spüren, streicheln, seinen Geruch wahrnehmen. Und genau das werdet ihr so sehr vermissen. Deshalb sollt ihr euch viel Zeit nehmen, um euch von eurem Kind zu verabschieden."

AIDS und unsere Hilflosigkeit

Rollenklischees, fest verankerte und nie hinterfragte Verhaltensmuster, Anpassung an Normen und Erwartungshaltungen und letztendlich ein gehöriges Maß an Selbstschutz machen es unendlich schwer, auf den anderen zuzugehen. Um wieviel schwerer wird dieses Zugehen auf jemand, der in einer Situation von Leid und Trauer ist. Die Angst vor der eigenen Angst und die Angst, etwas Falsches zu sagen oder zu tun, blockiert uns derart, daß wir gar nichts mehr machen und uns zurückziehen.

Die eigene Hilflosigkeit spiegelt sich in Tröstungsversuchen wider, die für die Eltern niemals Trost sein können. Auch wenn es für das Kind eine Erlösung war (wer will das beurteilen), auch wenn in der Familie noch andere Kinder sind, auch wenn die Eltern noch jung genug sind, weitere Kinder zu bekommen, dies alles mildert nicht den Schmerz um das verstorbene Kind. Auch Äußerungen wie: „Nun weinen Sie doch nicht, Sie wußten doch, daß Ihr Kind sterben wird", lassen Eltern nur noch mehr verzweifeln, vor allem wenn solche Äußerungen von Kliniksozialarbeiterinnen kommen. Dies alles ist kein Trost und für die Eltern einmal mehr der Beweis dafür, daß sie nicht verstanden werden und niemand wirklich mit ihnen fühlt. Dabei ist das Bemühen zu trösten sehr ausgeprägt. Wenn wir allerdings tiefer darüber nachdenken, gilt der Trost oft nicht den Trauernden, sondern dient unserem eigenen Schutz. Wir sind so sehr bestrebt, Tränen zu trocknen oder noch besser zu verhindern, weil wir es sind, die die Tränen der Trauer der anderen nicht ertragen können. Und weil das so ist und weil Betroffene dies wissen und beide Seiten kennen, versuchen sie, Ihre Trauer nicht zu zeigen, uns damit nicht zur Last zu fallen.

Dieses Verhalten spiegelt sich auch im Umgang mit dem sterbenden Kind wider. Alle Kinder, die ich kannte, wußten oder spürten, daß sie sterben würden, auch wenn es ihnen gegenüber nie geäußert wurde und die Eltern der festen Überzeugung waren, die Kinder wüßten nicht, wie es um sie steht. Und alle Kinder haben von sich aus viele Hinweise und Signale gegeben, um es den Eltern und anderen Erwachsenen zu erleichtern, das Thema aufzugreifen. Selbst Kinder, die nicht oder nicht mehr sprechen können, bauen so Brücken für ihre Eltern. Sie versuchen es immer wieder. Und den Eltern, auch wenn sie diese Signale verstehen, fällt es unsagbar schwer, darüber zu sprechen.

Ein kleines Mädchen erzählte immer, wenn es Schmetterlinge im Garten sah, daß es mit diesen in den Himmel fliegen werde. „Bald, aber noch nicht jetzt, aber wenn sie wiederkommen, dann fliege ich mit, die Schmetterlinge bringen mich in den Himmel.

Im Himmel welken keine Blumen

Der 5jährige Daniel wünschte sich ganz viele Photos von mir, auf denen Blumen sind, die mir gefallen. Als ich sie ihm brachte und ihn fragte, wozu er sie benötige, erklärte er mir: „Die Photos nehm' ich mit in den Himmel. Dort ist eine riesige Blumenwiese, und wenn ich da bin, pflücke ich dir einen ganz großen Strauß, weil du doch Blumen so magst, und dann warte ich auf dich." Ich fragte ihn, ob er für seine Mami auch einen Blumenstrauß pflükken werde. Darauf antwortete er ganz spontan: „Ja natürlich, aber das wird eine Überraschung. Ich kann ihr nicht sagen, daß ich ihr im Himmel Blumen pflücke, dann wird sie immer so traurig und sagt, ich soll hier auf der Wiese Blumen pflücken. Aber das geht nicht, weil ich nicht so viel Zeit habe und der Strauß nicht fertig wird."

Von Daniel weiß ich auch, daß es kein Problem ist, wenn ich nicht jetzt schon in den Himmel komme und er länger warten muß mit dem Blumenstrauß. Im Himmel verwelken auch gepflückte Blumen nicht, das wußte er ganz genau.

Eine andere Möglichkeit, sich und die Eltern mit dem eigenen Tod zu beschäftigen, sind für manche Kinder Friedhofsbesuche, sofern die Eltern das zulassen. Einem 7jährigen Jungen, der immer wieder auf den Friedhof wollte, wurde dies von der Mutter mit der Begründung verweigert, der Friedhof sei kein Platz für Kinder. Daraufhin fragte er seine Mutter ganz verunsichert: „Und was passiert mit mir, wenn ich sterbe, wo komme ich dann hin?" Nach vielen Gesprächen besuchten wir zunächst gemeinsam den Friedhof. Für die Mutter war es unendlich schwer. Sie war davon überzeugt, ihr Sohn wisse nicht, daß er bald sterben werde, und sie mußte nun aufgrund vieler und teilweise sehr gezielter Fragen feststellen, daß sich ihr Kind schon länger mit seinem eigenen Sterben auseinandergesetzt hat und nun doch noch die Möglichkeit gefunden hat, mit ihr darüber zu reden.

Einem 11jährigen Mädchen ist dies, trotz vieler Versuche, nicht gelungen. Sie wußte nicht nur, daß sie sterben würde, sie wußte auch, daß sie AIDS hatte, obwohl über beides nicht mir ihr gesprochen wurde. Eines Tages fragte sie mich: „Kennst du jemand, der AIDS hat?" Ich antwortete ihr: „Ja, ich kenne viele Menschen, die AIDS haben." – „Auch Kinder?" – „Ja, auch Kinder." – „Redest du mit denen darüber?" – „Wenn die Kinder das möchten, rede ich mit ihnen darüber, aber viele wissen nicht, daß sie AIDS haben, sie wissen nur, daß sie krank sind, vor allem die kleineren Kinder." – Redest du mit den Kindern auch, wenn das die Eltern nicht wollen?" – „Ja, auch dann. Wenn die Kinder mit mir darüber reden möchten, dann mach' ich das auf jeden Fall. Wenn die Eltern das nicht wollen, erfahre ich es manchmal sowieso erst hinterher, manchmal gar nicht und manchmal sind sie auch böse mit mir. Aber dann versuche ich, mit den Eltern darüber zu reden." – „Weißt du, jetzt bin ich richtig froh, und wenn du morgen kommst, dann reden wir darüber. Mit meinen Eltern kann ich nicht darüber reden. Die habe ich auch gefragt, ob sie jemand kennen, der AIDS hat, und dann haben sie ganz entsetzt gesagt: ‚Nein, natürlich nicht, wie kommst du denn darauf.'"

Die gegenseitige Täuschung und das Gefühl der Eltern, ihre Kinder vor etwas beschützen zu müssen, von dem sie glauben, daß die Kinder es nicht verkraften, schützt nicht die Kinder, es schützt zunächst die Eltern. Es schützt sie vor unbequemen Fragen, es schützt zeitweise vor dem eigenen Schmerz, und es schützt auch, zumindest während der direkten Anwesenheit beim Kind, vor der eigenen Traurigkeit. Wenn das Kind die Wahrheit nicht weiß, dann kann ich nicht in Tränen ausbrechen.

Als die Mutter eines 14jährigen Jungen die neuesten Untersuchungsergebnisse erhielt, brach sie in Tränen aus. Ihr Sohn fragte sie, ob das die Befunde von der Klinik seien. Als die Mutter dies verneinte, wurde er wütend und schrie sie an: „Hör endlich mit dem Theater auf. Ich weiß schon lange, was ich hab', und ich weiß auch, daß ich sterben muß. Erst konnte ich nicht mehr richtig gehen, dann saß ich im Rollstuhl, jetzt liege ich im Bett, und du willst, daß ich denke, es wäre nichts."

Anders bei einem kleinen Mädchen, deren Mutter auf der Heimfahrt von einer Untersuchung in der Klinik am Straßenrand hielt, weil sie plötzlich weinen mußte. Die Kleine fragte ganz besorgt: „Bist du denn traurig, weil ich sterben muß?" Worauf die Mutter antwortete: „Natürlich bin ich sehr traurig darüber, ich hab' dich doch sehr lieb. „Daraufhin tröstete die Kleine ihre Mutter mit den Worten: „Mach dir keine Sorgen, wir schaffen das schon."

Das langsame Sterben an AIDS

Kinder, die an den Folgen von AIDS sterben, sterben in der Regel sehr langsam. Sie erleben ganz bewußt, daß sie viele Dinge, die sie einmal konnten, nicht mehr beherrschen. Dies ist besonders für größere Kinder schwer zu verkraften, die auch mehr Außenkontakte haben als kleinere. Sie schämen sich, wenn sie nur noch langsam gehen können und nicht mehr, wie die anderen, die Treppen hochstürmen. Motorische Störungen, nachlassende Kräfte, verlangsamtes Sprechen und vieles mehr führen dazu, daß sie sich auch selbst zurückziehen. Sie wissen oft nicht, was mit ihnen los ist, hoffen auf Besserung und erwarten Hilfe von ihren Eltern.

Während es dem Kind immer schlechter geht, müssen die Eltern stets neue Krankheiten erfinden, weil die mittlerweile aufgetretenen Symptome nicht mehr zu der Krankheit passen, die sie ursprünglich nannten.

Die Aussage „Kinder mit Aids sterben zweimal" meint das lange vor dem Tod eintretende soziale Sterben, wenn bekannt wird, was das Kind hat. Dieses soziale Sterben, für das wir alle verantwortlich sind, kann auch nur von uns verhindert werden. Es liegt an uns, diese Kinder und ihre Eltern nicht zusätzlich unerträglichen Belastungen auszusetzen. Es liegt an uns, Diskriminierung und Aussonderung zu bekämpfen und Eltern nicht weiterhin zu zwingen, verschweigen und lügen zu müssen, um überhaupt leben und überleben zu können.

Die Problematik von Familien mit einem AIDS-kranken Kind verstärkt sich drastisch, wenn mehrere Kinder betroffen sind und wenn auch die Mutter oder beide Eltern infiziert sind.

AIDS und die Mütter

Die Mütter müssen nicht nur damit leben, daß sie und ihr(e) Kind(er) von einer tödlichen Krankheit betroffen sind, sie müssen auch mit der Angst leben, daß sie vor dem/den Kind(ern) sterben.

Die Angst der Mütter, zu sterben und das Kind bzw. die Kinder zurückzulassen, kann in den seltensten Fällen gemildert werden. Obwohl all diese Frauen auch Pflege- und Adoptivfamilien kennen und erleben, wie liebevoll sie mit den Kindern umgehen, ist es zunächst kein Trost für sie. Dies ändert sich manchmal, wenn sich der Gesundheitszustand der Mutter verschlechtert und das Kind bzw. die Kinder auch schon während Krankenhausaufenthalten der Mutter betreut werden muß bzw. müssen. Für mich war es sehr erstaunlich, daß diese Frauen überhaupt nie in Erwägung gezogen haben, die weitere Betreuung dem Vater zu überlassen. Sie waren und sind davon überzeugt, daß ihre Männer damit überfordert sind.

Und immer wieder sagen mir diese Mütter: „Ich will nicht, daß mein Kind stirbt, aber wenn es sterben muß, dann soll es vor mir sterben. Es würde daran kaputtgehen, so krank zu sein und dann mich zu verlieren." Diese Mütter müssen sich nicht nur mit dem Tod ihres Kindes auseinandersetzen, sondern auch mit ihrem eigenen, möglicherweise mit dem ihres Partners und zusätzlich mit den Schuldgefühlen, für diesen Tod verantwortlich zu sein.

AIDS und die Väter

Die Auseinandersetzung der Väter mit dieser Thematik ist – nach außen hin – sehr viel zurückhaltender. Sie leiden unter Schuldgefühlen, vor allem wenn sie für die Ansteckung der Frau und damit auch des Kindes verantwortlich sind, sehr viel stärker und können es viel weniger oder gar nicht ausdrücken. Sie werden der Erwartungshaltung, die ihnen als Mann in unserer Gesellschaft entgegengebracht wird, in vollem Umfang gerecht und gehen daran manchmal kaputt.

Weil sie keine Trauer zeigen, erfahren sie keinen Trost. Viele fangen an zu trinken oder nehmen Drogen. Männer, die seit 10 oder 15 Jahren „clean" waren, fangen wieder an, Drogen zu nehmen, weil sie die Belastung nicht aushalten. Viele Ehen und Familien zerbrechen, die meisten nach dem Tod des Kindes. Viele Mütter sind mit dem sterbenden Kind allein, weil sich die Väter schon vorher zurückgezogen haben. Sie sind jene, die situationsbedingt oft am meisten leiden. Sie sitzen während häufiger und immer länger werdender Krankenhausaufenthalte von Mutter und Kind allein zu Hause, können oder wollen mit niemandem reden. Gefühle zu zeigen, fällt ihnen sehr schwer und wird ihnen auch weniger zugestanden. Die Flucht in Alkohol und Drogen, der Verlust des Arbeitsplatzes, die Kündigung der Wohnung und Schulden sind die verheerenden Folgen.

Und manchmal sehen Väter von AIDS-kranken Kindern keinen anderen Ausweg mehr, als ihrem Leben selbst ein Ende zu setzen. Dies geschieht oftmals unmittelbar, nachdem die Diagnose feststeht oder nach dem Tod des Kindes.

Und dies betrifft keinesfalls nur Väter, die selbst auch infiziert oder krank sind. Der Vater eines Jungen z. B., der jahrelang nicht damit fertig wurde, daß sein Sohn Bluter ist, verkraftete die Diagnose „AIDS" nicht. Er wurde Alkoholiker und erhängte sich, während die Mutter mit dem Kind in der Klinik war. Es war ein furchtbarer Schock für die Frau, und sie war wütend. Wütend vor allem, weil sie ihrem todkranken Kind nun auch noch sagen mußte, daß sein Vater tot sei. Später sagte sie mir: „Auch wenn das jetzt brutal klingt, ich bin froh, daß er es gemacht hat. Mit einem sterbenden Kind und einem Alkoholiker als Mann, das hätte ich nicht mehr geschafft." Das Kind ist zwei Monate später gestorben. Es hatte immer das Gefühl, daß es am Tod seines Vaters schuld sei. Wenige Stunden vor seinem Tod hat es dann zum ersten Mal erwähnt, daß sein Vater vielleicht auch deshalb gestorben sei, um es in Empfang nehmen zu können, und es freute sich, daß es nicht allein sei, wo immer es dann sein werde.

Ein anderer Vater ist vor zwei Jahren spurlos verschwunden, nachdem feststand, daß er seine Frau und dadurch auch sein Kind infiziert hatte. In der gleichen Situation ist ein Mann, der seine Frau und dadurch drei Kinder infiziert hatte, nach 10 Jahren rückfällig geworden und hat sich mit einer Überdosis Heroin das Leben genommen. Das alles hat für so viel Wirbel gesorgt, daß die

Frau umziehen mußte, während ein Kind im Sterben lag. Zwei der drei Kinder sind gestorben. Das dritte Kind, ein 5jähriges Mädchen, weiß, daß es auch selbst sterben wird. Die Kraft dieses Kindes ist unbeschreiblich. Trotz all dem Furchtbaren, das es schon erlebt hat, versucht es, seine Mutter zu trösten. Vor dem Tod dieses letzten Kindes hat die Mutter mehr Angst als vor allem, was vorher war. Die Gewißheit, alles verloren zu haben und dann selbst nur noch dazusitzen und auf den eigenen Tod zu warten, diese Vorstellung ist so entsetzlich, daß sie sie kaum ertragen kann. Eine andere Mutter sagte mir: „Mein Mann und ich trennen uns, wir haben uns nichts mehr zu sagen, keinerlei Gemeinsamkeiten mehr. Für uns gab es 24 Stunden am Tag nur unser Kind und AIDS. Und das 7 Tage in der Woche, 12 Monate im Jahr über 4½ Jahre. Jetzt ist unser Kind tot, und es ist nichts mehr da, gar nichts mehr."

Die Frau, die das vor ein paar Monaten gesagt hat, hat nach einem sehr langen Sterben ihren kleinen Sohn verloren. Ihr Mann hat sich von ihr getrennt. Daraufhin konnte sie nicht mehr, wie vorgesehen, in die neue Wohnung ziehen, weil sie als Alleinstehende keinen Mietvertrag erhielt. Kurz darauf hat sich ihr Mann das Leben genommen und hohe Schulden hinterlassen. Aufgrund der Beisetzungen von beiden hat sie einen Großteil der Verwandtschaft und Freunde verloren, weil durch Äußerungen des Bestattungsinstitutes alle erfahren haben, was die wenigsten wußten: daß beide AIDS hatten und somit allen klar war, daß sie es auch selbst hat.

Die große Leere danach

Familien und Partnerschaften brechen auseinander, weil der bisherige Lebensinhalt – das Kind und seine Krankheit – plötzlich nicht mehr vorhanden ist und kaum noch Außenkontakte bestehen. Die so entstandene Leere kann nicht gefüllt werden, sei es weil die Betroffenen nicht dazu in der Lage sind, sei es, weil dies Dritte nicht zulassen. Selbst während der Krankheit des Kindes funktionieren Eltern auf diesem Gebiet perfekt. Sie werden der Erwartungshaltung, die andere Menschen an Eltern mit einem todkranken oder sterbenden Kind herantragen, in vollem Umfang gerecht. Es ist z. B. undenkbar für viele Eltern, abends auszugehen oder ein Wochenende allein zu verbringen. Alles, was Freude vermitteln könnte, wird gemieden, und eigene Fröhlichkeit zieht Schuldgefühle nach sich.

Auf einem Wochenendseminar, bei dem tagsüber sehr viel geweint wurde, habe ich abends mit den Eltern Spiele gemacht. Alle haben sich sehr wohl gefühlt, und wir haben auch sehr viel gelacht. Am nächsten Morgen, als wir wieder im Seminarraum waren, weinten einige Teilnehmerinnen. Einerseits waren sie unendlich froh über die Erfahrung, überhaupt noch lachen zu können, andererseits waren sie fassungslos über sich selber, daß sie in ihrer Situation so gelacht hatten.

Soziale Forderungen für betroffene Familien

Lassen Sie mich zum Schluß noch auf ein Problem eingehen, das alle Eltern sterbender Kinder betrifft und das bislang kaum Beachtung fand. Aufgrund der von mir gemachten Erfahrungen, ist es unabdingbar, daß Eltern, deren Kind sterben wird, von ihrer Berufstätigkeit ganz, teilweise oder befristet freigestellt werden. Für Kinder, die auf die Welt kommen, gibt es Mutterschafts- und Erziehungsurlaub. Für Kinder, die sterben und ihre Mutter/Eltern mindestens genauso dringend brauchen, gibt es nichts. Die Mutter, die bislang berufstätig war, muß ihre Berufstätigkeit aufgeben, um ihr Kind versorgen zu können. Sie weiß nicht, wie lange das dauert, sie weiß aber, daß sie hinterher ihre Stelle nicht mehr bekommt. Mir ist ein einziger Fall bekannt, wo eine Großmutter, die ihr Enkelkind betreut hat, für sechs Monate freigestellt wurde. Während dieser Zeit hat sie Sozialhilfe beantragt. Das Furchtbare war, daß die sechs Monate fast vorbei waren und das Kind noch immer lebte. Das muß man sich einmal überlegen. Der größte Wunsch ist, das Kind möge nicht sterben, und gleichzeitig hofft man, daß es innerhalb der Frist stirbt, die einem freigestellt wurde.

In anderen Familien hören die Mütter sofort auf zu arbeiten, wenn sie die Diagnose ihres Kindes erfahren. Dadurch kommen viele in extreme finanzielle Schwierigkeiten. Zwei Väter haben zusätzlich ihren Arbeitsplatz verloren, weil sie, nachdem sämtlicher Urlaub im Laufe des Jahres verbraucht war und kein unbezahlter Urlaub genehmigt wurde, zu oft gefehlt hatten. Die Arbeitgeber hatten zwar Verständnis für die Situation, aber sie haben auch deutlich gemacht, daß für sie der Mann nicht in erster Linie Vater eines sterbenden Kindes ist, sondern Angestellter, der seinen Arbeitseinsatz zur Verfügung zu stellen hat.

Aus diesem Grund muß gefordert werden, daß hier andere Regelungen getroffen werden, um Familien und Eltern nicht zusätzlich in ausweglose und nicht zu bewältigende Situationen zu bringen.

Hier sind wir alle aufgerufen, uns nicht nur dafür einzusetzen, daß Kinder leben können, sondern uns auch dafür einzusetzen, daß Kinder in Ruhe sterben können und die Eltern ihre Kinder betreuen können, ohne Angst haben zu müssen, die Existenz der gesamten Familie aufs Spiel zu setzen.

Wir alle sind aufgerufen, AIDS endlich als das zu betrachten, was es ist: eine Krankheit.

Wir sind auch aufgerufen, Menschen mit AIDS als das anzunehmen, was sie sind: als Menschen.

Ich habe begonnen mit dem Zitat einer betroffenen Mutter. Ich möchte auch schließen mit dem Zitat einer anderen betroffenen Mutter:

> „Ich hoffe, irgendwann merken alle Leute, daß AIDS eine Krankheit ist und keine Atombombe."

Kindersterben – Kinderleben: Kinderhospize in England

Von Inger Hermann

Im Schatten hinter dem Sessel hatte ich ihn gar nicht gleich gesehen. Erst als die Sekretärin in der Rezeption mir anbietet, mich doch zu setzen, während ich auf den Direktor des Kinderhospizes warte, sehe ich den blassen Knirps. „Hallo", sage ich, aber ernte nur einen kurzen, ernsten Augenaufschlag. Er sitzt am Boden und schiebt ein Gummitier leise brummend zwischen seinen Füßen hin und her. „Ist das ein Auto oder ein Krokodil, was du da hast?", versuche ich es noch mal. Diesmal schaut er mich etwas länger an, zuckt mit den Schultern und schiebt weiter. Mehr noch als der Ausdruck der grauen, großen Augen ist es dieses Fallenlassen der Schultern, was so viel hilflose Einsamkeit ausdrückt, daß ich erschrecke. Die Sekretärin hat mein vergebliches Bemühen um Kontakt beobachtet: „Mike ist ein einsamer kleiner Vogel. Er kommt jedesmal mit, wenn die Mutter den älteren Bruder besucht, aber er will immer hier draußen auf sie warten." Das Brummen hat aufgehört. Mike lehnt gegen die Heizung und schaut in den Regen hinaus. Gerne würde ich ihn fragen, warum er nicht mit hineingeht. Ist es das Atemgerät des schwerkranken Bruders oder die Hilflosigkeit der Mutter, die er mehr fürchtet? Jetzt steht er auf und zieht sich die Jackenkapuze über, läuft den Flur entlang der Mutter entgegen. Ich sehe ihnen nach, wie sie Hand in Hand die Straße hinuntergehen. Ist der Bruder schon lange hier? frage ich. Er ist schon seit Jahren krank, aber erst seit kurzem im Hospiz, und jetzt ist vor allem wichtig, daß die Familie Hilfe bekommt.

Meine Frage zeigt, daß ich von Kinderhospizen noch nicht viel verstehe, daß ich sie gleichsetze mit Hospizen für Erwachsene, mit kleineren Bettchen vielleicht. Aber genau das sind sie nicht, wie ich auf dieser Rundreise durch fünf englische Hospize sehr eindrücklich begreifen lerne.

Warum spezielle Kinderhospize? Könnte man unheilbar kranke Kinder nicht einfach in ein Hospiz für Erwachsene aufnehmen?

Wenn der Gedanke an den Tod eines erwachsenen Menschen schon beunruhigend und erschreckend ist, so ist das Wissen um den sicher bevorstehenden Tod eines Kindes geradezu unerträglich. Daß ein Kind vor seinen Eltern sterben wird, ist so widernatürlich, daß wir es auf allen Ebenen der Gesellschaft möglichst tabuisieren. Weder in der Schule noch im Kindergarten, weder am Arbeitsplatz noch im Verwandtenkreis, nicht einmal im Krankenhaus oder einer Behinderteneinrichtung sollte darüber gesprochen werden. Und wenn es doch geschieht? Dann ist die betroffene Familie mit ihren Ängsten und Sorgen meist sehr isoliert. Darum richtet sich das Angebot „Kinderhospiz" immer an die ganze Familie.

Die Unterstützung und verschiedenartigen Hilfen gelten dem unheilbar kranken Kind ebenso wie seinen Eltern und Geschwistern. Sie werden, wo immer dieses nötig ist, auch auf die Freunde, die Großeltern, ja oft sogar auf die Klassenkameraden ausgedehnt.

Dieses familienzentrierte Angebot umfaßt nach Möglichkeit die Zeit von der Diagnose bis zum Tod des Kindes und – das ist wichtig – auch die Zeit danach.

Die Angebote sind vielfältig. Auch wenn der Begriff „Kinderhospiz" leicht die Vorstellung eines freundlichen Gebäudes mit vielen Plüschtieren heraufbeschwört, steht eine stationäre Einrichtung keineswegs im Vordergrund. Ein krankes Kind fühlt sich zu Hause in der vertrauten Umgebung am wohlsten und dieses gilt in aller Regel auch für das sterbenskranke Kind. Für die Eltern ist die Pflege zu Hause emotional und organisatorisch meist einfacher – vorausgesetzt, sie werden darin unterstützt.

So kommt dem häuslichen Pflegedienst eine hohe Priorität innerhalb eines Hospiz-Angebotes für Kinder zu, etwa nach dem Motto: Nicht die Familie ins Hospiz, sondern Hospizpflege in die Familie bringen! Voraussetzung dafür ist ein Team gut ausgebildeter Kinderschwestern und anderer Helfer.

Ihre Aufgabe ist neben der Pflege des unheilbar kranken Kindes vor allem auch die Anleitung, Unterstützung und Information von Familienmitgliedern im Umgang mit medizinischen Geräten (wie Absaug- und Beatmungsgerät, Sauerstoffmaske u.ä.). Oft nimmt es den Eltern das Gefühl untätiger Hilflosigkeit, wenn sie selber die grundlegenden Handgriffe häuslicher Pflege ausführen können. Wichtig ist es für sie darüber hinaus, Fragen zum Krankheitsverlauf immer wieder stellen zu dürfen und mit der Bewältigung sich verändernder Symptome nicht allein zu bleiben.

Es ist nicht erstaunlich, daß amerikanische Untersuchungen ergeben haben, daß Eltern, die ihr unheilbar krankes Kind zu Hause pflegten, nach dem Tod des Kindes schneller zum ‚normalen Leben' zurückfanden. Ähnliches trifft für die Geschwister zu. Besonders gravierend ist der Unterschied zwischen Familien, deren Kinder zu Hause und solchen, deren Kinder in einem Krankenhaus starben. Nach dem Tod des Kindes im Krankenhaus benötigt in etwa 50% der Fälle mindestens ein Familienangehöriger psychiatrische Hilfe. Starb das Kind zu Hause, war dies nicht der Fall (Buckingham 1987, S. 94 ff.).

Zu den Aufgaben des häuslichen Pflegedienstes für Kinder gehört praktische Hilfe im Haushalt, Entlastungs- und Gesprächsangebote auch für die Geschwister sowie die Koordination anderer Hilfsdienste.

Ein stationäres Kinderhospiz hat drei Hauptaufgaben.

Vorrangig ist die Möglichkeit, der gesamten Familie eine Ruhepause zu ermöglichen. Bis zu etwas 30 Tagen im Jahr – ob nun aufgeteilt in mehrere Wochenenden oder ein- bis zweiwöchige Aufenthalte – können die unheilbar kranken Kinder gemeinsam mit Eltern und Geschwistern aufgenommen werden und in der fürsorglichen und auf sie abgestimmten Atmosphäre einfach entspannen. Wenn das Vertrauen gewachsen ist, das Kind sich im Hospiz wohlfühlt, wagen manche Eltern – oft nach Jahren zum ersten Mal – einen Urlaub oder eine besondere Unternehmung mit den gesunden Geschwistern.

Während die Hospizaufenthalte angemeldet und mit dem häuslichen Hospizdienst vorausgeplant sind, ist eine Notfall-Aufnahme jederzeit möglich. Diese kann nötig werden durch eine Verschlechterung im Befinden des Kindes, die schwierige Bedienung eines neuen medizinischen Gerätes ebenso wie durch die Erkrankung eines anderen Familienmitgliedes. Auch ein Nervenzusammenbruch der Mutter ist Grund genug, die Hospiztüren zu jeder Tages- oder Nachtzeit zu öffnen.

Zu den drei Basis-Angeboten des Kinderhospizes gehört auch die Begleitung der Familie, wenn das Kind stirbt. Viele Eltern möchten ihr Kind in dieser Zeit am liebsten zu Hause haben. Oft wird dabei die Anwesenheit einer Hospizbegleiterin als beruhigend und entlastend erlebt. Manchmal aber ist es zu Hause nur sehr schwer möglich, sei es durch beengte Wohnverhältnisse, besondere medizinische Maßnahmen oder eine krisenhafte Familiensituation. Dann besteht die Möglichkeit, auch ein Kind, das bisher noch nicht im Hospiz war, zum Sterben hierhin zu bringen..

In jedem dieser Angebote wird zum einen die notwendige enge Verbindung von häuslichem Pflegeprogramm mit den stationären Versorgungsmöglichkeiten im Hospiz deutlich, zum anderen, daß das kranke Kind immer zusammen mit seiner Familie als ‚Pflegeeinheit' betrachtet wird. Eine vertrauensvolle Beziehung zu Eltern und Geschwistern ist hierfür Voraussetzung.

Dieses ganzheitliche Betreuungskonzept spiegelt sich in den baulichen Gegebenheiten eines stationären Kinderhospizes. Neben 5 – 7 Patientenzimmern wird es immer 2 – 3 kleine Familienwohnungen geben, mit Schlaf- und Wohnräumen, vor allem aber auch mit einer Kochmöglichkeit, wo gewohnte Mahlzeiten zubereitet werden können (was besonders für ausländische Familien wichtig ist). Spielzimmer und Räume für Gespräche erleichtern Geschwistern, Großeltern und Freunden die Nähe zum schwerkranken Kind.

Dieses umfassende Angebot kann nur von einem multidisziplinären Team abgedeckt werden. Die Pflegenden, in der Regel Kinderkrankenschwestern, müssen nicht nur medizinisch, sondern auch psychologisch geschult sein. Das gleiche gilt für den Stab von Sozialarbeitern, Physiotherapeuten, Heilpädagogen, Kunsttherapeuten u.a. (Vgl. Neue Wege der Hospizarbeit. Ein ausführlicher Berichtsband über die Exkursion des Stuttgarter Hospizes nach England).

Im Vergleich mit Hospizen für Erwachsene ist es wichtig, davon auszugehen, daß die Bedürfnisse der Kinder, gerade auch sterbender Kinder, sich von denen älterer Menschen deutlich unterscheiden. Auch voneinander sind sie sehr verschieden, wobei das Alter und der Entwicklungsgrad des Kindes sowie die Zusammensetzung der Familie eine Rolle spielt. Kinder sind stärker von den sie umgebenden Erwachsenen abhängig und brauchen mehr persönliche Zuwendung. Auch ein schwerkrankes Kind wächst, verändert und entwickelt sich. Darauf muß die Pflege immer neu abgestellt werden. Entsprechendes gilt für die Geschwister, auch für sie muß es altersspezifisch wechselnde Angebote geben.

Diese so sehr unterschiedlichen Pflege- und Lebensräume wurden mir beim Rundgang durch eines der englischen Kinderhospize sehr bewußt. Es verbietet sich, die Kinder zu fotografieren, umso eindrücklicher prägen sich die Bilder ins Herz ein.

In der Mitte des Raumes – das ist kein Planschbecken, eher ein rundes „Lägerle" mit weicher Umrandung. Darüber ein halbes „Zeltdach", an dem farbig schwebende Figürchen sich drehen. Ich möchte sie Betty nennen, dieses kleine Mädchen mit dem dichten schwarzen Schopf und einem deformierten Körperchen. Sie erscheint wie aus klobig zusammengebackener Lebensfreude. Sie wargelt und gluckst vor Entzücken. Sie liebe es, viele Menschen zu sehen, sei aber auch sonst ein besonders fröhliches Kind, erzählt die Betreuerin. Nein, nicht ein Jahr, sie sei schon über drei Jahre, genauso alt wie die zarte kleine Jenny neben ihr. Jenny, mit dem durchscheinend blassen Gesichtchen, den hellen Locken, scheint in eine unendliche Ferne zu schauen und weder ihre aufregend lebendige Gefährtin noch uns wahrzunehmen.

Gerade wird es nicht benutzt, so können wir gleich anschließend das Schwimmbad ansehen, das mit dem allmählich abfallenden Boden, den Schienen an der Decke und verschiedenen Geräten und Hilfsmitteln die Voraussetzung bietet, daß auch sehr kranke und körperlich stark behinderte Kinder im warmen Wasser entspannen und Spaß haben können. – Dröhnende Musik aus dem Nebenraum. Zwei unheilbar kranke Jugendliche, die sich ihre Lieblingsmusik vorspielen. Wir stören sie lieber nicht.

Der *„Multi Sensory Room"* nebenan bietet vielerlei Möglichkeiten, auf dem weichen Boden liegend oder sitzend die Sinne anzuregen durch fließende Farbeffekte, Formen, Töne und verschiedene Materialien, daß es uns Erwachsenen fast verwirrend erscheinen mag. Viele der kranken Kinder lieben diesen Raum sehr.

Still geht es nebenan zu. Johns Mutter erzählt uns gerne von ihrem zwölfjährigen Sohn. Er hat das Gesicht dem Fernseher zugewandt und folgt offenbar dem Fußballspiel seiner Lieblingsmannschaft. Der Ton ist abgestellt. Aber du kennst sie alle, die Spieler, nicht wahr, Jonny? Er dreht seinen Kopf – die einzige Bewegung, die er noch alleine machen kann – und ich erschrecke. Dieser verschobene Mund und die wie verstreut herauswachsenden Zähne! Aber die Augen, freundlich, mehr noch, die Güte eines alten zufriedenen Menschen scheint uns anzublicken. „Danke, daß wir zu dir reinkommen durften", sage ich, bevor wir weitergehen. Er lächelt mit den Augen und wendet ganz langsam, ganz mühsam das Gesicht wieder dem Fußballspiel zu: junge Männer, die behende übers Feld laufen, springen, ausweichen, zustoßen ... Der große Schmerz, die Trauer um alles was nie sein wird – so spürbar in diesem Zimmer –, geht nicht von John aus, sondern von seiner Mutter. „Ohne die Unterstützung vom Hospiz wäre ich längst verrückt geworden", sagt sie leise, „dies ist mein zweites Zuhause. Immer ist jemand da zum Helfen und zum Sprechen. Gott sei Dank".

Ja, gerne wollen wir uns auch den „*special bedroom*", das „besondere Schlafzimmer", anschauen. Dieser Abschiedsraum gleicht einem mit wenigen bequemen Möbeln doch besonders wohnlich gestaltetem Kinderschlafzimmer. Etwa alle zehn Tage stirbt eines der insgesamt 250 ambulant und stationär betreuten Kinder, oft in der Familie, manchmal auch im Krankenhaus. Auch in diesen Fällen ist es möglich, das Kind für die Zeit des Abschiednehmens hierher zu bringen. Hier können sich die Eltern, die Familie, Zeit nehmen, unterstützt von Hospizbegleitern und entlastet von Alltagsaufgaben, in der ihnen gemäßen Zeit Abschied zu nehmen vom toten Körper ihres Kindes. Das darf in England mehrere Tage (in Ausnahmefällen bis zu 10) dauern.

Es kommt auch vor, daß ein Kind im Hospiz stirbt und die Eltern es jetzt, frei von allen medizinischen Geräten, noch einmal zu Hause haben möchten. Mit Hilfe einer sehr effizienten tragbaren Kühleinheit (äußerlich einer transportablen Heizung ähnlich) ist auch dies gut möglich.

Vom Garten mit den unterschiedlichsten Spielmöglichkeiten für kranke und für gesunde Kinder hatten wir aus fast allen Zimmern heraus schon einen Eindruck bekommen. Die milchige Januarsonne unterstreicht womöglich das gleichzeitige Nebeneinander von Kinderleben und Kindersterben, dem diese fantasie- und liebevoll gestaltete Anlage dient. Ein niedriger Holzzaun umgibt einen besonderen Teil des Geländes: den „*Memorial garden*", Garten des Erinnerns. Aus einer Quelle rieselt es immerfort, einen kurzen Bachlauf entlang zu einem kleinen See. Im Wasser viele Steine, kleine Platten und Schieferstücke mit den eingeritzten Namen gestorbener Kinder. Leicht erhöhte Beete und Buschpflanzungen im Umkreis. Die dürfe man nicht betreten, hier haben manche Eltern die Asche ihrer Kinder ausgestreut. „Ihr müßt euch vorstellen, wenn hier die Büsche blühen, wenn diese vielen, vielen Nelken duften, das ist für viele Eltern ein gute Platz, sich zu erinnern". Als er das sagt, dieser kompetente und eher nüchterne Verwaltungsdirektor, der uns führt, steigt ein warmes Leuchten in seine Augen und seine innere Liebe zu den vielerlei Aufgaben und vielerlei Menschen dieses Hospizes wird spürbar. Ohne eine solche „Herzensliebe" müßte das perfekteste Kinderhospiz ein eher trostloser Ort sein. Jedes behinderte, jedes sterbende Kind und seine Familie sind „Lernorte der Liebe" – wo hatte ich das gelesen? Wo immer. Auch wenn eine dichte Wolkenbank sich jetzt vor die Sonne schob, selbst der kalte Wind schien Spuren von Nelkenduft zu tragen: sterbende Kinder – Lernorte der Liebe, so mußte es wohl sein.

Daß eine solche Anlage vielfältiger Wartung bedarf, ist augenfällig. Natürlich sind es auch hier die Freiwilligen, ohne die das nicht zu bewältigen wäre. Daneben sind es aber vor allem Väter, die, während die Mutter oft am liebsten Stunde um Stunde am Bett ihres Kindes verbringt, dankbar sind, wenn sie die Möglichkeit haben, aus dem Zimmer, dem Haus heraus zu können, sich zu bewegen, zu helfen, Hand anzulegen. Gerade durch diese Außenanlagen sei es ganz anders möglich geworden, auch Väter einzubeziehen in den Abschieds- und Trauerprozeß der ganzen Familie.

Wie wohl tat jetzt im großzügig ausgestatteten, zentral gelegenen Eßzimmer ein warmes Mittagessen! Täglich werden unter der Anleitung einer Köchin von einem Team freiwilliger Helferinnen abwechslungsreiche Mahlzeiten zubereitet, die von den

Mitarbeiterinnen und Mitarbeitern gemeinsam mit einigen der Eltern, Geschwistern und Besucher eingenommen werden. So dient dieser zentrale Raum auch dem beiläufigen Kennenlernen und Austauschen der Familien untereinander.

Schon im Hineingehen war mir im Durchgang zum Aufenthaltsraum das große Schild „Happy Birthday for SARAH" aufgefallen. Sarah selbst, die heute 10 wurde, saß mit dem Rücken zu mir im Rollstuhl. Sie mußte winzig sein, denn ihr dunkler Lockenkopf wurde ruckartig immer wieder kurz über der rechten Armlehne sichtbar. Auf dem Tisch der große Geburtstagskuchen mit zehn Lichtern. Nein, Sarah könne nicht mehr selbst von dem Kuchen essen, der sei eigentlich mehr für die Geschwister, aber sie freue sich offensichtlich an den Lichtern. Die Mutter, im tiefen Sessel neben dem Kamin, strickt an einer immensen Patchworkdecke: ein farbiges Fleckchen reiht sich ans nächste, alle eher dunkel, hier und da Gelb oder Rot. Grauer Kummer, hilfloser Schmerz, Wut vielleicht auch, wie viele Wochen, Monate oder gar Jahre mögen da hineingestrickt sein? Wenn sie aufschaut, spiegelt sich Erleichterung: Wie gut, da kümmern sich andere um die Gestaltung eines so schwierigen Tages: 10. Geburtstag – Lebensfest eines sterbenskranken Kindes. Wie kann es gelingen, daß dies nicht nur Pein und Qual ist, auch für die Geschwister? – Die ältere Schwester hat sich in eine Illustrierte vergraben. Die hochgezogenen Knie, die Keksschachtel auf der Sessellehne, das alles scheint Behagen auszudrücken und zugleich das Bedürfnis, nicht unbedingt mit eigener Fürsorge sich um das Geburtstagskind kümmern zu müssen. Wenn die jüngeren Brüder aus der Schule direkt hierher kommen, werden sie alle zusammen in den Zirkus gehen. Ja, Sarah wird auch mitkommen, es ist ja ihr Geburtstag, aber vor allem an die Geschwister, an die große Kathy, an Paul und Bob haben die freiwilligen Helferinnen bei der Planung gedacht.

Die Geschwister sind die „doppelten Verlierer", die eigentlich Leidtragenden in diesen schweren, jahrelangen Krankengeschichten, sie sind oft die „vergessenen Kinder". Manchmal ist es nach dem Tod des kranken Kinder fast zu spät, ihr Leben noch in normale Bahnen zu lenken. Zu früh haben manche von ihnen gelernt, nur wer todkrank ist, verdient Aufmerksamkeit und Zuwendung. Ich erinnere mich an die Erzählung des befreundeten Arztes: Als der neunjährige Peter nach der Kopfoperation aus der Narkose aufwacht, ist seine erste Frage: „Sorgt sich die Mama um mich?" Auf die erstaunte Bestätigung schläft er mit einem zufriedenen Seufzer wieder ein. Als die Mutter dem Arzt berichtet, daß Peters Zwillingsbruder mit einem bösartigen Tumor im Kopf im gleichen Krankenhaus liege, geht ihm ein Licht auf. Peter hatte seit Wochen Eltern und Lehrer mit waghalsigen Kletterpartien in Atem gehalten und darin offenbar die einzige Möglichkeit gesehen, einen Teil der mütterlichen Zuwendung wieder auf sich zu ziehen: nun hatte auch er eine bedrohliche Kopfwunde, nun würde auch er liebevolle Aufmerksamkeit und Fürsorge bekommen. Wieviel Einsamkeit und Eifersucht, wieviel Wut und Verzweiflung muß da vorausgegangen sein!

Es gehört zu den Aufgaben eines Kinderhospizes, gerade den Geschwistern interessante und manchmal auch außergewöhnliche Aktivitäten anzubieten: Schlittschuhlaufen, Klettern, Segeln, vielleicht sogar Fliegen für die Größeren. Die Botschaft ist: „Ihr seid kostbar, auch wenn ihr gesund seid. Ihr seid es wert, mit euch etwas zu unternehmen, das Zeit und Geld kostet". Nach den Ferien, nach einem Wochenende nicht immer schweigen zu müssen, wenn die anderen Kinder von ihren Erlebnissen erzählen, weil sie selbst schon längst begriffen haben, daß Kraft, Zeit und Geld der Eltern nicht auch noch für sie, die Gesunden, die Normalen reichen kann. Es darf mir gut gehen, ich darf sogar Spaß haben, ohne mich schuldig fühlen zu müssen – wenn diese Lektion schon zu Lebzeiten des kranken Geschwisters gelernt wird, ist das auch für die Zeit nach seinem Tod wichtig. Es hat sich gezeigt, daß trauernde Geschwister und die Geschwister von sterbenskranken Kindern in gemeinsamen Unternehmungen und Gruppen einander gut verstehen und unterstützen können und oft besser als Erwachsene oder Kinder und Jugendliche, die keine ähnlichen Erfahrungen haben. Solche Begegnungsmöglichkeiten zu schaffen und zu begleiten, auch das gehört zu den psychosozialen Aufgaben eines Kinderhospizes. – Ich denke an die Dreizehnjährige, die Nachbarn im Novemberregen auf dem Grab ihres Bruders kauern sahen: Sie trauten sich nicht, die abgrundtiefe Einsamkeit, die das Mädchen wie eine dunkle Hülle umgab, zu durchbrechen und informierten einen Pfarrer, der seine Ratlosigkeit telefonisch an die verzweifelten Eltern weiterleitete ...

Kaum je teilen Geschwister ihren Schmerz um die unheilbar kranke Schwester oder den gestorbenen Bruder mit den Eltern. Eher wollen sie sie schützen vor der eigenen Trauer und fühlen sich gleichzeitig auch überfordert von den Gefühlen der Eltern. In dieser Zeit der Einsamkeiten geschieht viel irreparables Auseinanderdriften. So scheint es nicht erstaunlich, wenn eine Hospizmitarbeiterin betont, daß der Familienkontakt mit dem Hospiz ein stabilisierender Faktor sei, der weit über den Tod des betreuten Kindes hinausreiche.

„Aber sagen Sie", fragt schließlich doch einer der mitgereisten Herren, „so viel Kinderleiden, so viel Kindersterben tagtäglich, wie verkraften Sie denn das?" Jennifer lacht, das werde sie oft gefragt: „Alle denken, hier geht es um Sterben – Sterben – Sterben. Dabei geht es um Leben – Leben – Leben, in der Nähe des Todes!"

Wo die Zukunft begrenzt ist, zählt die Gegenwart doppelt: so viel intensives Leben habe ich sonst nirgends gefunden. Jetzt freut sie sich auf ihre Hochzeitsreise, ja morgen geht es los. „Aber wissen Sie was, ich freue mich jetzt schon aufs Zurückkommen, hierher zu all den sterbenskranken Kindern. Ein Kinderhospiz ist ein Platz mit verdammt viel Leben – das können Sie ruhig weitersagen."

Leben bis zum Ende – auch auf der Intensivstation

Von Ute und Johann-Christoph Student

Ninas Geschichte

Es war Ende der 70er Jahre. Damals entschlossen wir uns – nach einer längeren Periode beruflicher Zufriedenheit – doch noch dazu, Kinder zu bekommen. Ich war damals nicht mehr ganz jung, und wir waren sehr froh, als ich schon bald schwanger wurde. Die Schwangerschaft verlief zunächst völlig normal. Aber etwa ab Anfang des 5. Monats spürte ich deutlich, daß etwas mit der Schwangerschaft nicht stimmte. Immer wieder fühlte ich ein Ziehen im Bauch, das mit zunehmender Schwangerschaftsdauer stärker wurde. Mein Frauenarzt versuchte, meine Sorgen zu zerstreuen, denn der Untersuchungsbefund war immer normal.

Aber meine Beunruhigung wollte nicht weichen. Deshalb ging ich noch vor dem nächsten regulären Vorsorgetermin, wenige Stunden vor Antritt einer Urlaubsreise, „nur sicherheitshalber" zu einer Kontrolluntersuchung. Das Ergebnis dieser Untersuchung war entsetzlich. Der Muttermund war schon jetzt so weit geöffnet, als stünde ich mitten in der Geburt. Ich mußte sofort in der Klinik bleiben, durfte mich nicht mehr bewegen. Dann wurde eine Notoperation zum Verschluß des Muttermundes durchgeführt. Die Geburt ließ sich tatsächlich noch aufhalten. Aber ich selbst erkrankte in dieser Zeit lebensbedrohlich aufgrund der Medikamente, die ich einnehmen mußte.

Dann, eine Woche später, passierte das Schreckliche: Es kam zum vorzeitigen Blasensprung, und die Schwangerschaft mußte schließlich durch einen Kaiserschnitt – um das Kind zu schonen – zu Beginn des 7. Monats beendet werden. Obgleich Nina, so hieß unsere Tochter, nur 1000 g wog, war sie in erstaunlich gutem Allgemeinzustand. Atem- und Kreislauffunktionen waren recht gut. Sie wurde per Hubschrauber sofort auf die Neugeborenen-Intensivstation einer Kinderklinik verlegt. Ich selbst mußte natürlich in der Frauenklinik bleiben, während mein Mann ständig zwischen den beiden Kliniken hin- und herpendelte.

Als ich aus der Narkose erwachte, war das erste, was ich auf meinem Nachttisch vorfand, ein Polaroidphoto von Nina. Selten habe ich mich im Leben über eine Photographie so gefreut. Ich hütete sie wie einen Schatz. In der Zeit, da Nina so weit weg war, verband das Bild mich mit ihr. Es knüpfte ein Band zwischen mir und dem Kind, und ich spürte das dringende Bedürfnis, sie bald in die Arme schließen zu dürfen. Dieses Bild gab mir frühzeitig die Kraft, mein Kind bald zu besuchen. Und heute gehört es zu den wenigen Erinnerungsstücken, die uns von Nina geblieben sind.

Nachdem es dem Kind zunächst erstaunlich gut gegangen war, zeigten sich bald erste Zeichen aufkommender Komplikationen. Ich erinnere mich noch sehr gut an das zweite Telefonat, das ich vom Krankenbett aus mit der Kinderklinik führte und in dem man mir sagte: „Der Darm macht uns Sorgen". Schon zu diesem Zeitpunkt schoß mir als Kinderärztin eine sehr ernsthafte Darmerkrankung in den Kopf, die ich einige Male bei Frühgeburten gesehen hatte und die fast immer tödlich verlaufen war. Es handelt sich hierbei um eine schwere Darminfektion mit Zerstörung der Darmschleimhäute. Und schon zu diesem Zeitpunkt hatte ich schreckliche Angst, daß Nina sterben könnte.

Für mich war damit endgültig klar, daß ich sofort zu meinem Kind auf die Intensivstation mußte. Und ich durfte gehen, sobald ich mich selbst dazu auch nur annähernd stark genug fühlte. Es war kein leichter Gang, und es kostete mich sehr viel Kraft – nicht nur in körperlicher Hinsicht. Heute aber bin ich sehr stolz darauf, daß ich es so früh geschafft habe, Nina zu besuchen.

Die nächsten Tage wurden zu den schwersten in unserem Leben. Unser Kind mußte noch neun lange Tage leiden: Infusionen, Operationen und andere verzweifelte Maßnahmen wechselten sich ab, um dieses junge Leben zu retten. Nachdem dann klar war, daß alle ärztlichen Maßnahmen aussichtslos waren und ihr nahender Tod nicht mehr zu übersehen war, ging eine seltsame Wandlung mit den Mitarbeiterinnen und Mitarbeitern der Intensivstation vor sich. Wenngleich Ärzte und Schwestern vorher immer um uns waren, uns sofort zur Verfügung standen und uns ständig ermutigten, das Kind so oft wie möglich zu besuchen, zogen sie sich plötzlich zurück, ja sie gingen uns regelrecht aus dem Wege.

Wir konnten dieses Verhalten damals nicht verstehen. Wir fühlten uns einsam, allein, im Stich gelassen, ja verraten. Dies hinderte uns daran, auf uns selbst zu sehen, unsere eigenen Gefühle wahrzunehmen und auf sie zu reagieren. Dies sollte erst viel später kommen. Damals spürten wir nur ein Gefühl der Hilflosigkeit und Gelähmtheit, das es mir schließlich sogar unmöglich machte, unsere Tochter in den letzten zwei Lebenstagen noch in der Klinik zu besuchen und von ihr Abschied zu nehmen. Erstarrt wartete ich zu Hause nur noch auf den Anruf, daß sie gestorben sei. (Mein Mann ging einen anderen Weg, zu diesem Zeitpunkt und auch später. Er hat sich von Nina verabschiedet, er hat die Nottaufe durchgeführt.)

Trauer läßt sich nicht überspringen

Ohne Widerspruch nahmen wir das Angebot der Klinik an, Nina nicht zu beerdigen, sondern einfach nur verbrennen zu lassen. Das fehlende Grab versuchten wir uns später durch einen Ort hoch oben in den Schweizer Vorbergen – ganz in der Nähe ihres Todesortes – zu ersetzen, an dem wir in der nötigen Stille und mit der inneren Ruhe an dieses Kind denken konnten.

Wenig später verließen wir geradezu fluchtartig den Ort des Leides. Mein Mann hatte eine neue, reizvolle Aufgabe vor sich. Ich hatte nur ein Ziel: möglichst schnell wieder schwanger zu werden. Ich nahm mir wenig Zeit, um an das Vergangene zu denken, dachte eigentlich immer nur an die Zukunft, an das neue Kind. Meine Gefühle blieben stehen, bewegungs- und entwicklungslos. Die nächste Schwangerschaft nahm zunächst einen ähnlichen Verlauf wie die erste: Wieder vorzeitige Wehen, wieder vorzeitige Öffnung des Muttermundes. Mit den nötigen Vorsichtsmaßnahmen gelang es aber diesmal, die Schwangerschaft bis zum Ende auszutragen, und Katrins Geburt verlief komplikationslos. Nachdem wir schließlich das Glück hatten, noch Mareike, unser drittes Kind zu bekommen, schien das verstorbene Kind vergessen.

Manchmal war mir nicht einmal mehr bewußt, daß jemals zuvor etwas Schreckliches passiert war.

Aber irgendwann machte mein Körper nicht mehr mit. Er rebellierte und zeigte heftige Schmerzen, besonders in den Armen, die durch nichts zu beeinflussen waren. Fünf Jahre waren damals bereits seit Ninas Tod vergangen, und ich mußte tief in meinem Innersten suchen, um die Wurzeln des seelischen Schmerzes zu finden, der mir die heftigen körperlichen Schmerzen verursachte. Hilfe bekam ich durch einen Workshop der bekannten Sterbeforscherin Elisabeth Kübler-Ross. Erst hier wurde ich mir des schrecklichen seelischen Schmerzes bewußt, den der Tod unserer Tochter bei mir verursacht hatte. Und während dieses Workshops geschah das Wunder: In dem Maße, in dem ich mir meiner seelischen Schmerzen bewußt wurde, verschwanden die körperlichen Schmerzen.

Da kamen alte Schuldgefühle wieder an die Oberfläche, kroch eine unerklärliche heftige Wut in meinem Innern empor, wurde mir die Angst bewußt, die ich vor neuen Verlusten empfand, nicht zuletzt davor, auch noch meine beiden anderen Kinder zu verlieren. All dies drängte jetzt an die Oberfläche, und ich konnte es zulassen, mich davon erschüttern und überwältigen zu lassen. Und dann konnten endlich die Tränen kommen und einen Teil all dieser Wut-, Schuld- und Schamgefühle davonschwemmen. Ich erlaubte mir endlich, wirklich traurig darüber zu sein, daß ich dieses Kind verloren hatte, es nicht mehr in den Armen halten konnte; daß ich außer einem einzigen Polaroidphoto kein einziges sichtbares Erinnerungszeichen an dieses Kind hatte.

Nun, nachdem ich meine Gefühle als trauernde Mutter kennengelernt hatte, war ich auch besser in der Lage, die Reaktionsweisen der Mitarbeiterinnen und Mitarbeiter auf der Intensivstation zu verstehen. Jetzt erinnerte ich mich auch an meine eigenen Gefühle als Ärztin auf einer solchen Station. Viel deutlicher vermag ich heute im Rückblick wahrzunehmen, wie nah sich im Grunde genommen die Gefühle von Helfern und Eltern sind, wieviel Ähnlichkeit sie miteinander haben. Ich verstand, wie sehr es in dieser Situation Eltern nützt, wenn auch die Helferinnen und Helfer in der Lage sind, die Gemeinsamkeiten in ihren Gefühlen wahrzunehmen. Wenn auch die Helferinnen und Helfer ihre Gefühle – lähmender Schock, Schuld und Angst, auch Angst vor eigenem Tod und Sterben, Trauer und Scham – wahrnehmen und sich diese „negativen" Gefühle eingestehen, liegen hierin Möglichkeiten, der quälenden Einsamkeit betroffener Eltern entgegenzuwirken. Eltern, deren Kind stirbt, brauchen Solidarität, nicht tröstende Worte. Denn Trost gibt es angesichts des Todes eines Kindes ohnehin nicht.

Beim Sterben auf der Intensivstation

Obgleich genaue Zahlen darüber fehlen, wieviele Kinder auf Intensivstationen behandelt werden, ist anzunehmen, daß ihre Zahl nicht gering ist: Da ist die große Zahl der Frühgeborenen, die ebenso intensiver Therapie bedürfen wie die Neugeborenen, bei denen Komplikationen während oder kurz nach der Geburt aufgetreten sind. Da sind die Kinder und Jugendlichen, die nach einem Verkehrsunfall mit lebensbedrohlichen Verletzungen in die Klinik eingeliefert werden und deren einzige Chance in intensiver hochtechnisierter Therapie besteht. Und da sind nicht zuletzt die Säuglinge, Kinder und Jugendlichen, die mit schweren Herzfehlern und anderen Mißbildungen vor und nach der Operation mit Methoden moderner Intensivmedizin betreut werden müssen.

Intensivstationen sind gewissermaßen die „Frontstationen" der modernen Medizin. Hier vollziehen sich entscheidende Fortschritte der Medizin, findet der perfekte Kampf um das Leben der Patienten statt. Nirgends sonst, so scheint es aber gleichzeitig, wird das Unterliegen in diesem Kampf auch als ähnlich schmerzhaft von den dort Handelnden erlebt, liegt Leben und Tod ähnlich dicht nebeneinander. Nirgendwo sonst im Krankenhaus werden auch die Widersprüche moderner Medizin für Schwestern und Ärzte ähnlich kränkend spürbar wie auf den Intensivstationen. Diese Widersprüche tun sich in der Unsicherheit auf, wenn es um den angemessenen Umgang mit der anderen Seite des Lebens, nämlich mit dem Sterben geht.

Aber gerade in unserem Jahrhundert, in dem so vieles „machbar" geworden ist, darf sich die Aufgabe von Ärzten und Schwestern nicht in der Funktion von Lebensrettern erschöpfen.

Vielmehr muß auch die Schwester ebenso wie der Arzt der Intensivstation lernen, welches der richtige Umgang mit seinem Patienten dann ist, wenn der Tod unmittelbar bevorsteht. Die Handlungsnotwendigkeiten, die sich hieraus ergeben, wollen wir an dieser Stelle bewußt sehr parteiisch darstellen: aus der Perspektive der Eltern der kleinen Patienten. Dies auch deshalb, weil bei Kindern – mehr noch als bei erwachsenen Patienten – die Angehörigen intensiv vom Sterben des Kindes mitbetroffen sind und der Tod eines Kindes weitreichende Folgen für die körperliche, psychische und soziale Gesundheit der Eltern hat. Erinnert sei in diesem Zusammenhang wieder einmal an einige wichtige Daten: etwa 70% aller Ehen von Eltern, denen ein Kind gestorben ist, zerbrechen innerhalb der folgenden zwei Jahre. Ein erheblicher Prozentsatz der Hinterbliebenen leidet im Verlauf des Trauerjahres unter gehäuften körperlichen Krankheiten: von überproportionaler Häufung banaler Infektionskrankheiten wird ebenso berichtet wie von erhöhten Krebs-Erkrankungen. Viele der Eltern leiden unter psychosomatischen Erkrankungen im engeren Sinne und schweren psychischen Beeinträchtigungen bis hin zum Suizid (Joraschky und Köhle 1981). Andererseits hat insbesondere der englische Trauerforscher Parkes (Cameron und Parkes 1983) zeigen können, wie gut es für die psycho-soziale Gesundheit Hinterbliebener ist, wenn die Angehörigen die letzte Phase des Lebens unter befriedigenden Lebensbedingungen verbrachten.

Es lohnt sich also schon allein aus dem Grunde präventiver Gesundheitsarbeit zu prüfen, welches die Wünsche von Eltern an die Intensivstationen und deren Mitarbeiter sind angesichts des Sterbens ihres Kindes.

Was aber können Schwestern und Ärzte der Intensivstation angesichts ihrer eigenen, verständlichen Rat- und Hilflosigkeit tun, um das Leid trauernder Eltern zu lindern? Wie können sie ihre eigene Rat- und Hilflosigkeit als Helferinnen und Helfer überwinden? Denn Eltern beizustehen, deren Kind stirbt, bedeutet, sich selbst den eigenen Ängsten, Gefühlen, und emotionalen Qualen angesichts eines Kindertodes zu stellen. Dies bedeutet, daß Helferinnen und Helfer, die wirkliche Unterstützung für Eltern anbieten wollen, in erster Linie an sich selbst arbeiten müssen. Und damit könnten wir diese Kapitel eigentlich beschließen, denn das ist kein Thema, das sich in Form eines Aufsatzes vermitteln ließe.

Fünf hilfreiche Aufgaben

Dennoch möchten wir versuchen, an dieser Stelle so etwas wie „Erste-Hilfe-Maßnahmen" zu nennen, die in der Krisensituation beim Tode eines Kindes zu ersten hilfreichen Handlungen befähigen können. Wir haben aufgrund unserer jahrelangen Erfahrung in der Einzel- und Gruppenarbeit mit „Verwaisten Eltern" und der sorgfältigen Analyse der hierbei gesammelten Daten einige der Themen herausgefiltert, die in dieser Arbeit immer wiederkehren. Hieraus haben wir Handlungsvorschläge für die Intensivmedizin formuliert, die sich in fünf zentralen Aufgaben zusammenfassen lassen (Student und Student 1989). Sie spiegeln gewissermaßen das „medizinische Minimalprogramm" im Umgang mit Eltern sterbender Kinder wider und setzen ganz bewußt keine über die pflegerischen oder ärztlichen Alltagsaufgaben hinausgehenden Spezialkenntnisse und -fähigkeiten voraus.

Erste Aufgabe: Kontakt der Eltern zum sterbenden Kind fordern und fördern.

Der Kontakt zwischen Eltern und Kind ist gerade in der letzten kritischen Lebensphase des kleinen Patienten für dessen psychisches Wohlergehen außerordentlich wichtig – ebenso wie für das der Eltern. Oftmals muß ja in dieser Zeit vieles in der gegenseitigen Beziehung nachgeholt werden, was bis dahin versäumt wurde, und im Vorgriff auf ungelebte Lebensperspektiven muß gemeinsame Erfahrung vorweg genommen werden, die bei gesunden Kindern vielleicht Jahrzehnte Zeit gehabt hätte. Dies erfordert keineswegs einen bewußten Patienten, aber es erfordert körperliche Nähe der Beteiligten. Was in dieser Phase zählt ist nicht Zeit, sondern Intensität. Dies macht die Begegnung mit dem bewußtlosen Patienten in besonderem Maße deutlich. Eltern, die den Mut und die Möglichkeit hierzu finden, spüren es selbst am besten, wie sie auch zum bewußtlosen Kind noch einen Zugang finden können durch das Berühren des Körpers und durch das Aussprechen des bislang Ungesagten.

Deshalb sind die räumlichen Gegebenheiten auf der Intensivstation so einzurichten, daß sie die ständige Gegenwart der Eltern möglich machen (vgl. dazu Student und Student 1991). Dies ist um so wichtiger, als die Unbequemlichkeit der Intensivstation für die Eltern und die Angst vor dem Unbekannten die Flucht-Tendenz der Eltern erhöhen wird. So wie es uns Michaels Mutter im Rückblick auf ihren ersten Besuch auf der Intensivstation beschrieb. (Der Junge starb kurz nach der Geburt auf der Intensivstation einer Kinderklinik.) *„Am liebsten wäre ich weggelaufen, als ich Michael zum ersten Mal im Inkubator liegen sah. All diese Schläuche, Apparate und fremden Geräusche. Und irgendwo dazwischen mein Kind. War das überhaupt mein Kind? Und niemand, der mir irgend etwas erklärte. Wahrscheinlich habe ich die nur gestört.“* Die dauernde Anwesenheit der Eltern soll nicht dadurch unterbrochen werden, daß sie während ärztlicher und pflegerischer Eingriffe hinausgewiesen werden. Sonst müssen sie ähnliches berichten wie Olavs Mutter: *„Ich glaube, mein Mann und ich verbrachten mehr Zeit auf dem Klinikflur als am Bettchen des Kindes. Brutal war das, wie die uns jedesmal rausgeschickt haben, wenn irgend etwas an dem Kind gemacht wurde.“* Eltern, die binnen kurzer Zeit durch den Tod ihres Kindes den schlimmsten Verlust ihres Lebens aushalten müssen, werden sicherlich gerade noch in der Lage sein, den Einstich einer Nadel in den Körper ihres Kindes zu ertragen!

In unserer Fürsorglichkeit für das Wohlergehen der Eltern neigen wir Helferinnen und Helfer dazu, des Guten zuviel zu tun. Wir möchten die Eltern vor überfordernder Erschöpfung schützen und machen ihnen Vorschläge, wie sie ihre Kräfte sparen können. Dies mag in Zeiten der Therapie, während der noch berechtigte Aussicht auf Heilung besteht, seinen Sinn haben. In der Sterbephase eines Kindes ist es angebracht, die Erschöpfung der Eltern bewußt in Kauf zu nehmen. *„Ich hasse heute noch den Arzt, der mir gesagt hat, ich solle doch wenigstens eine Stunde am Tag spazierengehen. Er hat mir eine Stunde Zusammensein mit meinem Kind gestohlen“*, beschreibt eine Mutter ihre Gefühle. Es zeigt sich, daß diese Erschöpfung ein gutes Startkapital für die

Phase der Trauer ist. Erschöpfte Hinterbliebene gehen mit einem befriedigteren Gefühl in die Trauer hinein und haben seltener das Gefühl, eigentlich „nicht genug" für das Kind getan zu haben.

Nähe zum Kind heißt insbesondere auch körperlicher Kontakt. Das bedeutet auch, daß aus der Umgebung des kleinen Patienten jetzt alle unnötigen technischen Apparate aus dem Wege geräumt werden sollten, um den Eltern möglichst freien Zugang zu ihrem Kind zu gestatten. Das bedeutet auch, daß es Eltern frühgeborener Kinder erlaubt werden sollte, das Kind aus dem Inkubator heraus auf den Arm zu nehmen, wenn die Eltern dies möchten.

Zweite Aufgabe: Eltern zum Kontakt mit dem Körper des verstorbenen Kindes auffordern.

Trauer im eigentlichen Sinn kann erst beginnen, wenn die Realität des Todes eines Menschen für die Hinterbliebenen wahrnehmbar geworden ist. (Worden 1987). Die sinnliche Wahrnehmung des Todes eines Menschen ist also für die psycho-soziale Gesundheit, das gesunde Durchleben der Trauer, wesentliche Voraussetzung. (*„Ich habe mein Kind niemals im Leben auf dem Arm gehabt – habe ich denn überhaupt jemals ein Kind gehabt?"*, klagte uns eine Mutter noch nach Jahren). Insbesondere bei überraschenden Todesfällen ist dieser erste Schritt oftmals nur sehr schwer möglich und verzögert die Trauer der Eltern unter Umständen um viele Jahre. Deshalb ist hier ein entscheidender therapeutischer Schritt angebracht. Eltern sollen die Möglichkeit erhalten, die Realität des Todes ihres Kindes in all seiner Schmerzlichkeit zu spüren. Auch dies widerspricht durchaus Handlungskonzepten, mit denen Ärzte und Schwestern erzogen worden sind. Ihr Ziel ist es doch, Leid, wo immer möglich, vom Menschen fernzuhalten. Andererseits haben sie auch gelernt, Menschen in begrenztem Umfang Leiden zuzumuten, wenn sich hieraus die Möglichkeit ergibt, einen höheren Grad an Gesundheit wieder zu erreichen. In diesem Sinne ist auch die Aufforderung zu verstehen, den hinterbliebenen Eltern das Leid zuzumuten, das durch die sinnliche Wahrnehmung des Todes eines Kindes für sie entstehen kann. Es ist ein erster Schritt auf dem Weg zu neuer Gesundheit.

Die Einstellung von Schwestern und Ärzten zu Patientinnen und Patienten sollte durch Respekt geprägt sein. Dies gilt auch und ganz besonders in der Phase des Abschiedes. Hier ist es wichtig, die Individualität der Eltern in höchstem Maße zu respektieren und ihnen nicht vorzuschreiben, wie und auf welche Art und Weise sie sich verabschieden sollen. Sie sollen stattdessen dazu ermutigt werden, den ihnen gemäßen Weg zu finden. Helferinnen und Helfer können ihnen an dieser Stelle vorschlagen, den toten Körper noch einmal zu berühren; sie können sie anregen und dabei unterstützen, das tote Kind zu fotografieren, es noch ein letztes Mal in den Arm zu nehmen ... Eltern sollten in dieser Zeit Gelegenheit bekommen, mit ihrem Kind noch einmal ganz alleine und unbeobachtet sein zu dürfen.

All dies braucht Zeit, vielleicht unendlich lang erscheinende Zeit. Diese Zeit muß den Eltern in dem Maße zur Verfügung gestellt werden, wie sie es sich selbst wünschen. Es muß den Eltern deutlich sein, daß sie alle nur erdenkliche Zeit haben, die sie brauchen. Wenn wir uns klarmachen, daß hierdurch der Krankheitsentstehung bei den Hinterbliebenen vorgebeugt wird, wird es leichter fallen, ihnen diese Zeit auch dann zu geben, wenn „eigentlich" das Bett schon wieder gebraucht wird, weil ein neuer Patient vor der Tür steht.

Die Forderung nach Nähe zum verstorbenen Körper gilt auch dann, wenn der tote Körper nach einem Verkehrsunfall eines Jugendlichen oder bei schweren Mißbildungen eines Neugeborenen verstümmelt ist. Aufgabe des medizinischen Teams ist es hier, den Körper des Verstorbenen in einen Zustand zu bringen, der die Gefühle der Eltern nicht sofort verletzt. Verstümmelte, entstellte Körperregionen können verdeckt werden. Aber Eltern müssen auch das Recht haben, sich der ganzen Schrecklichkeit eines solchen Anblicks zu stellen, wenn sie dies wünschen. Das heißt konkret, wir sollten sie niemals daran hindern, auch die verdeckten Stellen zu entblößen. (*„Ich wußte, daß Thomas mißgebildet war. Aber ich habe ihn mir trotzdem angesehen. Es war gar nicht so schlimm, wie ich befürchtet hatte. Ganz friedlich wirkte sein Gesicht, fast zufrieden"*, beschreibt eine Mutter ihre Erfahrungen.)

Dritte Aufgabe: Der zuständige Arzt stellt sich als Mitmensch zur Verfügung.

„Für die Ärzte und Schwestern waren wir, glaube ich, einfach Luft,

als Martina im Sterben lag. So, als hätten wir ihnen etwas Schlimmes angetan. Das was damals das Schrecklichste für uns." Die alte Redensart: „Wenn der Tod kommt, geht der Arzt", ist bei dem oftmals engen Nebeneinander von Leben und Tod auf der Intensivstation besonders makaber. Andererseits ist die Tendenz von Mitarbeiterinnen und Mitarbeitern der Intensivstation, sich angesichts des Leides trauernder Eltern überfordert davonzustehlen, durchaus verständlich. Sie übersehen allerdings in dieser Situation leicht, daß sie ja selbst zumindest indirekt mitbetroffen sind. Über den Tod eines Patienten haben auch die Helferinnen und Helfer zu trauern. Indem sie sich der Trauer der Angehörigen entziehen, entziehen sie sich womöglich auch ihrer eigenen Trauer. Jetzt auszuhalten und beizustehen, ist deshalb gleichzeitig ein Weg, mit der eigenen Trauer umzugehen und damit dem gefürchteten „Ausbrennen" vorzubeugen.

Freunde und Verwandte der Familie haben oftmals keinen Zugang zur Intensivstation, was die Einsamkeit und Isolation der Eltern noch erhöht. Deshalb ist jetzt der Beistand von Ärzten und Schwestern durch ihre Anwesenheit besonders wichtig. Ihre Aufgabe ist es nicht, in dieser Situation zu trösten. Trost ist in solch schwerer Stunde ohnedies nicht möglich. Statt dessen empfinden es Eltern als hilfreich, wenn die Helferinnen und Helfer in dieser Zeit keine „Maske" tragen, sondern die eigene Betroffenheit durchaus zulassen. So schrieb eine Mutter, deren Sohn kurz nach einer Herzoperation auf der Intensivstation verstarb: *„Unser Arzt hat nur ganz hilflos dagestanden. Aber er ist nicht 'rausgegangen, obgleich alles so lange gedauert hat. Das werde ich ihm nie vergessen." – „Die Schwester war auch ganz mitgenommen. Sie wußte überhaupt nicht, was sie machen sollte. Schließlich kamen ihr auch die Tränen. Das tat uns einfach gut"*, sagte uns ein Vater. Eltern erleben es nicht als Schwäche, sondern als Stärke der Helferinnen und Helfer, wenn sie zu ihren Gefühlsregungen stehen können. Dies erklärt auch, weshalb wir empfehlen, Eltern nicht vorschnell an die beruflichen Helfer in „Trauersachen" (z. B. Seelsorger/innen oder Psychologen/innen) abzugeben. Wenn diese nicht vor dem Tod des kleinen Patienten längere Zeit Kontakt zu den Eltern hatten, ist ihr Eintreffen unmittelbar nach dem Tode des Kindes für die Eltern womöglich eher eine Störung als eine Hilfe.

Vierte Aufgabe: Keine Beruhigungsmittel verordnen, sondern Eltern ermutigen, ihre Gefühle vollständig auszudrücken.

„Schon als Kind habe ich nicht weinen dürfen – und als der Sohn nun tot war, hat man es mir durch Valium wieder verboten", brach es in einer Sitzung „Verwaister Eltern" einmal aus einem Vater heraus, dessen Sohn sich das Leben genommen hatte.

Die Gefühlsausbrüche trauernder Eltern auszuhalten ist alles andere als einfach. Tod ist ja keine Situation, die immer nur die anderen trifft. Gerade Schwestern und Ärzte, die selbst Kinder haben, spüren angesichts des Todes eines kleinen Patienten die Unsicherheit auch des Lebens ihrer eigenen Kinder. Diese ängstliche Erinnerung ist unbequem, unangenehm, furchterregend. Sich dieser Ängstigung zu entziehen, ist eines der Motive, weshalb mancherorts fast regelmäßig hinterbliebenen Eltern in der Schockphase, d. h. in der Phase unmittelbar nach dem Tod eines Kindes, Beruhigungsmittel verordnet werden. Die behandelnden Ärzte können sich nicht vorstellen, daß Eltern so etwas Schreckliches überhaupt ohne „örtliche Betäubung" aushalten können. Sie wissen oftmals nicht, daß die Natur für solchen Notfall Menschen gut gerüstet hat.

Die Phase des Schockes, die meistens Minuten, Stunden, manchmal Tage und Wochen die Eltern einhüllt, verhindert, daß sie in dieser Zeit schwerere psychische Störungen entwickeln oder gar sich selbst das Leben nehmen. Im Gegenteil: Wenn wir Eltern in dieser Phase zusehen, haben wir manchmal den Eindruck, daß sie eigentlich nichts von alledem wirklich verstanden haben, was da geschehen ist. Und das ist gut so. Dies steht nicht im Widerspruch zu der Tatsache, daß Eltern nach dem Tod eines Kindes oftmals in Weinkrämpfen geschüttelt werden und in Extremfällen vielleicht wirklich zu Boden sinken. Auch dies ist kein Grund für medikamentösen Einsatz. Es ist gut, daß die psychische Erschütterung sich auch in Körperreaktionen unmittelbar ausdrückt. Wird dies nicht zugelassen, so „holt" sich der Körper die Erschütterung auf indirektem Wege in Form psychosomatischer Begleiterkrankungen, die lange Zeit anhalten können.

Die Verabreichung von Beruhigungsmitteln in dieser Phase führt allerdings zuweilen dazu, daß die Eltern sich schließlich selbst ein Leben ohne diese „chemische Unterstützung" gar nicht mehr vorstellen können, weil sie selbst fürchten, den Erschütterungen, die auf sie zukommen, nicht gewachsen zu sein. Dies ist einer der Gründe dafür, daß manche Mutter nach Jahren noch dieselbe Dosis des Beruhigungsmittels benutzt, die sie unmittelbar nach dem Tod ihres Kindes erhalten hat. So zitierte die Sozialarbeiterin einer Suchtambulanz eine Mutter, deren Kind an den Folgen eines Verkehrsunfalles starb: *„Als ich damals nach seinem Tod abends die Station verließ, war ich ganz fertig. Der Arzt gab mir eine Schlaftablette und sagte: ‚Damit Sie zur Ruhe kommen.' Der Hausarzt hat's kommentarlos weiterverschrieben. Das Zeug brauche ich heute noch, um zur Ruhe zu kommen."* Man kann diese gewohnheitsmäßige Einnahme eines Beruhigungsmittels durchaus als Sucht bezeichnen.

Medikamente verschieben den Beginn der Trauer und können Trauer unangemessen verlängern. Ärztliches Bemühen, durch Medikamente kurzfristig Leid zu mindern, führt also langfristig zu einer Intensivierung und Verlängerung von Leiden. Besser ist es, den Eltern die Möglichkeit zu geben, ihre Gefühle vollständig zuzulassen. Elisabeth Kübler-Ross empfiehlt hierfür sog. „Schreizimmer": ein Raum, der akustisch so abgeschirmt ist, daß Eltern ungehemmt ihre Wut, ihre Verzweiflung, ihren Zorn herausschreien können, ohne sich durch Dritte gehindert fühlen zu müssen. Es empfiehlt sich allerdings, Eltern in dieser Phase nicht alleine zu lassen. Nützlich ist es, wenn ihnen in dieser Zeit Menschen zur Seite stehen, die selbst vor Jahren ähnliches Leid erlitten haben und in der Zwischenzeit ein Stück Bewältigung erlebt haben. Wahrscheinlich sind sie am geduldigsten darin, diese Gefühlsausbrüche auszuhalten (Kübler-Ross 1984). Wer einmal solche Ausbrüche bei trauernden Eltern zugelassen hat, wird erstaunt darüber sein, wie kurz sie nur dauern. Die Heftigkeit des Ausbruches ist eher als ein Schutzwall vor weiteren psychischen Beeinträchtigungen, insbesondere der Suizidgefahr, anzusehen.

Fünfte Aufgabe: Eltern zum Nachgespräch einladen.
„Der Stationsarzt rief uns noch ein paarmal zu Hause an, um zu sehen, wie es uns ging. Ein phantastischer Mann!"

Im Moment des Todes eines Kindes, aber auch noch in den Tagen und Wochen danach, befinden sich die Eltern in dem beschriebenen, schockartigen Ausnahmezustand, der sie einerseits schützt und sie andererseits hilfreicher Kommunikation nur schwer zugänglich macht. Deshalb ist es wichtig, daß ein Abschlußgespräch mit den Eltern zu einem geeigneten Zeitpunkt stattfindet, der etwa 4–6 Wochen nach dem Tode des Kindes liegen dürfte. Damit Eltern diesen Termin wirklich wahrnehmen, ist es wichtig, daß sie ihn gleich beim Verlassen des Krankenhauses erhalten. Bei diesem Termin geht es vor allem darum, die Fragen der Eltern *zuzulassen* und nicht darum, sie erschöpfend zu beantworten. Dabei sind es wieder und wieder die gleichen Fragen, die die Eltern stellen. Es sind letztlich Fragen nach der Schuld. Nach der eigenen Schuld, nach einer möglichen Schuld der Ärzte, nach der „Schuld" des Kindes usw.

Die Eltern erwarten auf diese Fragen keine abschließende Antwort. Sie wissen, daß es diese abschließende Antwort nicht jetzt und nicht in Zukunft geben wird. Aber sie spüren einen inneren Drang, diese Fragen wieder und wieder zu stellen. Diese Fragen werden auch die nächsten Monate beherrschen. Dahinter steht letztlich die Frage nach dem Sinn. Auch hierauf erwarten die Eltern natürlich keine Antwort. Aber sie erwarten, daß sie diese Frage stellen dürfen. Und sie empfinden es als tröstlich, wenn sie mit einem Gesprächspartner zusammen sind, der diese Fragen zuläßt und durch seine Antworten zeigt, daß er sie ernst nimmt. Diese Frage-Zeit stellt gewissermaßen ein erneutes „verbales Durchleben" des Verlustes dar und fordert vom Gesprächspartner vor allem Geduld, Ruhe und Zeit. Es ist ein Versuch der Eltern, auf einer anderen Ebene das schreckliche Geschehen Realität werden zu lassen.

Ärzte sollten sich davor hüten, in eine Verteidigungsposition zu geraten. Angriffe gelten nicht ihnen, sondern gelten im Grunde genommen den Eltern selbst oder ebenso dem „Schicksal" oder Gott. Eltern machen vor allem sich selbst Vorwürfe, und es entlastet sie vielleicht für einen Moment, wenn sie andere in diese Vorwürfe einbeziehen dürfen. Dies ist schwer auszuhalten. Es ist auch deshalb schwer auszuhalten, weil der trauernde Arzt sich selbst durchaus auch mit diesen – meist völlig irrationalen – Schuldgefühlen herumschlägt. Menschen in Krisen haben in der Regel ein sehr feines Gespür dafür, wieviel sie ihrem Gegenüber zumuten dürfen, wie belastbar dieser ist. Eltern werden also in der Regel nicht weiter gehen, als es ihr Gesprächspartner aushalten kann.

„Nach einem Jahr sind wir noch einmal auf die Station zurückgegangen, auf der Martin gestorben war. Ganz schön geschlottert haben wir. Aber die Schwester kam gleich auf uns zu: ‚Das sind doch Martins Eltern.' Tränen hatte sie in den Augen. Das tat uns richtig gut", schilderten Eltern ihre positiven Erfahrungen.

Bei dem Nachgespräch sollte der Arzt – wie wir das eigentlich bei Menschen in Krisen immer tun sollten – auch das Thema der Suizidalität ansprechen. Eine ganze Reihe von Eltern tragen sich in dieser Zeit mit Selbsttötungsgedanken. Das ist normal. Es ist kein Grund, die Eltern zu „psychiatrisieren", kein Grund für intensive Intervention. Allein die Tatsache, daß Eltern ihre eigenen Selbsttötungsgedanken aussprechen dürfen, vermindert bereits die suizidalen Tendenzen. Auch hier liegt also nicht in erster Linie eine Aufgabe für berufliche Helferinnen und Helfer, sondern eine mitmenschliche Aufgabe, die am besten die Mitarbeiterinnen und Mitarbeiter der Station erfüllen können, die den Eltern auch in ihrer schwersten Stunde zuvor nahe waren.

Eltern sind in dieser Phase durchaus dankbar für Rat. Dieser Rat sollte nicht drängend und bedrängend sein, sondern in Form von Vorschlägen angeboten werden: Den Eltern können Nachsorgemöglichkeiten für die Trauerphase gewiesen werden. Ihnen sollten Informationen mitgegeben werden, die sie über den Prozeß der Trauer, so wie er häufig abläuft, informieren (z. B. Student und Student 1991). Ihnen kann eine Liste von Beratungsstellen übergeben werden, die trauernden Eltern zur Verfügung stehen. Schließlich sollte Eltern – sofern dies am Ort möglich ist – der Hinweis auf Selbsthilfegruppen gegeben werden.

Mit diesem Nachgespräch nimmt der Arzt ebenso wie die Schwester eine für ihren Beruf typische Aufgabe wahr: Sie leiten einen Prozeß der Heilung ein. Sie können den Eltern – auch wenn sie dies noch so gerne möchten – nichts von dem Leid nehmen. Aber sie können durch ihre Intervention den Selbstheilungsprozeß bei den Eltern in Gang setzen, an dessen Ende vielleicht wieder die Fähigkeit steht, sich selbst einem neuen Leben und einer neuen Liebe zuzuwenden.

Umgang mit schweren Verlusten

Von Reinhard Tausch

Ich möchte einige wissenschaftliche Einsichten über den Umgang und die Selbsthilfe bei schweren Verlusten mitteilen, die für Sie vielleicht hilfreich sind.

Wie bin ich dazu gekommen, mich diesem Gebiet intensiv zuzuwenden? Vor 12 Jahren erkrankte meine Lebensgefährtin an Krebs. Ich erlebte bei ihr mit, wie sie mit dem Verlust von Gesundheit, von Lebens-, Freizeit- und Arbeitsmöglichkeiten umging, wie sie fähig wurde, trotz dieser Verluste für sich seelisch und körperlich so zu sorgen, daß sie die folgenden 5 Jahre bis zu ihrem Tod seelisch heil bleiben sowie intensiv und bewußt leben konnte.

Und ich erfuhr bei mir selbst, wie wichtig es war, daß ich mit ihrem Tod und ein Jahr später mit dem Tod einer meiner Töchter hilfreich umgehen konnte, mir mit Unterstützung anderer selber helfen konnte.

Bei Vorträgen über den Umgang mit dem Verlust von Angehörigen stellte ich dann fest, daß etliche ähnliche Erfahrungen gemacht hatten, aber manche auch recht unterschiedliche. Dies war der Anlaß, daß ich zusammen mit Diplomaten zweihundert Menschen befragte, die einen sterbenden Angehörigen oder Patienten begleitet hatten. Wir ermittelten: Was wurde von den einzelnen als hilfreich erfahren? Und was war beeinträchtigend?

In den letzten 5 Jahren erforschte ich dann intensiv, wie Menschen mit seelischen Belastungen umgehen, und zwar 1. mit den alltäglichen kleinen Verlusten und Enttäuschungen (Alltagsstreß); bei größerer Häufigkeit und Dauer können diese als sehr belastend empfunden werden und z. B. seelische Beeinträchtigungen fördern; 2. mit schwerem Lebensstreß, so dem Verlust einer geliebten Person, der Trennung/Scheidung vom Partner, dem Verlust der Gesundheit, z. B. bei einer Krebserkrankung. Es zeigte sich des öfteren eine Ähnlichkeit der Grundformen der Bewältigung und Selbsthilfe von schweren Verlusten und Alltagsbelastungen.

Ferner entwickelten wir therapeutische Möglichkeiten für beide Formen der Streßbelastung, z. B. für die Bewältigung des Verlustes eines Partners durch Trennung/Scheidung oder die Verminderung von streßhaften Alltagsbelastungen.

Individuelle Unterschiede des Reagierens und der Bewältigung bei schweren Verlusten

Auffallend ist, daß Menschen auf schwere Verluste, z. B. den Tod eines nahen Angehörigen, sehr unterschiedlich reagieren: Intensität und Länge der Trauer, Schmerzen und Verzweiflung, Wut oder Resignation sind individuell unterschiedlich. Das ist auch der Fall bei der Bewältigung einer schweren Erkrankung, z. B. einer Krebserkrankung, bei einer Querschnittslähmung durch Unfall oder bei leichteren Verlusten im Alltagsgeschehen, wenn wir unsere Geldbörse verloren haben, unser Auto beschädigt wurde oder uns der Zug zu einem wichtigen Termin davonfuhr.

Womit hängen diese Unterschiede des Reagierens bei schweren Verlusten und ihrer Bewältigung zusammen?

Das Ausmaß – die Schwere des Verlustes ist unterschiedlich. Dies hängt ab vom Ausmaß der gegenseitigen Verbundenheit, Liebe und Zuneigung bzw. Distanz, von dem Ausmaß beeinträchtigender äußerer Folgen des Verlustes, z. B. Isolierung, Vereinsamung, finanzielle Schwierigkeiten, fehlende Unterstützung und Hilfe bei Erkrankungen oder großem Alter. Entscheidend ist auch, wie der Zurückbleibende den Verlust für sich bewertet, welche Einstellung er dazu hat. Die Trauer kann sich überwiegend darauf konzentrieren, daß der Verstorbene nicht mehr leben kann, oder die Trauer konzentriert auf die Tatsache, daß der Zurückbleibende allein leben muß.

Die Bewältigung eines schweren Verlustes ist abhängig von einer Anzahl von Faktoren oder Merkmalen: 1. Faktoren in der Person dessen, der den Verlust erleidet. 2. Merkmale der Situation und des Ereignisses. 3. Merkmale der Person, die verloren wurde.

Diese Faktoren-Merkmale können förderlicher, schützender, protektiver Art sein oder sie sind beeinträchtigend-schädigend (Risikofaktoren).

Faktoren schützender Art (protektive Faktoren) bei dem, der den Verlust erleidet:

– Selbstvertrauen, günstiges Selbstbild von der eigenen Person, gefühlsmäßige Stabilität, körperliche Fitneß, soziale Kompetenz, Überzeugung der eigenen Wirksamkeit, geringe Depressivität und Ängste.

– Bisherige Erfahrungen in der hilfreichen Bewältigung von Verlusten und Belastungen, größere Belastbarkeit; bisherige Auseinandersetzung mit Sterben und Tod.

– Gesunder Lebensstil (z. B. Verzicht auf Genußgifte, Beruhigungsmittel, keine Medikamentenabhängigkeit, regelmäßige Arbeit, Einhaltung von Diät, Selbstdisziplin gegenüber Gesundheitsrisiken, Fähigkeit zur Entspannung).

– Vorhandensein seelischer Kraftquellen, z. B. Fähigkeit zu positiven Erfahrungen, etwa in der Natur, mit Musik oder mit Tieren.

– Vorhandensein äußerer Kraftquellen, soziale Unterstützung durch Angehörige, Mitmenschen, Kollegen u. a.

– Fehlen anderer Belastungen.

Günstige (protektive) Faktoren/Umstände/Merkmale der Situation und der Person, die stirbt:

– Hinreichende Zeit für die Begleitung, für gemeinsame Gespräche und für das Abschiednehmen, auch für den Abschied vom toten Körper (plötzlicher Tod, den Toten nicht gesehen zu haben, sind Risikofaktoren).

– Der Sterbende kann seinen eigenen Tod akzeptieren, kann die Zurückbleibenden trösten, gibt ihnen Zuversicht, macht ihnen für ihr späteres Leben keine Auflagen.

– Gut entspannte, befriedigende Beziehung zwischen Sterbendem und Angehörigen (ungeklärte, gespannte Beziehung, Versäumnisse, Schuldgefühle sind Risikofaktoren).

– Längerdauernde Erfahrung und Einsicht, daß das Leben des Todkranken aufgrund der Schmerzen und Qualen so nicht weitergehen kann.

– Sanftes Sterben, geringe Schmerzen bzw. angemessene

Schmerztherapie, zu Hause sterben oder mit liebevoller Betreuung im Hospiz, hilfreich empfundene Beziehungen zu Ärzten und Pflegepersonen, Aufrichtigkeit und Anteilnahme in den Gesprächen mit ihnen.

– Größeres Ausmaß hilfreicher Aktivitäten der Angehörigen oder Begleiter für den Sterbenden.

– Hilfreiches soziales Umfeld, unterstützende Angehörige.

– Erfülltes Leben und höheres Alter des Verstorbenen.

– Begräbnis nach Wünschen des Verstorbenen und/oder Wünschen der Angehörigen.

Gibt es „richtige" Trauer-Reaktionen und Bewältigungsformen?

Bei der Vielzahl unterschiedlicher Faktoren der Persönlichkeit, der Situation und der verlorenen Person ist es naheliegend, daß Menschen sehr unterschiedlich auf schwere Verluste reagieren, so mit unterschiedlichem Ausmaß an Verzweiflung, Depression, schweren seelischen Beeinträchtigungen, oder aber mit Gefaßtheit und der Fähigkeit, ihr Leben neu zu ordnen und fortzusetzen.

Es ist wissenschaftlich nicht möglich, zu behaupten, diese oder jene Formen seien „richtige", „angemessene" Trauerformen für den einzelnen.

Ferner: Auch die Art der *Bewältigung* des schweren Verlustes wird bei den großen multifaktoriell bedingten Unterschieden der Persönlichkeit und der Situation ebenfalls recht unterschiedlich sein, z. B. abhängig davon, in welchem Zustand sich ein Mensch befindet, welche bisherigen Erfahrungen er in der Bewältigung von Verlusten hatte, auf welche Hilfsangebote er mit seiner Persönlichkeit ansprechbar ist oder nicht.

Wir können nicht sagen, dieses oder jenes sei für einen Menschen eine geeignete Form der Bewältigung des Verlustes. Manche Psychotherapeuten, Psychologen oder Ärzte behaupten dies jedoch. Sie gehen von ungeprüften Theorien aus, sie verallgemeinern ihre eigenen Erfahrungen und Auffassungen und die von früheren Patienten. Deren Reaktionen haben die Therapeuten oft durch eigenes Verhalten entsprechend ihrer Theorie hervorgerufen. Hinzu kommt: Die meisten Psychotherapeuten haben keine

Kenntnis über die große Bandbreite von Bewältigungsformen, mit denen sich die Mehrzahl von Menschen ohne Psychotherapie hilft. Es ist wichtig, daß wir von einem auf den Psychotherapeuten zentrierten Verhalten wegkommen, zu einem Verhalten, das in den individuellen Gegebenheiten des einzelnen Trauernden und seiner Situation zentriert ist.

Mythen der Bewältigung von schweren Verlusten

Die amerikanischen Psychologinnen Wortman und Silver (1989) haben kürzlich die in der Literatur verbreiteten Auffassungen über Trauerreaktionen als ungeprüfte Mythen bezeichnet. Diese als „allgemeingültig" angesehenen Annahmen haben großen Einfluß auf das Verhalten von Menschen, so von Trauernden, auf die Erwartungen von Nicht-Trauernden und vor allem von beruflichen Helfern gegenüber Trauernden. Ich möchte einiges kurz darstellen:

– *Schwerer Kummer, Schmerz und Depression sind beim Erleiden eines schweren Verlustes unvermeidlich. Jedoch:* Untersuchungen etwa von Witwen innerhalb der ersten 30 Tage nach dem Tod des Partners ergaben, daß bei klaren diagnostischen Kriterien die Mehrheit der Untersuchten nicht als depressiv eingestuft werden konnte.

– *Der Ausdruck von Schmerz und Depression ist notwendig.* Fehlt er, so ist dies ein Zeichen von Krankhaftigkeit. An dieser Vermutung ist besonders problematisch, daß sie zu Vorurteilen von Helfern und Mitmenschen gegenüber Trauernden führt, die ein anderes Verhalten zeigen. Es gibt dabei folgende Vorurteile: 1. Wer keine Depression hat, verneint den Verlust. 2. Die/der Trauernde ist zu schwach, um sich mit dem Trauerprozeß auseinanderzusetzen. 3. Die/der Trauernde ist unfähig, mit anderen tieferen Kontakt zu haben. Die verlorene Beziehung hatte nur „narzißtischen" Charakter. 4. Wenn keine Depression oder Schmerzen gezeigt werden, so liegen die Ursachen dafür in noch „tieferen" Problemen, zu deren Lösung der Trauernde unfähig ist. 5. Trauernde, die Depressionen haben, gehen erfolgreicher mit dem Verlust um als andere.

Für diese Vorurteile gibt es keine empirische Prüfung und Grundlage. Neuere vorhandene Befunde widersprechen diesen Vorurteilen: z. B. Witwen, die kurz nach dem Tod des Partners depressiv wurden, waren dies häufig auch noch 2 Jahre später.

– *Tritt schwere Trauer und Depression nicht sogleich nach dem Verlust auf,* so wird sie später um so stärker erlebt, möglicherweise ausgelöst durch den Tod von anderen nahestehenden Menschen. Diesem Vorurteil widerspricht jedoch folgender Befund: Personen wurden 4 Monate und 13 Monate nach dem Tod des Partners auf Depression hin untersucht. Bei nur 1% der Untersuchten ergab sich eine verzögerte Depression, die 13 Monate nach dem Verlust auftrat.

– *Verluste müssen „bearbeitet" werden.* Trauernde müssen sich ihrer Gefühle und Gedanken bewußt werden. Sonst werden die Gedanken und Gefühle über den Verlust eines nahestehenden Menschen verdrängt. Und der Schmerz wird Jahre später noch genau so frisch sein wie kurz nach dem Verlust. Jedoch: Je intensiver Eltern z. B. kurz nach dem Tod ihres Babys den Verlust „bearbeiteten", d. h. sich fragten, warum das Baby gestorben sei, wie der Tod hätte vermieden werden können und in Gedanken mit dem Tod des Kindes häufig beschäftigt waren, um so mehr Schmerzen spürten sie auch noch 18 Monate nach dem Verlust.

– *„Normalerweise" sollte nach einem bestimmten Zeitraum ein Nachlassen der Depression erfolgen.* Chronische Trauer über einen längeren Zeitraum und das Fehlen einer Anpassung an die neue Situation wird als pathologisch betrachtet. Jedoch: In empirischen Untersuchungen stand die Zeit, bis eine seelische Gesundung nach dem Verlust eines nahen Angehörigen erreicht wurde, in Zusammenhang damit, inwieweit die/der Trauernde mit dem Tod des Angehörigen rechnen mußte. Bei plötzlichem traumatischem Verlust ist die Zeit bis zur seelischen Genesung deutlich länger. Dies ergab sich auch in einer deutschen Untersuchung, besonders bei Personen, die sich als wenig wirksam hinsichtlich der Bewältigung ihres Lebens einschätzten *(Stroebe u. Stroebe, 1990).*

– *Wenn eine sinnvolle Erklärung oder ein Sinn für den Verlust gefunden werde, dann werde ein Zustand von emotionaler Festigkeit erreicht.* Die Folgen dieser emotionalen Bearbeitung sind, daß der Verlust emotional angenommen werden kann; der Verstorbene kann erinnert werden, ohne daß starke emotionale Schmerzen gespürt werden. Jedoch: Ein größerer Teil von trauernden Menschen bewältigte den Verlust, obwohl sie auch längere Zeit danach keinen Sinn im Tod ihres Kindes oder Partners finden konnten. Im Gegenteil: Die Zahl der Eltern, die keinen Sinn im Tod ihres Babys finden konnten, nahm innerhalb der ersten 3 bis 12 Wochen nach dem Verlust zu.

Folgerungen aus den Befunden: Berufliche Helfer und Familienangehörige sollten keine Behauptungen äußern, wie „man" richtig trauert. Sie sollten sehr vorsichtig sein mit ihren Erwartungen bezüglich des Verhaltens von Trauernden, hinsichtlich der Art der Trauer, ihrer Intensität und Länge sowie der Notwendigkeit von bestimmten Prozessen dabei. Sonst bestimmen Nicht-Trauernde und professionelle Helfer mit ihren Erwartungen das Verhalten von Trauernden; diese verhalten sich dann konform mit den Erwartungen, um einem negativen Urteil der Umwelt über ihre persönliche Art zu trauern zu entgehen.

So sollte die persönliche Eigenart des Trauernden und seine jeweils einmalige Situation im Vordergrund stehen und eine in der Person des Trauernden zentrierte liebevolle, unterstützende und verständnisvolle Art der Begegnung und Hilfe; sie ermöglicht es dem einzelnen, den Verlust auf seine Art zu bewältigen.

Es ist wesentlich, daß Familiengehörige ihre unterschiedlichen Formen der Trauer um einen Toten in der Familie gegenseitig respektieren. Es ist günstig, darüber zu sprechen, wie der einzelne die Trauer empfindet und wie er mit ihr umgehen will: Ein solcher Austausch kann das gegenseitige Verständnis und die Art der Bewältigung fördern.

Daß professionelle Helfer und Mitmenschen vorsichtig mit ihren Urteilen und Erwartungen gegenüber dem Trauernden umgehen sollten, geht aus dem folgenden Beispiel hervor. Eine junge Frau beschreibt ihre Gefühle und Erfahrungen beim Tod ihres Vaters. Manche Autoren würden dieses Verhalten als „Fehlentwicklung" bezeichnen, als sog. verhinderte Trauer, weil es zu keinem Weinen kommt, die Betroffene scheinbar „gefaßt" ist:

„Zwei Wochen vor dem Tod meines Vaters bin ich von Hamburg in die süddeutsche Kleinstadt gefahren, um meinen Vater in seinem Sterben zu begleiten, ihn noch einmal zu erleben und Abschied zu nehmen.

Als ich ihn im Krankenhaus sah, wußte ich, er würde bald sterben. Er war geistig schon sehr weit weg von dieser Welt, nur den Wunsch nach Ruhe und Frieden formulierte er noch klar und deutlich. Ich konnte nicht mehr viel mit ihm reden, und doch hatten wir einen intensiven Austausch. Er hat mich mit seiner Art zu sterben gelehrt, wie der Tod zum Leben gehört, was Hingabe an den göttlichen Plan bedeutet, daß Sterben ein Heimkehren in den Frieden Gottes ist. Diese Lehren erfüllten mich mit Kraft, Vertrauen und mit Freude darüber, daß es stimmt, was ich schon immer ‚irgendwie' geglaubt habe.

Als ich direkt nach seinem Tod mit den notwendigen Formalitäten und den vielen Beleidsbezeugungen konfrontiert wurde, fühlte ich in mir einen Zwiespalt zwischen den vorher beschriebenen Gefühlen von Kraft und Vertrauen und den Ansprüchen anderer Menschen, wie ich mich verhalten sollte. Diese Verhaltenserwartungen hatte ich zum Teil in mir selbst, jedoch wurden sie auch von anderen, mir kondolierenden Mitmenschen an mich herangetragen. Es war vor allem die Erwartung, ich müsse nach diesem ‚furchtbaren' Ereignis auch ganz ‚furchtbar' traurig sein. Doch erst später verspürte ich Trauer. Es war keine Trauer der Verzweiflung, der Hoffnungslosigkeit, sondern Trauer verbunden mit dem Gedanken, daß mein Vater nun endgültig gegangen ist und es nie wieder sein würde wie früher. Durch diese Einsicht und Klärung, durch die Tränen, die mit diesen Gefühlen verbunden waren, spürte ich ein Abschiednehmen und Loslassen von meinem Vater auch in meinem tiefen, gefühlsmäßigen Innern. Es sind Phasen, die oftmals nur Minuten dauern können, die ganz unverhofft kommen, weil mich plötzlich etwas an ihn erinnerte oder weil sie gerade hervorragend in eine sentimentale Stimmung paßten. Doch überwiegend verspüre ich Liebe und Dankbarkeit für all die Dinge, die ich von ihm gelernt habe, und für seine Art, vom Leben Abschied zu nehmen.

Es wurde mir klar, daß meine Einstellungen und Erfahrungen, die ich mit Tod und Abschied gemacht habe, sich offensichtlich von denen anderer Menschen, von deren Bewältigung von schweren Verlusten unterscheiden."

Konstruktive Schritte der Bewältigung

Was können Menschen tun, um schwere Verluste zu bewältigen und um nicht in seelischen Schmerzen, Gefühlen der Trauer und Depression zu versinken, um nicht zu sehr in ihrer seelischen und körperlichen Gesundheit beeinträchtigt zu werden? Wie können sie sich selber helfen im Umgang mit diesen Belastungen?

Seit einigen Jahren gibt es die sog. Bewältigungs-(Coping-)Forschung; sie hat eine Schneise in den Dschungel der Unklarheit geschlagen. Hunderte von Menschen wurden untersucht, die schwere Verluste erlitten hatten, die Angehörige verloren, ihre Gesundheit infolge von Erkrankung oder Unfällen einbüßten, oder die von anderen Schicksalsschlägen betroffen wurden. Man fragte: Was taten und wie handelten die Personen, die den schweren Verlust einigermaßen günstig bewältigen konnten? Und was taten Menschen, die nicht mit dem Verlust fertig wurden? So kennen wir heute eine große Anzahl protektiver, schützender Faktoren und sog. Risikofaktoren.

Mit diesem geprüften Wissen können wir trauernden Menschen personenzentrierte Angebote machen. Wir können ihnen helfen, ihr protektives Verhalten zu fördern und ihr gesundheitsschädigendes Verhalten zu mindern. Dabei handelt es sich um Angebote, über die der einzelne selber entscheidet, ob sie für ihn geeignet sind. Es ist also kein Vorgehen, bei dem der Therapeut entscheidet, was gut und was ungünstig ist. Denn Menschen mit schweren seelischen Verlusten unterscheiden sich sehr in ihren Trauerreaktionen und ihren Bewältigungsmöglichkeiten, aber auch darin, was sie als hilfreich empfinden oder nicht. So hilft es manchen Menschen sehr, auch mir selbst, wenn sie viele Bilder des Verstorbenen in ihrer Wohnung haben; andere jedoch entfernen sogar Bilder, weil sie dadurch mehr Trauer und Schmerz spüren.

Die Bewältigung von schweren Verlusten erfolgt durch Änderungen in 3 Bereichen: 1. Im Bereich der Gedanken, Vorstellungen, Auffassungen, Bewertungen und wahrgenommenen Bedeutungen. 2. Dem Bereich der körperlich-seelischen Ent-Spannung. 3. Dem Bereich des Verhaltens.

Schritte in diesen 3 Bereichen sind wichtig *nach* dem Verlust, aber auch förderlich schon vor oder während des Verlustes.

Zwischen den 3 Bereichen bestehen deutliche Wechselwirkungen: Wenn wir z. B. unsere Gedanken ändern, können wir uns hilfreicher verhalten und häufig entspannter werden. Wenn wir entspannter sind und uns anders verhalten können, dann ändern sich eher unsere negativen Gedanken. Nun zu den 3 wesentlichen Bereichen. Was wurde als hilfreich erfahren bei der Bewältigung?

Änderungen im Bereich der Gedanken, Vorstellungen, Bewertungen, wahrgenommener Bedeutungen

Unsere Gefühle hängen ab von der Art unserer Gedanken, Bewertungen, Auffassungen und Vorstellungen. Bei Gedanken und Vorstellungen einer Bedrohung etwa, sei es durch den Verlust unserer Gesundheit oder den Verlust eines Angehörigen, fühlen wir Ängste, seelische Schmerzen. *Die Art unserer Gefühle wird bestimmt durch die Art unserer Gedanken und Auffassungen.* So hängt auch die Art und Intensität von Trauergefühlen zusammen mit der Art unserer Gedanken und Auffassungen. Manchmal können wir dies auch direkt an uns beobachten: Wenn wir an den verstorbenen Angehörigen denken, an ein Ereignis, das für ihn und uns sehr schmerzhaft war, etwa eine schwierige Operation, oder an seine körperlichen Beeinträchtigungen, dann fühlen wir bei diesen Gedanken Trauer, seelische Schmerzen. Einige Zeit später, wenn wir an etwas anderes denken, sei es an ein freudiges Ereignis mit dem Verstorbenen oder an etwas ganz anderes, dann wechseln unsere Gefühle.

Für den Umgang mit schweren Verlusten ist wichtig: Wenn sich unsere Gedanken, Vorstellungen und Auffassungen ändern, wenn wir das Ereignis in anderer Bedeutung sehen, anders bewerten, dann ändern sich unsere Gefühle von Trauer, Schmerz und Depression. Was haben Menschen hier als besonders hilfreich erfahren? Wie können wir uns selber helfen?

Gespräche mit einfühlsamen verständnisvollen Mitmenschen, mit Freunden wurden von vielen als hilfreich erfahren, besonders wenn sie noch verbunden waren mit unterstützenden Handlungen. Derartige Gespräche tragen mit dazu bei, daß der Trauernde allmählich sich und das Geschehen in dieser Situation annehmen kann. Daß er auch vergeben kann, z.B. sich selbst für mögliche Versäumnisse oder anderen, die wenig gefühlvoll mit dem Todkranken umgingen.

Es ist wesentlich, daß der Trauernde alles Belastende aussprechen kann, auch zu wiederholten Malen, daß er auch irrationale Gedanken äußert. Wesentlich ist: Der Gesprächshelfer empfindet bei den Gesprächen und bei dieser seelischen Begleitung keine Ängste und Schmerzen. Er fühlt sich sehr in die Situation des anderen ein, ohne selbst die angstvollen Gefühle zu haben. Der Gesprächshelfer bringt nach einiger Zeit der Aussprache auch neue Aspekte in das Gespräch ein, besonders wenn in dem Gespräch eine klagende und selbstbemitleidende Haltung das Übergewicht gewinnt. Ein Aspekt, der mit beiträgt zur Bewältigung des Verlustes, kann die häufige Frage des Gesprächspartners sein: „Was kannst Du / können wir tun?"

Religiöse/spirituelle/philosophische Auffassungen wurden häufig als hilfreich erfahren. „Das Gefühl, in Gott geborgen und von ihm getragen zu sein, gibt mir oft inneren Frieden." – „Mir persönlich hat es sehr geholfen, daß ich meine Sorgen Gott gebe und daß ich weiß, daß ich geführt werde. Ich spüre, daß alles, was geschieht, einen Sinn hat, auch wenn ich ihn oft nicht sehe." Eine Ärztin: „Ich konnte und kann das Sterben meines ersten Kindes und meines Mannes trotz des großen Schmerzes akzeptieren, in dem festen Glauben, daß unser Leben und Sterben in Gottes Hand liegt." Eine Frau, deren 10jährige Tochter starb: „Mir gab der Glaube eine besondere Stärke, weil er mir half, keine Angst vor dem Sterben zu haben." Religiös-philosophische Auffassungen sind gleichsam eine höchste, übergeordnete Auffassung, wie wir die Ereignisse in unserem Leben und auf diesem Planeten sehen und einschätzen.

Beten wurde ebenfalls von manchen als hilfreich empfunden. Der amerikanische Philosoph Ram Dass berichtet von einer Frau: „Als meine Tochter ermordet wurde, spürte ich nur einen unerträglichen Schmerz. Ich konnte nicht mehr schlafen, nicht essen oder überhaupt etwas tun. Und dann betete ich zusammen mit einem Freund. Sehr plötzlich spürte ich Gottes Barmherzigkeit. Obwohl ich dieses wahnsinnige Durcheinander nicht verstehen konnte, hatte ich doch das Gefühl, daß es dahinter etwas gab, das eine Bedeutung hatte."

Wichtig ist: Wenn Menschen die Vorstellung eines liebenden fürsorglichen Gottes haben, dann empfinden sie Geborgenheit, Schutz und Rettung; Menschen, die die Vorstellung eines strengen strafenden Gottes haben, empfinden eher Ängste, Unsicherheit und Gedanken der Bestrafung.

Meiner verstorbenen Lebensgefährtin und mir selbst haben manche Auffassungen des Buddha geholfen, Leben und Sterben anders zu sehen und weniger Leid zu empfinden. Auch philosophische Auffassungen können uns helfen, etwa auch naturwissenschaftliche Erkenntnisse über die Größe des Weltalls und über die Nichtigkeit menschlichen Geschehens, oder etwa der Gedanke, daß wir nicht wissen, ob es die Verstorbenen nach ihrem Tod nicht besser haben als vorher.

Verminderung von sorgenvollem Grübeln und negativen Gedanken ist sehr wichtig. Immer wenn wir uns gegenwärtige oder vergangene belastende Ereignisse vorstellen, dann empfinden wir schmerzhafte Gefühle, sind seelisch beeinträchtigt. Das ist auch der Fall bei Gedanken an Versäumnisse und Unterlassungen oder bei Selbstbeschuldigungen. Manche Menschen etwa grübeln viel über gesprochene und nicht-gesprochene letzte Worte des Gestorbenen. Häufig werden diese Worte im Zustand der gefühlsmäßigen Betroffenheit überbewertet. Bei manchen finden aufgrund der gefühlsmäßigen Erregung Erinnerungstäuschungen statt. Es scheint mir wichtig, daß wir letzte Worte nicht überbewerten, wenn sie nicht dem entsprechen, was wir erwarteten. Entscheidender scheint mir das Zusammenleben mit dem Verstorbenen zu sein. – Häufige Fragen nach dem Warum sind für etliche ein Anlaß zum sorgenvollen Nachdenken. Jedoch: Häufig überfordern wir uns mit den Warum-Fragen; wir können meist das Schicksal nicht erklären.

Sorgenvolles Grübeln und negative Selbstgespräche rufen nicht nur belastende Gefühle in uns hervor. Sie aktivieren auch das sympathische Nervensystem, mit zunehmendem Blutdruck und Puls, flacherem Atem, verstärkter Hormonausschüttung und Muskelspannung. Aufgrund dieser körperlichen Vorgänge werden unsere Gedanken schneller, wir werden erregter, fühlen größere seelische Spannungen; unsere Wahrnehmung ist eingeschränkt und überwiegend auf das Negative gerichtet. Deshalb ist es sehr wichtig, daß wir in Zeiten der Bewältigung schwerer Verluste das sorgenvolle Grübeln und den negativen inneren Dialog mit uns deutlich vermindern.

Möglichkeiten, dieses so schädliche Verhalten zu mindern, sind (s. Tausch, 1989): 1. Immer, wenn wir bemerken, daß wir grübeln, geben wir uns einen „Grübel-Stopp". Wir rufen uns selbst das Wort „Stopp" zu. Wir können auch unsere Tätigkeit kurz unterbrechen, z. B. vom Schreibtisch kurz aufstehen. 2. Besonders ungünstig wirkt sich sorgenvolles Grübeln aus, wenn wir untätig im Bett liegen. Diese grübelnden Gedanken verhindern häufig auch das Einschlafen. Sinnvoll ist es hierbei, aufzustehen und irgendeiner Tätigkeit nachzugehen, die wir schon längst machen wollten. 3. Die sorgenvollen Gedanken auf ein Stück Papier aufzuschreiben oder Eintragungen im Tagebuch zu machen, wurde von vielen als entlastend empfunden. 4. Wenn wir regelmäßig Entspannungsübungen machen, etwa die Atem-Entspannung, dann haben wir besonders abends im Bett eine gute Hilfe, diese so schädlichen Vorgänge zu vermindern.

Positives, Günstiges sehen. Im Zustand von seelischen Schmerzen, Spannungen und schwerer Trauer sehen wir meist nur das Negative, das Ungünstige. Das ist eine natürliche biologische Reaktion. Wir können uns jedoch dazu anhalten, mehr die positiven Seiten zu sehen, in der Beziehung zum verstorbenen Angehörigen, in den Ereignissen und in der Zeit danach. Wir können uns häufig fragen: Was war schön? Was habe ich bekommen? Was war gut? Wofür bin ich dankbar? Hilfreich kann auch sein, wenn wir uns fragen: Wie hätte es der Verstorbene gewünscht, daß wir auf seinen Tod reagieren? So sagte meine verstorbene Lebensgefährtin, daß sie nicht wünsche, daß irgend jemand wegen ihres Todes traurig sei. Das hat mir sehr geholfen.

Lernen von den Erfahrungen und Bewältigungsformen anderer. Im Kreis von Bekannten, Selbsthilfe-Gruppen oder durch Bücher können wir tiefe Einblicke bekommen, wie andere mit einem Schicksal fertig werden, das vielleicht noch schwerer ist als unser eigener Verlust. Hilfreich habe ich z. B. das Buch von Martin Gray „Licht am Ende der Nacht" *(Goldmann-Taschenbuch, 1989)* empfunden. Gray wächst als Kind in einer jüdischen Familie in Warschau auf. Als Partisanenkämpfer nimmt er am Aufstand des Gettos teil. Seine Familie kommt in dem Konzentrationslager Treblinka um. Nach dem Krieg wird Gray in USA ein erfolgreicher Geschäftsmann, zieht sich aber nach Südfrankreich zurück, um ganz für seine Frau und ihre gemeinsamen 4 Kinder zu leben. Bei einem Waldbrand kamen seine Frau und die Kinder ums Leben. Zu erfahren, wie er diesen so schweren Verlust bewältigte, hat mir geholfen. Anregungen und hilfreiche Gedanken habe ich auch erhalten durch Berichte oder Fernsehsendungen, wie Menschen in Indien, beim Erdbeben in Armenien oder in Afrika bei Katastrophen mit Verlusten umgehen.

Den Verlust, das Geschehene akzeptieren. Das bedeutet, daß wir unsere bisherigen Erwartungen, Wünsche aufgeben, loslassen. Daß wir nicht verhaftet sind an das, was wir haben wollen oder was war. Es bedeutet, das Nichtänderbare anzunehmen. Uns weniger mit dem Materiellen und Körperlichen zu identifizieren. Hier habe ich viel von den Botschaften des Buddha gelernt. Wenn wir nicht loslassen, bereiten wir uns viele Schmerzen. Annehmen bedeutet auch, daß wir keine Schuldzuweisungen tätigen, sondern vergeben, uns und anderen. Beim Vergeben hören wir auch auf, Warum-Fragen zu stellen, mit dem Schicksal zu hadern, uns zu bemitleiden.

Viele Möglichkeiten können dieses Akzeptieren fördern. Etwa Zustände von Frieden und seelischer Geborgenheit in uns selbst, erreichbar durch Formen der Entspannung und durch religiöse Einstellungen. Manche berichteten auch, daß sie durch Beten diesem Annehmen näher kamen.

Verständnisvolle Gespräche mit Freunden, in einer Selbsthilfe-Gruppe oder mit beruflichen Helfern können dieses Annehmen fördern. Voraussetzung ist, daß der Helfer die Reaktionen des Trauernden voll annehmen kann, auch seine irrationalen Gedanken, daß der Trauernde sich aufgehoben fühlt. Wichtig ist, daß die Gespräche nicht zu lange im Negativen und Vergangenen verweilen. Verständnisvolle Gruppengespräche bedeuten, daß der Trauernde sich auch der Erlebniswelt anderer Menschen zuwendet, sich darin einfühlt und nicht nur seelisch-soziale Hilfe erhält, sondern auch gibt.

Dieses Annehmen und Loslassen ist ein stiller, oft unsichtbarer Vorgang, der Wochen, Monate oder Jahre dauern kann. Des öfteren wird von Trauer-„Arbeit" gesprochen. Ich sehe bei der Trauer in erster Linie das Loslassen, das Annehmen; dies ist keine „Arbeit", ebenso wenig wie Entspannung „Arbeit" ist, sie wird eher dadurch behindert.

Illusionen und unrealistische Auffassungen sind bei manchen eine Zeitlang hilfreich. So wurde etwa festgestellt, daß etliche Krebserkrankte ihre Krankheit besser bewältigen konnten, indem sie sich Illusionen machten, z. B. davon überzeugt waren, daß andere viel schwerer erkrankt seien als sie selbst.

Während der Zeit des Verlustes und danach, wo wir sehr beeinträchtigt und aufgewühlt sind, haben wir gelegentlich irrationale Gedanken, die einem Außenstehenden seltsam erscheinen. So fragte mich ein Jahr nach dem Tod meiner Lebensgefährtin mein Freund Carl Rogers, wie ich jetzt klarkommen würde. Ich entsinne mich noch, daß ich ihm sagte: „Wenn ich nicht die Gewißheit hätte, Anne-Marie nach meinem Tode wiederzutreffen, dann weiß ich nicht, wie ich damit fertig würde." Heute, 7 Jahre danach, habe ich den gleichen Wunsch, sie wiederzutreffen; aber ich kann es offen lassen und annehmen, wie die Wirklichkeit sein wird. Manche Einrichtungsgegenstände, an denen meine Gefährtin sehr hing, die mir aber weniger bedeutsam sind, habe ich bis heute nicht weggegeben; gleichsam so, daß sie sie vorfinden würde, wenn sie zurückkäme. Natürlich weiß ich, daß ein Zurückkommen nicht eintreten wird; und sie hat auch keinem von uns irgendeine Auflage über die Verwendung ihrer Sachen gemacht. Wahrscheinlich ist der tiefere Grund folgender: Wenn ich die Gegenstände sehe, fühle ich mich ihr näher.

So können manche Gedanken und Verhaltensweisen – von außen betrachtet – irrational oder „pathologisch" erscheinen, im Erlebnis des Betroffenen haben sie einen Sinn und sind zeitweilig hilfreich. Es wäre mir auch nicht möglich gewesen, zuzustimmen, daß ihr toter Körper verbrannt würde. Nicht weil ich annehme, daß in dem toten Körper oder in der Grabstelle noch sie oder ihre Seele „ruht". Mag sein, daß ich ihre Seele noch zu sehr mit ihrem Körper identifiziere oder identifiziert habe. Wahrscheinlicher ist, daß ich in einer Verbrennung einen zu starken Eingriff, eine unnatürliche Auflösung des Körpers sehe. Oder daß mir das Geschehen in einem Krematorium und die dort erlebten Trauerfeierlichkeiten zu künstlich erscheinen im Vergleich zu einer Beerdigung auf einem Landfriedhof. Wie dem auch sei: Es sind Gedanken, die „unvernünftig" sind. Aber ich kann sie als einen Teil meiner Art der Bewältigung dieses Verlustes annehmen.

Dies ist sehr wichtig, daß Menschen mit ihren irrationalen Gedanken verstanden und angenommen werden. Das bedeutet nicht Billigung oder Bestätigung. Eine Krankenschwester berichtet z. B. von einer Frau, deren Sohn bei der Flugzeugkatastrophe von Ramstein getötet wurde: „Eine Teilnehmerin wurde beinahe psychotisch und konnte in der Gesprächsgruppe erstmals wieder Kontakt aufnehmen. Sie war bisher ständig als Spinnerin bezeichnet worden, eine ganz einfache freundliche Frau, ein wenig verwirrt im Umgang mit Behörden und Menschen und im richtigen Ausdruck. Sie erzählte, daß sie auf dem Bild der Kriminalpolizei ihren Sohn gesehen hatte, der schlafend aussah. Als er nach der Obduktion im Sarg lag und sie ihn sah, hatte er einen offenen Mund und Augen, so daß sie dachte, er hätte nach dem Unglück noch gelebt, die anderen aber hätten es nicht gesehen und er wäre durch die Obduktion erst getötet worden. Es tat ihr so gut, ihre Gedanken aussprechen zu können, sich angenommen zu fühlen, was immer sie denkt, und mit uns gemeinsam ihre Gedanken in das rechte Lot zu rücken."

Aus diesen und anderen Gründen ist es auch wichtig, daß Angehörigen die Zeit gegeben wird, die sie zum Abschied von dem Körper benötigen. Es ist wichtig, das Totsein zu *erfahren,* und daß sie sich nach einiger Zeit selbst vom Körper des Toten wegbegeben. So bedaure ich, daß ich dem Drängen des Arztes und des Bestattungsunternehmens nachgegeben und den toten Körper meiner Lebensgefährtin schon wenige Stunden danach aus dem Hause gegeben habe.

Gefühle ausagieren? Es ist hilfreich, wenn Menschen die Gefühle, die sie bei ihren Gedanken, Bildern und Vorstellungen haben, ihrem Bewußtsein zulassen und mit anderen besprechen. Wenn die Gesprächspartner wiederum auf die zugrunde liegenden Gedanken und Vorstellungen eingehen, dann besteht die Möglichkeit, daß die Gedanken und Bilder sich im Gespräch ändern, und als Folge davon auch die Gefühle. Das heißt: Das Zulassen und Mitteilen der Gefühle hat psychotherapeutische Auswirkungen auf die zugrunde liegenden Gedanken und Vorstellungen und damit auf die Änderung der Gefühle. Manche Therapeuten vertreten die Auffassung, daß ihre Klienten ihre Gefühle nicht nur dem Bewußtsein zulassen, sondern daß sie sie ausagieren sollten, z.B. ihre Wut ausdrücken sollten, mit einem Stock auf ein Kissen schlagen sollten usw. Einige sind nach dieser körperlichen Aktivität erleichtert; aber eine hilfreiche Änderung der Gedanken und ein Annehmen des Geschehens scheint selten. Ja, viele schämen sich nachträglich daß sie den Anordnungen ihrer Therapeuten zu diesen Aktivitäten folgten.

Betrachten wir im folgenden den Bericht einer Ärztin: „Eine Frau konnte überhaupt nicht den Tod ihrer Tochter bei der Flugzeugkatastrophe annehmen. Sie hatte keinerlei Abschied nehmen können. Sie befindet sich in psychotherapeutischer Behandlung und der Psychotherapeut drängt sie ständig, wütend auf ihre Tochter zu werden, da sie so einfach gestorben wäre. Sie fühlte sich von dieser Möglichkeit und dem Gedankendruck sehr verletzt. Ich hab' sie dann gefragt, was *sie* tun könne, um Abschied zu nehmen. Sie fühlte sich sehr entlastet, wie sie mir sagte, daß sie etwas tun kann, was *sie* wirklich möchte, und daß sie nicht hilflos den überschwemmenden Gefühlen ausgeliefert ist." So ist es wichtig, daß berufliche Helfer die Betroffenen nicht zu einem bestimmten Verhalten drängen, sondern hinhören und mit ihnen darüber sprechen, welche Formen der Bewältigung und des Abschiedes sie wollen.

Ignorierung und Vermeidung als Schutzprozesse. Manche Menschen versuchen, schwere Verluste zu ignorieren, vermeiden den Besuch der Grabstätte und Orte gemeinsamer Erlebnisse. Früher wurde das häufig negativ als „Verdrängen" bezeichnet. Heute wissen wir, daß es häufig Schutzprozesse sind. Menschen, besonders Männer, die wenig gelernt haben, mit Gefühlen angemessen umzugehen, schützen sich vor seelischen Beeinträchtigungen und vor den Schmerzen durch ein Nichtzulassen von Gedanken und Erinnerungen. Bei manchen Männern mag auch ein Grund sein, daß sie sich an erwartete Normen anpassen und so nicht weinen oder sich der Trauer hingeben. Diese Menschen können sich wenig mit dem Ereignis auseinandersetzen und weniger lernen; sie gehen aus dem Ereignis eher eingeschränkt als gestärkt hervor. Jedoch: Wenn diese Menschen keine andere Art der Bewältigung haben, wenn es *ihre* Form des Überlebens ist, so sollten wir diese Realität annehmen. Wichtig ist, daß Angehörige darin keine Gleichgültigkeit oder Hartherzigkeit sehen, sondern einen Ausdruck der Schwierigkeiten, Gefühle zuzulassen und sich mit dem Verlust, mit Vorwürfen und möglichen Schuldgefühlen auseinanderzusetzen. Günstig scheint mir zu sein, wenn Angehörige sich gegenseitig mitteilen können, wie ihre Art der Bewältigung ist, so daß daraus mehr gegenseitiges Verständnis erwachsen kann.

Die Zeit ist häufig ein Heilfaktor. Eine Fülle anderer Erfahrungen, Tätigkeiten und Gedanken führt dazu, daß wir weniger häufig an den Verlust denken, daß die Gedanken weniger schmerzvoll sind. Wir werden fähiger, loszulassen, das Geschehene anzunehmen. Das braucht nicht zu bedeuten, daß wir diesen Menschen vergessen, daß unsere Liebe und Wertschätzung für ihn nachläßt oder daß wir das Geschehen ignorieren. Hilfreich ist es, wenn wir uns häufig dazu anhalten, mehr das Positive, Gute zu sehen, das wir bekamen, das wir mit dem Verstorbenen erlebten. So bleibt unsere Erinnerung intensiv und lebendig, ohne daß sie zu schmerzhaft ist. Hilfreich ist auch die Vorstellung und das Gefühl, daß wir uns von dem verstorbenen Angehörigen begleitet fühlen. Das bedeutet Nähe zu ihm, Geborgenheit, aber kaum Schmerzen.

Der Bereich der körperlich-seelischen Ent-Spannung

Dieser Bereich bei der Bewältigung von Verlusten und Trauer wird oft vernachlässigt und stark unterschätzt. Warum ist Ent-Spannung so bedeutsam?

Immer, wenn wir ein Ereignis als sehr bedrohlich, einschränkend, verlustvoll und enttäuschend wahrnehmen oder es uns vorstellen, wird unser sympathisches Nervensystem aktiviert: Puls und Blutdruck steigen, Muskeln spannen sich, der Atem wird flacher und schneller, Hormonausschüttungen erfolgen. Der Organismus wird stark aktiviert. Das ist eine biologische Gesetzmäßigkeit. Sie war bei unseren Vorfahren bei Bedrohungen sinnvoll. Hierdurch wurden schnell die Kräfte zum Kampf oder zur Flucht mobilisiert. Auch heute erfolgen diese biologischen Vorgänge, obwohl wir sie nicht mehr benötigen. Wenn wir uns ein bedrohliches Ereignis vorstellen, eine Enttäuschung oder einen Verlust, wenn wir darüber grübeln, dann werden durch diese Gedanken und Vorstellungen fortlaufend diese aktivierenden körperlichen Prozesse ausgelöst. Wir werden erregt, spüren Spannung und Unruhe, spüren eine Hektik, sowie ein schnelles Kreisen unserer Gedanken im Bewußtsein. Oft sind wir nach einigen Stunden dieses sorgenvollen Nachdenkens erschöpft; aber wir können nicht schlafen, denn die Hormonausschüttungen erregen den Organismus. Wer die biologischen Wirkungszusammenhänge nicht kennt, sondern die Erregung, Erschöpfung und Schlaflosigkeit als seelische Erkrankung ansieht, ist zusätzlich beeinträchtigt; manche Menschen denken, sie würden verrückt werden.

So ist eine Minderung der Aktivierung des sympathischen Nervensystems entscheidend wichtig. Sie erfolgt durch Ent-Spannung. Wenn nur *einer* der aktivierten körperlichen Vorgänge des sympathischen Nervensystems beruhigt bzw. normalisiert wird – etwa die Muskelspannung vermindert oder der Atem beruhigt wird –, dann wird die Aktivität des ganzen sympathischen Systems vermindert, einschließlich der Hormonausschüttungen. Ich habe diese Vorgänge und die nachfolgenden Möglichkeiten in dem Buch „Lebensschritte" dargestellt.

Formen seelisch-körperlicher Entspannung sind: Atem-Meditation (Atem-Entspannung), Progressive Muskelentspannung, sanfte Hatha-Yoga-Übungen, Autogenes Training sowie Bewegungstraining, z. B. langsames Laufen.

Menschen haben einen unterschiedlich guten Zugang zu diesen Formen von Entspannung. Es ist wichtig, daß jemand jene Form wählt, zu der er den besten und leichtesten Zugang findet.

Durch diese Entspannung wird folgendes bewirkt: 1. der Organismus (das sympathische Nervensystem) ist weniger alarmiert, das Hormon-Gleichgewicht wird wieder hergestellt. 2. Wir fühlen uns entspannter, ruhiger, wohler, weniger hektisch; unsere Gedanken sind ruhiger und geordneter. 3. Körperliche Entspannung wirkt belastenden negativen Gefühlen und Gedanken der Bedrohung entgegen. Wenn wir entspannt sind, können wir nicht sorgenvoll grübeln und uns bedroht bzw. eingeschränkt fühlen. 4. Durch regelmäßige Entspannungsübungen machen wir häufiger die Erfahrung eines positiv entspannten Befindens. Das erhöht unsere Selbstachtung, unser Selbstvertrauen und ermöglicht uns ein weniger gesundheitsschädliches Verhalten, z. B. hinsichtlich Alkohol- und Nikotingenuß.

Mir haben in den vergangenen Jahren Hatha-Yoga-Übungen, Progressive Muskelentspannung und langsames Laufen sehr geholfen. Als ich zwei Tage nach dem Tod meiner Lebensgefährtin einen langsamen Lauf machte, spürte ich die Gewißheit, daß ich mich durch den Verlust nicht selber zerstören würde, sondern daß ich es schaffen würde, in sinnvoller Weise weiterzuleben. Allerdings: Ich hatte bereits einige Jahre zuvor, nach Beginn der Krebserkrankung meiner Lebenspartnerin zusammen mit ihr regelmäßig Hatha-Yoga-Übungen und ein leichtes Bewegungstraining durchgeführt.

Der Bereich des Verhaltens, besonders des gesundheitsförderlichen Verhaltens

Durch viele Untersuchungen ist belegt, daß das Sterblichkeitsrisiko und die Krankheitsanfälligkeit im ersten Halbjahr nach Verlust eines nahen Angehörigen bei dem zurückbleibenden Partner erhöht ist (Stroebe u. Stroebe, 1990). Gefördert wird dies durch den Umstand, daß Menschen passiv und eher depressiv sind, sich „hängen" lassen, daß sie wenig für sich selbst sorgen, sondern sich bemitleiden und zurückziehen. Aufgaben sowie Aktivitäten und die dabei gemachten Erfahrungen führen bei den von einem Verlust Betroffenen zu geringerem Krankheitsrisiko, vermindern z. B. sorgenvolles Grübeln und negative Selbstgespräche, erhöhen das Selbstvertrauen und die Selbst-Sorge.

Sinnvolle Aufgaben haben oder sich stellen, in Tätigkeiten engagiert sein, ist von deutlichem psychotherapeutischem Wert. So engagierten sich manche nach dem Tod eines Angehörigen für die Begleitung Sterbender, für die Nachbarschaftshilfe, für Aktionen gegen Hunger und Sterben in der Dritten Welt, für ein humanes Sterben z. B. durch die Errichtung von Hospizdiensten. *Aktivitäten,* besonders im sozialen Bereich, sind ein sehr förderliches und schützendes Verhalten. Schon bei der Begleitung Sterbender stellten wir fest: Diejenigen, die einen sterbenden Angehörigen zu Hause aktiv mitversorgten und pflegten, fühlten sich trotz häufig großer zeitlicher Belastung seelisch weit weniger belastet als diejenigen, die gleichsam in einem Krankenhaus ohnmächtig und inaktiv warten und zusehen mußten. Ferner kommt es bei dem sozialen Engagement zu sozialen Kontakten mit anderen, zu einem gegenseitigen Geben und Nehmen. Das verhindert die Isolierung des Trauernden, sorgendes Grübeln, Selbstbemitleidung und Tendenzen der Selbstzerstörung.

Gewiß, manche Menschen stürzen sich gleichsam in ihre Arbeit, suchen ihre Trauer durch eine intensive Tätigkeit zu bewältigen, was nach außen als sog. Flucht erscheinen mag. Wenn jedoch Menschen keine anderen Möglichkeiten der Bewältigung gelernt haben oder dazu fähig sind, dann mag ein übermäßiges Arbeitsengagement oder die schnelle Aufnahme alltäglicher Routinetätigkeiten günstiger sein als eine depressive Resignation, insbesonders bei Menschen mit Risikofaktoren.

Nach der Bewältigung des Verlustes

Allmählich nehmen die belastenden Gefühle und die seelischen Schmerzen ab. Wir werden offener für andere, für freudvolle Erfahrungen; unser Blick wird freier für das, was wir an Gutem erlebten und noch haben. Manche empfinden Dankbarkeit, ein starkes positives Gefühl. Dieses Nachlassen der seelischen Belastung bestätigten auch Untersuchungen. So ergab sich bei deutschen Witwen und Witwern 4 Monate nach dem Verlust, daß 40% eine leichte bis mittelstarke depressive Verstimmung hatten. 24 Monate nach dem Verlust gab es dagegen keine Unterschiede mit Vergleichpersonen, die keinen Verlust zu bewältigen hatten (Stroebe u. Stroebe, 1990).

Gewiß, manche von uns leben weiter mit einer seelischen Narbe, manche mit einer fast offenen Wunde. Zu Zeiten, wenn wir uns durch andere Ereignisse sehr belastet fühlen, schmerzen die Wunden wieder deutlicher.

Manche von uns spüren, daß sich diese seelischen Narben oder Wunden nie wieder ganz zurückbilden werden, so auch bei mir. Es scheint fast so, als ob wir lebenslang etwas vermissen und danach suchen werden. Wir können trotzdem lernen, intensiv und bewußt zu leben. Wir sind weiser geworden, wir haben erfahren, daß wir nichts auf dieser Erde festhalten können. Wir identifizieren uns weniger mit dem Körper und dem Materiellen. Wir sind dankbarer für das, was wir haben, auch für das sog. Selbstverständliche. Nach einigen Jahren spüren wir, daß wir seelisch stärker geworden sind, daß wir mehr Kraft und Fähigkeiten gewonnen haben.

Ich habe Ihnen einige wissenschaftlich begründete Einsichten in Formen des Umgangs dargelegt, wie Menschen sich bei schweren Verlusten selber helfen können bzw. wie wir ihnen behilflich sein können. Manches habe ich nur kurz streifen können; aber es läßt sich ausführlich lesen (Tausch, 1989).

Es sind Möglichkeiten, die Menschen – gemäß den Befragungen – als hilfreich erfahren haben. Welche der Möglichkeiten für Sie angemessen und hilfreich sind, liegt in Ihrer Entscheidung. Diese Möglichkeiten lassen uns Schritte im Umgang mit Verlusten gehen; und aus den Schritten wird ein Weg, aus dem dunklen Tal herauszukommen.

Mein Kind, das mir vorausging

Erfahrungen über Wachsen und Reifen als Mutter in der Trauer

Von Kirsten Hoyer

Ich glaube, daß Trauer so viele Gesichter hat, wie es Menschen gibt. Es ist ein sich ständig verändernder Prozeß. So kann ich nur von dem sprechen, was ich erlebt habe, wo ich jetzt stehe und in dem Maße, in dem ich Worte dafür gefunden habe. Also einen Ausschnitt von Erlebtem, Gedanken und Erinnerungen.

Meine Tochter Caren starb im Alter von 17 Monaten am 23. Juni 1988 im Kinderkrankenhaus. Trotz einer Muskelerkrankung kam der Tod nach einer guten Entwicklung des Kindes unerwartet. Um zu beschreiben, was es für mich bedeutete, dieses Kind zu haben, zitiere ich einige Sätze aus meinem Abschiedsbrief:

> „Liebe Caren,
>
> ich habe in den 33 Jahren vor Deiner Geburt nicht so viel gelernt wie in der Zeit mit Dir. Du hast mir gezeigt, daß Zeit nicht die Qualität des Lebens ist, sondern die Tiefe des Erlebens. Du hast mich gelehrt, daß in der Geduld mit sich und anderen Tiefe erst möglich ist und daß Behinderung relativ ist, gemessen an dem Grad der eigenen Behinderung. Mit der Weisheit eines Kindes und mit Deinem aufmerksamen Blick ließest Du mich innehalten in der Hetze des Lebens. Deine Lebensbejahung, Fröhlichkeit und Unbefangenheit waren eine Herausforderung für mich und andere. Selbst im Tod sah ich Deine Ruhe und Würde und fühlte mich von Dir getragen."

Der plötzliche Tod meiner Tochter glich einer Amputation. Der Strom der Fürsorge, Verantwortlichkeit und des aktiven Liebens wurde jäh abgeschnitten. Es war ein Gefühl des „Nichts-tun-Könnens", der ohnmächtigen Hilflosigkeit. Diese Resignation beschreibt ein Vers, den ich kurz nach Carens Tod schrieb:

„Haltung
Sich selbst halten müssen und doch wünschen
gehalten zu werden
Aushalten müssen als Bürde des Lebens
Mithalten müssen oder wollen – aber womit?
Enthalten in einem Kopfschütteln erstarren
Erhalten den Rest der noch bleibt
Behalten die Erinnerung
und dabei noch sich und andere
liebhalten können
Haltung"

In dieser Situation war für mich eine Begleitung wichtig, die mir half, jenen Weg zu gehen, den mir niemand abnehmen konnte.

Heute, nach zweieinhalb Jahren, bin ich durch diese Begleitung, die ich noch näher beschreiben werde, in einer Situation, die ich versucht habe in ein Bild zu bringen.

„Würde ich Dich beschreiben, ‚Trauer', wärst Du eine schattenhafte, schwarze Gestalt.

Ich habe mit Dir gelebt, seit ich geboren bin, aber in den letzten zweieinhalb Jahren haben wir miteinander gerungen und Du hast Deine Gestalt verändert.

Immer wenn ich nach dem WARUM fragte:
– Warum nicht ich, sondern Caren?
– Warum so und nicht anders?
– Warum nicht noch ein paar Jahre?
– Warum, warum, warum ...?
dann wurdest Du groß, größer als ich – übermächtig!

Aber wenn ich nach dem WAS fragte:
– Was ist an Intensität geblieben, an Erinnerung, an Wachstum?
– Was hat das Geschehene, was hat Caren mir sagen wollen?
– Was bedeutet es für mein zukünftiges Leben?
– Was ist an den abgebrochenen Stellen an neuen Trieben gewachsen?
dann wurdest Du kleiner, faßbarer – verhandlungsbereiter. Wir haben gekämpft und verhandelt – bis heute. Manchmal mehr und manchmal weniger.

Du kommst immer noch unangemeldet, überraschend. Aber wir haben uns angefreundet und Kompromisse geschlossen. Ich habe Dich akzeptiert als meinen Wegbegleiter, der mich auch an die Wurzeln erinnert und mich mahnt:

- nicht im Leid stecken zu bleiben, in dem ich Trauer als Schutzschild vermarkte
- in Liebe loszulassen, was nicht zu halten ist
- die Qualität von Freude und Leid zu erkennen und das daraus entstehende Wachstum als Geschenk zu begreifen.

Mein Weg aus der Erstarrung in den Prozeß des Wachstums war mir nur möglich, indem ich mich nach Dir umdrehte, Dich ansah, mich dir stellte und so versuchte, Dich zu begreifen."

Als ich versuchte zu erklären, was ich unter Begleitung verstehe, fiel mir ein Wort von Maria Montessori „Hilf mir, es selbst zu tun" ein, hier gemeint als pädagogisches Prinzip. Übertragen auf meine Situation beschreibt der erste Teil die Notwendigkeit der Hilfe: „Hilf mir" – auch als Hilfeschrei vorstellbar. Der zweite Teil: „es selbst zu tun" erklärt die Notwendigkeit der eigenen Bewältigung der Aufgabe, die nicht abgenommen werden kann.

Im nachhinein kann ich sagen, daß alles, was ich bewußt erlebt und gesehen habe, leichter zu verarbeiten war als die Dinge, in denen ich scheinbar geschützt wurde. So hielt mich z. B. ein Nachbar in dieser Nacht zurück, ich sollte nicht in dem Krankenwagen mitfahren. Dies führte dazu, daß ich sehr lange darüber grübelte, was wohl passiert war, und ich hatte Schuldgefühle, nicht bei Caren gewesen zu sein. Bis heute habe ich noch Schwierigkeiten einen Krankenwagen mit Blaulicht an mir vorbeifahren zu sehen. Ich bin dann oft wie gelähmt. Dies wurde erst besser, als ich mir noch einmal einen Krankenwagen bei einem Tag der Offenen Tür genau ansah.

Demgegenüber stehen viele positive Beispiele der Begleitung. Ich bin heute sehr froh darüber, daß ich im Notfallraum der Klinik die Wiederbelebungsversuche an meiner Tochter miterleben konnte. So hatte ich die Gewißheit, daß alles für sie getan wurde.

Die Möglichkeit, mein Kind zusammen mit meinen Freunden noch eine ganze Nacht in einem würdevollen Raum im Krankenhaus sehen zu können, war ein weiteres hilfreiches Erleben. Wir hatten die Sicherheit der Seelsorgerin, die uns die Angst vor der Konfrontation mit dem Tod nahm, waren bei meiner Tochter, konnten sie ansehen und verstehen lernen, daß dieses Ereignis ähnlich der Geburt etwas Größeres war, unbegreiflich und dennoch real.

In den folgenden Tagen zeigte ich aufgrund des Schockes eine nervöse Aktivität. Die Krankenhausseelsorgerin und der Bestatter ließen mir Zeit zu entscheiden, wie und unter welchen Umständen das Begräbnis stattfinden sollte. Ich hatte eine ganze Woche, um Caren zu sehen, war noch ganz in meiner Mutterrolle und sagte immer: „Ich muß Caren besuchen." In meinem Bedürfnis nach Eigentätigkeit bat ich, die Urne selbst töpfern zu dürfen. Bei dieser Arbeit konnte ich nachdenken, noch etwas für meine Tochter tun und die Verzweiflung in den Ton kneten. Ich hatte genaue Vorstellungen über die Art der Trauerfeier und hatte das Glück, in dem Pfarrer, der Caren auch getauft hatte, einen aufgeschlossenen Menschen zu finden.

Ich hatte das Gefühl, auch mit verworrenen Gedanken angenommen zu werden. Erfahrungen wurden an mich weitergegeben, aber nicht dogmatisiert. Dies gab mir Vertrauen, Vertrauen in dem Gefühl, daß versucht wurde, meinen Vorstellungen zu folgen, mich zu verstehen. So war es mir möglich, Vorschläge anzunehmen und sie zu bejahen. Ich bekam Mut, meiner Überaktivität, meinem „Nichtwahrhabenwollen" einfach Raum zu geben, in dem Wissen, es wird gehört und akzeptiert und so mitgetragen. Das hat mir bis heute das Gefühl gegeben, noch vieles erledigen zu können, nichts versäumt und nichts offengelassen zu haben. Dadurch war Abschied möglich – als Lösungsprozeß.

Wenn ich an diese wichtige erste Zeit zurückdenken, erinnere ich mich noch an jede Kleinigkeit. An die herzlichen Worte der Aufnahmeschwester im Krankenhaus, an die ermutigende Toleranz des Pfarrers, an manchen freundlichen Anruf von Freunden und an die persönliche Art, wie der Bestatter über mein Kind sprach und mich bei meinen Besuchen begleitete. Er gab mir das Gefühl, einen wertvollen Menschen zu beherbergen und nicht eine tote Hülle. Das Wissen, daß meine Tochter in Würde beerdigt wurde, und das Verständnis in der Wahrung einer persönlichen, individuellen Atmosphäre lassen mich dankbar zurückblikken. Unter Würde verstehe ich z. B. nicht eine Aufbahrung in Pomp, Spitze und luxuriös ausgestatteten Räumen, als Beweisführung und somit Vermarktung von Trauer, wie ich sie bei Todesfällen von anderen Bestattungsinstituten erlebt habe.

Das Zusammenspiel von professionellen Begleitern, Seelsorgerin, Bestatter und Pfarrer und deren übereinstimmende Einstellung von Sterbebegleitung in der guten Zusammenarbeit und meine Freunde halfen mir, Ordnung in meine Verwirrung zu bringen. Um zu erklären, wie hilfreich auch die Freunde sein können, will ich eine kleine Geschichte erzählen.

Wenige Tage vor der Urnenbeisetzung sprach ich mit einem Freund und erzählte ihm in meiner Verzweiflung, ich würde am liebsten nach der Beisetzung die Urne vom Friedhof klauen, in dem Gefühl, Caren immer bei mir haben zu können. Der Freund sagte: „Gut, erzähl mir, wie du dir das vorstellst.“ Ich argumentierte, daß es in anderen Ländern erlaubt sei, die Urne zu behalten, wetterte über die Rechtsprechung und machte einen Plan. Am Ende des Gesprächs, in dem er mir geduldig zugehört hatte und einige Fragen der Vor- und Nachteile stellte, war mir klar, daß ich gar kein Interesse an der Durchführung dieses Plans hatte. Es war die Angst, nun auch noch das Letzte hergeben zu müssen. Nach dem Gespräch konnte ich dies tun. Ich hatte mich entschieden und bin heute froh, die Grabstelle zu haben und nicht stündlich durch den Anblick der Urne daran erinnert zu werden. Hätte der Freund diese Auseinandersetzung durch Intoleranz vermieden, hätte ich sie nicht wirklich hergeben können.

Abschließend möchte ich noch einige Worte zu meinem Leben schreiben, wie es heute ist. Ich kann lachen und habe Freude am Leben. Selbst mich traurig stimmende Feste, wie Weihnachten, haben eine andere Intensität. In manchen Dingen bin ich nicht mehr objektiv. Wenn ich z. B. Kinder (in der Überzahl) zugestöpselt mit Schnullern, Keksen oder Teeflaschen bewegungslos in ihren Buggys sitzen sehe oder Eltern, die Kindern keinen Raum zum Ausdruck geben oder nicht zuhören, könnte ich wild werden und auf sie losgehen. Schreiende Kinder in Kaufhäusern, überfordert durch Lärm, Licht und Menschen, verursachen mir körperliche Schmerzen. Aber dadurch entsteht auch die Wut, die mich zum

Weitermachen drängt, im Beruf und im privaten Bereich. Mein Blick für das Wesentliche ist schärfer geworden und dadurch entstehen neue Begegnungen. Ich habe durch Körperarbeit und eine Ausbildung zur Atemtherapeutin meine Entwicklung beschleunigt, um wieder ja sagen zu können. Atmen und Entspannung läßt Leben fließen, Verkrampfung ist wie Sterben.

Manchmal bin ich so müde, daß ich ohne erkennbaren Grund Tage durchschlafen könnte. Trauern ist auch Arbeit, erfordert Kraft. Eine Tür, die ich einmal geöffnet habe und durch die ich den Raum gesehen habe, kann ich nicht wieder schließen. Das Geschehene kann ich nicht verdrängen, sondern es stellt mich vor neue Türen. Ich denke, Trauer jeder Art braucht Zeit.

Wenn Kinder sterben

Von Verena Kast

Kinder sind ein Versprechen für die Zukunft

Eine Mutter, die vor sieben Jahren ihr damals fünfjähriges Kind verloren hatte, sagt noch heute: „Ich denke immer noch an dieses Kind. Es beschäftigt mich noch immer. Unsere anderen Kinder machen uns viel Freude, sie scheinen das Ganze auch besser verkraftet zu haben als wir. Aber mein Mann und ich, wir kommen nie wirklich darüber hinweg. Es ist wie eine Wunde, die sich nie richtig schließt. Ein Kind dürfte doch einfach nicht sterben. Wir fragen uns heute noch, ob wir nicht doch besser hätten aufpassen können (das Kind lief in ein Auto hinein) oder ob wir für etwas gestraft werden sollten."

In der Aussage dieser Mutter ist vieles enthalten, was ich als Psychotherapeutin im Zusammenhang mit dem Verlust von Kindern immer wieder zu hören bekomme. Der Tod eines mit uns in irgendeiner Weise verbundenen Menschen ist immer schwer zu akzeptieren. Den Tod eines Kindes können wir aber fast nicht verkraften.

Wir wissen, daß alte Menschen sterben. Auch das erfüllt uns mit Trauer; aber wir können akzeptieren, daß das der Gang des Lebens ist. Da ist ein erfülltes Leben, der alte Mensch ist vielleicht gar in einem guten Sinne lebenssatt, und dann stirbt er. Der Kreislauf seines Lebens hat sich geschlossen, das Leben ist ein abgerundetes Ganzes. Dennoch haben die Zurückbleibenden die Beziehung zu ihm und die daraus erwachsenden Möglichkeiten und Probleme, wie sie waren, verloren; sie müssen sich von diesem Verstorbenen in einem Trauerprozeß ablösen.

Gerade dieses Gefühl des abgerundeten Lebens fehlt uns natürlich, wenn ein Kind stirbt. Da wird ein Leben, von dem wir denken, daß es sich entfalten können müßte, ein Leben in der Phase des Aufbrechens, bereits wieder gelöscht, manchmal sogar schon im Mutterleib. Und die ganze Zukunft, die wir mit diesem Kind verbinden, kann nicht gelebt werden. Das widerspricht unserer Vorstellung von der Zeit des Todes. Wir sprechen deshalb auch vom „Tod vor der Zeit" und meinen damit nicht nur den Tod von Kindern, sondern auch den Tod von erwachsenen Menschen, der uns zu früh einzutreten scheint.

Kinder sind ein Versprechen für die Zukunft, und sie haben im allgemeinen auch die Zukunft vor sich, ihnen „gehört die Zukunft". Das ist auch daran ersichtlich, daß sich schon um das Kind im Mutterleib viele Phantasien ranken, Phantasien, die dann im Laufe des realen Lebens des Kindes mit seinen realen Möglichkeiten zusammenprallen. Aber auch im Umgang mit Kindern fällt immer wieder auf, daß nicht so sehr von der Vergangenheit gesprochen wird, sondern von der Zukunft. Wir fragen, wie das Kind sich einmal sein Leben vorstellt, wir fragen es nach seinen Visionen von seinem zukünftigen Leben. Mit der Zukunft, die die Kinder verkörpern, sind Hoffnungen verbunden, ausgesprochene und unausgesprochene. Sehr oft hoffen wir doch, daß im Leben der Kinder sich erfüllt, was uns versagt geblieben ist. Auch möchten wir durch unsere Kinder hindurch weiterleben, wenn wir einmal gestorben sind.

Wenn ein Kind stirbt, sterben alle diese Hoffnungen mit, die Hoffnungen, die wir für das Kind hatten, die Hoffnungen, die wir für uns mit der Existenz des Kindes verbunden haben. Wir sind sehr getroffen in unserem Weltverständnis, das dem Kind die Zukunft, das Gestalten der Zukunft zugesteht, das es als Träger von einer Fülle von neuen Lebensmöglichkeiten sieht, die dann, in der Auseinandersetzung mit dem realen Alltag des Kindes, die Gestalt seines je eigenen Lebens annehmen. In dieser unserer ganzen menschlichen Gewißheit, daß Anfangssituationen sich entfalten dürfen, werden wir verunsichert, wenn ein Kind stirbt, es gibt uns ein Gefühl der Ungerechtigkeit, vielleicht sogar der Wut auf ein Leben, das Kinder sterben läßt. Natürlich wissen wir, daß Menschen zu jeder Zeit ihres Lebens sterben können; aber stillschweigend nehmen wir doch an, daß es dann sein wird, wenn sie alt und lebenssatt sind.

Sterben Kinder, dann haben wir den Eindruck, daß etwas nicht stimmt, vielleicht auch, daß wir etwas falsch gemacht haben. Wir beginnen, unsere Schuld an diesem Tod zu suchen. Es gehört ja auch zu unserem Leben, daß wir Kinder schützen, daß wir diese aufbrechenden Lebensmöglichkeiten sorgsam hüten, dem Kind auch vermitteln, wo ihm Gefahren drohen. Aber auch dann, wenn ein Kind etwa an einer Krankheit stirbt, vor der wir es nach menschlichem Ermessen nicht schützen konnten, fragen wir uns, was wir falsch gemacht haben, oder wir fühlen uns bestraft.

Dazu noch einmal die Mutter, die ich eingangs zu Wort kommen ließ: „Man muß doch irgendeine Erklärung dafür haben, wenn ein Kind stirbt. Ich fühle mich einfach bestraft. Man hat mir das Kind weggenommen. Ich fühlte mich nicht vom Autofahrer bestraft, der konnte nichts dafür – und der ist auch bestraft. Dem geht es auch heute noch nach. Ich fühle mich vom Schicksal bestraft, oder von Gott. Aber ich weiß heute noch nicht, wofür. Die Strafe steht in keinem Verhältnis zu den Vergehen, die ich in meinem Leben begangen habe."

Wir können nicht akzeptieren, daß ein Leben auch früh abgerundet sein kann, und deshalb suchen wir Sinnzusammenhänge. Und da offenbar als Strafe erlebt werden kann, wenn einem ein Kind durch den Tod weggenommen wird, so wie man uns als Kinder zur Strafe vielleicht auch etwas weggenommen hat, wird ein Grund gesucht, warum man bestraft werden sollte, wird eine Macht gesucht, die bestraft, sucht man Gründe bei sich, womit man eine Strafe verdient hat. Das zeigt, wie sehr uns ein solcher Verlust quält, aber auch, wie sehr wir einer Erklärung bedürfen, um den Sinn eines solchen Todes zu verstehen, anders ausgedrückt: wie unsinnig er uns erscheint.

Diese Reaktion zeigt uns aber auch, wie sehr wir uns für unsere Kinder verantwortlich fühlen, wie sehr wir eine Verantwortung übernehmen, die unsere Kräfte weit übersteigt. Bestimmt ist es unsere Aufgabe, die Kinder zu schützen; aber es liegt niemals in unserer Hand, sie vor allem zu bewahren. Wir wissen auch letztlich nie, was ihr Schicksal ist. Das Erleben, daß ein Kind vor der Zeit stirbt – nach unserem Ermessen –, daß hier ein Mensch stirbt, mit dem man noch vieles erleben möchte, mit dessen Leben man immer mehr noch verwachsen möchte, aber auch, daß hier ein Mensch stirbt, der das in ihm angelegte Leben noch gar nicht zur Entfaltung gebracht hat, macht es so schwierig, den Verlust eines Kindes zu betrauern. Die fast immer damit verbundenen Schuldgefühle – schuldig bleiben wir einander stets etwas –, die dazukommen, machen es fast unmöglich, in den Verlust einzuwilligen. Das bedeutet aber auch, daß immer ein Schatten über unserem Leben hängt, daß dieser Verlust uns innerlich immer bestimmt.

Der Prozeß der Trauer

In einem Trauerprozeß, wie er üblicherweise beobachtet werden kann, folgt einem ersten Erstarrtsein über den Verlust, einer Phase, in der man den Verlust als unwirklich abtut, eine Phase, in der die verschiedensten Emotionen aufbrechen: Schmerz über den Verlust, Wut, Gefühle der Angst und der Schuld, aber auch Gefühle der Liebe zum Verstorbenen. Diese Phase kehrt immer einmal zyklisch wieder. Sie mündet in eine dritte Phase, in der man herauszufinden versucht, was durch das Leben mit dem Verstorbenen im eigenen Leben sich verändert, was der verstorbene Mensch in unser Leben gebracht, was er aus uns herausgeliebt hat. Dazu ist es notwendig, daß wir uns den Lebensweg, den wir mit einem Verstorbenen gegangen sind, in unserer Erinnerung zurückrufen, mit den Schwierigkeiten, mit den besonders geglückten Begegnungen, aber auch mit dem gelebten Alltag. In dieser Phase werden auch Wünsche, die der Verstorbene uns eigentlich erfüllen sollte, deutlich als eigene Wünsche erlebt, die wir vielleicht auch selbst erfüllen sollten.

Hier stellt sich beim Betrauern des Verlustes eines Kindes ein sehr großes Problem: Wir können unmöglich diese ganze Hoffnung auf die Zukunft, die wir mit dem Leben eines Kindes verbinden, in unserem Leben selbst einlösen; denn das Kind ist ja das Versprechen für einen Neubeginn des Lebens, der für die Eltern in dem Maße nicht mehr möglich ist.

Aus dieser Situation heraus wird recht oft die Hoffnung auf einen Neubeginn dann auf ein anderes Kind übertragen. So erzählt ein 45jähriger depressiver Mann: „Ich hatte einen Bruder, der starb mit drei Jahren an einer geheimnisvollen Krankheit.

Kurz darauf wurde die Mutter mit mir schwanger. Ich erlebte von frühester Kindheit an, daß ich immer mit dem verstorbenen Bruder verglichen wurde, immer wurde mir gesagt, er wäre so viel fröhlicher, so viel mutiger, so viel intelligenter als ich gewesen. Noch heute kommt es mir vor, als hätten die Eltern für diesen wunderbaren Bruder, der ihnen genommen wurde, einen schlechten Ersatz bekommen."

Das ist eine Erfahrung, die oft geschildert wird. Ein Kind ist gestorben, die Eltern bekommen wiederum ein Kind, sind glücklich darüber, erwarten dann aber unbewußt, daß dieses Kind das verstorbene ersetzt, und lassen dem nachgeborenen Kind nicht die Möglichkeit, sein eigenes Wesen wirklich zu zeigen, das ja durchaus sehr verschieden sein kann von dem des verstorbenen Kindes. Das bedeutet aber für ein Kind, daß es von Anfang an nicht es selbst sein darf.

Dazu kommt, daß bei der Trauer um Kinder sehr oft auch gerade in dieser dritten Phase, in der es darum ginge, Schwierigkeiten, die man mit einem Kind gehabt hat, sich noch einmal bewußt einzugestehen, gerade das nicht zugelassen wird. Noch deutlicher und vor allem länger als in den Trauerprozessen um erwachsene Menschen wird das verstorbene Kind idealisiert, sieht man, ist es einmal tot, nur noch seine besten Seiten. Auch werden Verstorbene ja nicht mehr älter: Das bedeutet in dem geschilderten Fall, daß der quengelnde Dreizehnjährige mit dem in der Erinnerung nur sonnigen Dreijährigen verglichen wurde. Der Mann erinnert sich daran, wie sein Vater ihm einmal, als er in der Pubertät einen Anflug von Revolte zeigte, sagte: „Peter (Name des verstorbenen Bruders) hätte uns in der Pubertät niemals diese Schwierigkeiten gemacht. Mit ihm wäre alles glatt verlaufen, er hätte meine Interessen geteilt, hätte mir bei meinen Arbeiten geholfen." Solche Aussprüche, die den Analysanden hilflos machten, ohnmächtig und wütend zugleich, zeigen, wie sehr ein verstorbenes Kind in der Phantasie mitlebt, wie sehr aber auch die idealisierte Erinnerung eine phantasierte Entwicklung bestimmt.

Auch bei Eltern, die ein nächstes Kind zum Ersatz für ein verstorbenes Kind erklären, findet nicht wirklich eine Ablösung statt, wird letztlich nicht in den Verlust eingewilligt. Dieses Einwilligen in den Verlust ist aber eine Voraussetzung dafür, daß Eltern sich wirklich ablösen können, daß die verstorbenen Kinder auch wirklich losgelassen werden können. Das meint natürlich nicht, daß sie dann vergessen sind. Verstorbene Kinder, die vergessen sind, sind Anzeichen dafür, daß man dieses schreckliche Erlebnis einfach verdrängt hat, abgespalten hat als etwas, von dem man nicht sprechen, was man eigentlich gar nicht wissen darf. Da erfahren dann plötzlich erwachsene Kinder, daß sie eigentlich noch eine Schwester gehabt haben, daß sie aber „vor ihrer Zeit" gestorben ist. Natürlich spielen auch diese verschleierten Verluste, mehr noch als die, von denen man sich nicht lösen kann, eine große Rolle im Leben der Familien. Da ist ein belastendes Geheimnis, das nicht offengelegt wird – und das stört.

Der Tod eines Kindes, ob man sich nun vom Kind ablösen kann oder nicht, belastet immer den Umgang mit den lebenden Kindern. Diese werden besorgter behandelt, als wenn die Familie keinen Verlust eines Kindes kennt. Das kann sich natürlich positiv auswirken, kann aber auch dazu führen, daß zuviel Besorgtheit und damit auch zuviel Ängstlichkeit in die Beziehung zu den Kindern hineingetragen wird. Von den Eltern her verständlich aus der Sorge heraus, ihre Kinder noch besser schützen zu wollen. Von den Kindern her wird diese Ängstlichkeit als für sie hemmend empfunden, sie erleben, daß man im Leben immer aufpassen muß, daß man sich nicht einfach einmal dem Leben hingeben darf.

Das ist wohl die schwerstwiegende Folge des Verlustes eines Kindes für die Geschwister dieses Kindes: Sie erfahren sehr früh, daß es Tod gibt, auch für sie als Kinder, nicht nur für erwachsene Menschen, sie spüren eine Bedrohung, die das Vertrauen ins Leben erschwert.

Der frühe Tod von Kindern

Eine junge Frau hatte in der zwanzigsten Schwangerschaftswoche eine Fehlgeburt. Sie war sehr enttäuscht, hatte sie sich doch das Kind sehr gewünscht. Sie schämte sich aber auch, weil sie das Gefühl hatte, als Mutter versagt zu haben, nicht einmal fähig zu sein, ein Kind lebendig auf die Welt zu bringen. Das Kind hatte sie nicht gesehen. Man wollte sie offenbar nicht mit dessen Anblick konfrontieren, man wollte sie schonen. In der Folge begann sie immer mehr, sich mit diesem verlorenen Kind zu beschäftigen. Sie hatte sich während der Schwangerschaft schon immer das Kind vorgestellt, wie es in ihr wuchs, hatte schon viele Phantasien darüber, wie das Leben mit diesem Kind sein sollte. Sie freute sich nicht nur auf das Kind, sie hatte auch Angst vor den Veränderungen, die sich ergeben würden. Sie fragte sich, wie dieses Kind dann wohl aussehen werde. Ihr Mann und sie holten die eigenen Kinderbilder hervor und beschäftigten sich indirekt auch mit der frühesten Zeit ihres eigenen Lebens und dem des Partners.

Jetzt – nach dem Verlust – wußte sie plötzlich nicht mehr so recht, wie sie sich dieses Kind vorstellen sollte. Sie hatte den Eindruck, alles um dieses verlorene Kind sei so irreal geworden. Ein Jahr später wurde sie wieder schwanger. Da wurde sie plötzlich von Ängsten geplagt, sie könnte ein Monstrum im Bauch haben, ein ganz und gar anormales Kind. Mit diesen Ängsten kam sie in die Therapie. Jetzt erst wurde deutlich, daß sie das Kind, das sie verloren hatte, in ihrer Phantasie als etwas Monströses sah, als etwas Geheimnisvolles, Unheimliches, Erschreckendes. Hätte sie das tote Kind gesehen, hätte ihre Phantasie einen realen Ansatzpunkt gehabt, hätte sie wohl auch bewußter Abschied nehmen können. Nun aber fixierte sich die Angst davor, daß sie das Kind wiederum verlieren könnte, in diesen Bildern von einem Monstrum, die sie natürlich wiederum erschreckten. Solche Erfahrungen, die nicht vereinzelt dastehen, regen an, Müttern Gelegenheit zu geben, auch ihre totgeborenen Kinder zu sehen, um von ihnen Abschied nehmen zu können.

Das gilt ebenso, wenn ein Kind bei oder kurz nach der Geburt stirbt. Eine Mutter, die drei lebende Kinder hat, deren erstes Kind aber tot geboren worden ist, sagt noch fünfzehn Jahre nach dieser Totgeburt bedauernd: „Ich sehe nur ein Kindersärglein vor mir, wenn ich an mein erstes Kind denke, und ich weiß heute eigentlich noch nicht, ob das Kind wirklich gestorben ist, oder ob man es mir einfach entführt hat."

Das ist ein deutlicher Hinweis darauf, daß diese Frau nicht wirklich trauern konnte; sie ist in der Trauer um dieses Kind in der ersten Trauerphase geblieben, in der das Gefühl dominiert, der Verstorbene sei gar nicht tot. Wenn nicht Abschied genommen werden kann, wenn das tote Kind nicht erlebt werden kann als totes Kind, dann bekommt es keine Realität. Die konkrete Realität ist hier auf den Kindersarg übertragen worden, den die Mutter gesehen hat. Auch sie hätte es wohl viel leichter gehabt, hätte man ihr das tote Kind gezeigt und hätte man sie sich zusammen mit ihrem Mann von ihm verabschieden lassen.

Natürlich ist der Moment, wenn Eltern ihr totes Kind sehen, sehr schmerzhaft. Aber hier setzt ein heftiger Trauerprozeß ein, der mithilft, den Verlust zu verarbeiten. Hier werden Eltern auch damit konfrontiert, daß das Kind wirklich tot ist, hier können sie auch liebevoll Abschied nehmen. Wenn Eltern die totgeborenen Kinder nicht gezeigt werden, dann hängt das damit zusammen, daß man sie schonen, daß man ihnen diesen schmerzhaften Moment ersparen will. Diesen Schmerz kann man ihnen aber nicht ersparen, mit dieser Schonhaltung schafft man ihnen im Gegenteil viele Probleme für die nachfolgende Trauerarbeit, die für die psychische Gesundheit sehr wichtig ist.

Die Eltern des verstorbenen Kindes

Man sollte meinen, daß das Erlebnis des Todes eines Kindes die Eltern in ihrem Leiden noch mehr zusammenwachsen lassen müßte. Sehr oft tritt jedoch das Gegenteil ein. Der Verlust belastet zusätzlich die Partnerschaft.

Dazu ein Beispiel: Eine Frau kommt in Therapie, weil sie von Zeit zu Zeit ein körperlich nicht erklärbares Zittern am ganzen Körper befällt. Auf den großen zeitlichen Abstand der Geburt ihrer beiden Kinder angesprochen, erzählt sie davon, daß sie vor vielen Jahren ein Kind verloren hat. Es war ein besonders lebhaftes und trotziges Kind gewesen, das ihr viel Mühe bereitet hatte, im Gegensatz zu einem älteren Geschwister, das sehr gefügig gewesen sei. Dieses Kind habe sich auf einem Spaziergang auf einer wenig befahrenen Straße von ihrer Hand losgerissen, da sei gerade ein Motorrad gekommen und habe das Kind gestreift. Es fiel so unglücklich mit dem Kopf auf den Randstein, daß es auf der Stelle tot war. Aber das sei jetzt ja schon Jahre her. Sie habe dann auch noch einmal ein Kind bekommen. Bloß die Beziehung zu ihrem Mann habe sich seither massiv verschlechtert, sie hätten sich kaum mehr etwas zu sagen.

In einem Gespräch mit dem Paar stellte sich heraus, daß der Mann der Ansicht war, er habe um das Kind getrauert, für ihn sei das alles vorbei; seine Frau sei damals wie versteinert gewesen, es sei schon denkbar, daß sie noch trauern müßte. Ich bat die beiden, Fotos von diesem Kind zu den Gesprächen mitzubringen. Es gab keine Fotos bei ihnen im Haus, sie hatten sie nach der Beerdigung verbrannt. Eine Großmutter hatte Fotos. Die beiden sahen die Fotos an – eines, auf dem das Kind freudestrahlend auf den Vater zulief. Da brach es aus dem Vater heraus: „Du hast nicht aufgepaßt, dieses Kind war mein ein und alles, du hast es mir nicht gegönnt, du hast genau gewußt, was es für mich bedeutet hat. Du bist schuld daran, daß das Kind gestorben ist."

Durch diesen Ausbruch wurde deutlich, daß der Tod dieses Kindes zwischen den beiden stand, daß der Mann aber auch mit einer ungeheuren Härte die ganze Schuld am Tod des Kindes seiner Frau zuschob, ihr eigentlich zu verstehen gab, daß sie aus Eifersucht nachlässig gewesen sei.

Für die Frau war dieser Ausbruch ihres Mannes entlastend und belastend zugleich. Entlastend, weil endlich die „frostige Wand" zwischen ihnen nicht mehr bestand; belastend, weil sie alle Schuld am Tod des Kindes zugeschoben bekam. Sie wehrte sich dagegen, räumte aber ein, daß es für sie schwer gewesen sei, sich in dieses Kind einzufühlen, daß sie wirklich manchmal eifersüchtig gewesen sei auf ihren Mann, der so viel besser mit diesem Kind als mit ihr habe umgehen können. Wenn sie jetzt zurückdenke, dann denke sie auch, sie hätte wohl noch mehr aufpassen müssen; aber sie habe doch an nichts Böses gedacht. Während die Frau dies sagte und Schuldgefühle formulierte, die sie jahrelang einsam mit sich herumgetragen hatte, saß der Mann unbewegt da und formulierte immer wieder, fast versteinert: „Das gibt es einfach nicht. Man muß immer aufpassen, du hast es absichtlich getan."

Ich deutete ihm seine unmenschlich fordernde Haltung der Frau gegenüber als Ausdruck seines großen Schmerzes, den er nicht zulassen könne; es könne doch nicht sein Ernst sein, daß er meine, daß man ein so lebendiges Kind immer unter Kontrolle halten könne. Und die Frage von Leben oder Sterben könne auch nicht nur eine Frage der Kontrolle sein. Da brach wieder der Schmerz aus ihm heraus, diesmal drückte er aber vor allem aus, was er alles mit diesem Kind verloren hatte. Für ihn war das Kind die Verkörperung eines Lebensmutes, den er bei sich immer vermißte und der auch ihn erfaßte, wenn er mit dem Kind beisammen war. Auf diesen Ausbruch hin suchte die Frau auch nicht mehr Schuldgefühle, sondern begann ebenfalls, von diesem Kind zu erzählen. Auch sie redete sich in Begeisterung hinein. Jetzt betrachteten sie miteinander die Fotos, fingen an, einander zu erzählen: „Weißt du noch ..." Viele Erlebnisse mit dem Kinde wurden lebendig, viele Schwierigkeiten auch, die sie mit ihm hatten. Bei diesem Erinnern stellte sich dann heraus, daß die Mutter auch sehr viel Freude an diesem für sie schwierigen Kind gehabt hatte und der Vater durchaus auch Schwierigkeiten, trotz der großen Freude.

Als dem Mann auch emotionell einfühlbar geworden war, daß seine Frau genauso wie er sehr viel mit diesem Kind verloren hatte, hörte er auf, ihr immer wieder zu sagen, daß sie schuld sei an allem. Sie konnten einander versichern, daß *beide* sehr viel verloren hatten, und den Schmerz darüber zulassen. Jetzt konnten sie miteinander weinen, mußten ihren Schmerz nicht gegeneinander abschirmen. In einer nächsten Phase versuchten sie herauszufinden, was dieses Kind in der kurzen Lebenszeit, die ihm vergönnt war, in den Eltern alles bewirkt, alles verändert hatte. Den beiden wurde dabei bewußt, daß das Kind am ehesten mit ihnen weiterlebt, daß sein Leben am sinnvollsten noch ist, wenn sie das, was das Kind in ihnen ausgelöst hat, so gut wie möglich in ihrem Leben mitleben lassen.

Der Schmerz der Geschwister

Bei einem so frühen Tod verlieren nicht nur Eltern ein Kind, Geschwister verlieren dann den Bruder oder die Schwester. Der achtjährige Heinz hatte Leukämie. Er starb, als er zehn Jahre alt war. Er hatte einen älteren Bruder und eine jüngere Schwester. Während der Krankheit begannen die Geschwister, mit heftiger Eifersucht auf den Bruder zu reagieren. Auf ihn wurde Rücksicht genommen, er bekam Geschenke von allen möglichen Seiten, sie nicht. Sie mußten immer in die Schule gehen, er nicht. Seinetwegen waren die Eltern ständig bedrückt, wurden Ferienpläne kurzfristig geändert und so weiter. Es gab aber auch andere Situationen. Etwa: wenn Heinz seinen Geschwistern ein Lieblingsspielzeug „vererbte", falls er sterben sollte, und wenn alle drei darüber sprachen, wie es wohl im Himmel sein werde. Aber Heinz war den Geschwistern doch eher fremd geworden, sie gingen, sooft sie konnten, außer Haus und spielten mit anderen Kindern. Der ältere Bruder schloß sich dabei auffallend an einen Freund von Heinz an.

Als Heinz starb, atmeten die Geschwister innerlich auf und erinnerten die Eltern daran, daß sie jetzt wieder leben möchten wie eine normale Familie. Doch der größere Bruder bekam plötzlich Schuldgefühle. Mit seiner Großmutter sprach er darüber, daß er doch manchmal gewünscht habe, daß sein Bruder entweder wieder ganz gesund werde oder sterbe. Ob dieser Wunsch vielleicht schuld sei, daß Heinz gestorben sei? Die Großmutter nahm seine Sorge liebevoll auf, sagte ihm, daß solche Gedanken verständlich seien in dieser Situation, daß es auch einfühlbar sei, daß sie eifersüchtig auf Heinz gewesen seien, daß diese Wünsche aber sicher nichts zum Ausgang der Krankheit beigetragen haben ... Die Kinder wollten genau wissen, was mit Heinz im Grab nun weiter geschehe und wo seine Seele sein könnte ... Mit den Eltern sprachen sie erst sehr viel später über Heinz. Auffallend war, daß sie die Spielsachen, die ihnen Heinz vererbt hatte, mit größerer Sorgfalt behandelten als ihre eigenen. Der ältere Bruder behielt ein sehr nahes Freundschaftsverhältnis zum Freund des verstorbenen Bruders. Es sieht so aus, als würde dieser ihm seinen Bruder ersetzen. Das scheint ein bei Kindern sehr oft zu beobachtendes Verhalten zu sein – wie überhaupt auffällt, daß Kinder sich sehr dem Leben zuwenden, wenn der Tod in ihrer Familie erlebt wird. Es werden aber immer wieder auch Fragen nach dem verstorbenen Geschwister gestellt, Fragen danach, ob sie selbst ebenfalls in Gefahr sind zu sterben und so weiter.

Mir scheint wesentlich zu sein, daß man sich in der Familie mit diesen Fragen so intensiv wie möglich auseinandersetzt, auch wenn dies die Eltern, die selber noch unter dem Verlust leiden, zu überfordern scheint. Diese Fragen bieten der Familie als ganzer Gelegenheit, miteinander die Gefühle des Schmerzes immer wieder auszudrücken, aber auch Erinnerungen an das verstorbene Kind lebendig werden zu lassen. Zudem wird so den Kindern vermittelt, daß auch schwere Erlebnisse miteinander geteilt werden können – und dann doch etwas leichter zu ertragen sind.

Nie wieder*

Von Heidi Barte

Nie wieder Sommersprossen im April
nie mehr laute Fröhlichkeit – alles ist still.
Nie wieder Haare wie ein reifes Weizenfeld
Du fehlst mir so auf dieser Welt.
Nie wieder Deine Augen sehen, blau und riesengroß
nie wieder ein Kind auf meinem Schoß.
Nie wieder einen Mund, der so selten schweigt
nie mehr eine kleine Hand, die mir eine Schnecke zeigt.
Nie wieder lauschen Deine kleinen Ohren
ich hab ein Stück von mir selbst verloren.
Nie mehr ein Kind, das ich gerade geweckt,
nie einen kleinen Bauch, der sich mir entgegenstreckt.
„Riechst Du nach Seife, kleiner Bauch?"
Ja, mein Sohn, die „Schnupperprobe" fehlt mir auch.
Nie mehr die kleinen Füße, die in Pfützen springen
und Schlaflieder brauch ich auch nie mehr singen.
Nie wieder backe ich Dir Hasentorte
nie wieder flüstern wir liebe Worte.
Nie mehr mit Dir um die Wette laufen
nie wieder kitzeln, toben und raufen.
Nie wieder Protest gegen kratzige Socken
auch nicht gegen den Kamm in den blonden Locken.
Nie wieder die Welt mit Kinderaugen sehn
nie mehr am Rand des Fußballfeldes stehn.
Nie wieder kleine Hand in meiner Hand
nie mehr Muscheln suchen am Strand.

* Für Nils, der mit 7 Jahren bei einem Verkehrsunfall starb, von seiner Mutter

Nie wieder Grasflecken in Deinen Sachen
nie mehr höre ich Dein fröhliches Lachen.
Nie mehr Sterne betrachten bei Nacht
nie mehr ein „Hast Du mir was mitgebracht?"
Nie wieder ein Kind auf der Hüfte tragen
nie mehr stellst Du neugierig Deine Fragen.
Nie wieder radeln wir durch den Wald
die Welt ist leer geworden und kalt.
Nie wieder in den Wolken Tiere sehen
nie mehr Deine Gedanken verstehen.
Kein Staunen mehr über soviel Fantasie
mir fehlt Deine Lebensphilosophie.
Nie wieder wünschen, planen und hoffen
Deine Zukunft ist nicht mehr offen.
Nie mehr die Sonne genießen und den Schnee
dieses „Nie wieder", das tut so weh.

Ich wünsche Dir eine heile Welt
eine Welt, wo der Starke den Schwachen beschützt
in der ein Lastwagen auch für ein Kind anhält
und nicht rück-sichts-los seine Stärke ausnützt.
Ich wünsche Dir Frieden, Freude und Glück
und wollte Dich so gerne großwerden sehen.
Warum dreht denn keiner die Zeit zurück?
Ich kann diesen sinnlosen Tod nicht verstehen!
Alles, was ich von Dir noch hab'
ist die Erinnerung und – ein Grab,
und die Hoffnung, daß es Dich irgendwo noch gibt,
weil nichts wirklich verloren ist, was man liebt.

Hilfe und Selbsthilfe für verwaiste Eltern und trauernde Geschwister

Von Mechtild Voss-Eiser

Wenn alles gutgeht ...

In seinem klassisch gewordenen und immer wieder zitierten Beitrag „Trauer und Melancholie" zeigte Freud bereits 1916, daß Depression – er nannte es Melancholie – eine pathologische Form der Trauer sei, die mit der normalen Trauer große Ähnlichkeit habe (Freud 1963). Im Hinblick auf die normale Trauer allerdings – und die ist es, die uns hier interessiert – betont er: „Es ist bemerkenswert, daß es uns niemals einfällt, die Trauer als einen krankhaften Zustand zu betrachten und dem Arzt zur Behandlung zu übergeben, obwohl sie schwere Abweichungen vom normalen Lebensverhalten mit sich bringt. Wir vertrauen darauf, daß sich nach einem gewissen Zeitraum überwunden sein wird, daß sich das Ich des Trauernden wieder frei der Welt zuzuwenden vermag (im Gegensatz zu dem des Melancholikers, das gedämpft, getrübt und unfrei bleibt) und halten eine Störung derselben (nämlich der Trauer) so für unzweckmäßig, ja für schädlich!"

Das heißt einmal, Depressionen und Verzweiflung werden beim Trauernden kommen und gehen, sie werden – wie es die große englische Psychoanalytikerin Lily Pincus formulierte – „wenn alles gutgeht, nach immer längeren Pausen für eine immer kürzere Dauer auftreten. Wenn die Trauernden dies akzeptieren und begreifen können, werden ihnen die Rückfälle weniger Schmerz und Angst verursachen" (Pincus 1982, 145 ff). Was aber bedeutet in diesem Zusammenhang „wenn alles gutgeht ..."? Soll das heißen, daß Zeit alle Wunden (letztendlich doch) heilt?

Über alle Gräber wächst zuletzt das Gras,
Alle Wunden heilt die Zeit, ein Trost ist das,
Wohl der schlechteste, den man dir kann ertheilen;

Armes Herz, du willst nicht, daß die Wunden heilen.
Etwas hast du noch, so lang es schmerzlich brennt;
Das Verschmerzte nur ist todt und abgetrennt.

So in zweifelnder Ironie der betroffene Vater, Friedrich Rückert, der in hunderten von Gedichten, in seinen „Kindertodtenliedern" verzweifelt gegen den Tod seiner beiden Kinder anschreibt.

Wird alles gutgehen, wenn der Verlust „verschmerzt" und der Trauernde möglichst bald „wieder der Alte" ist (der er sowieso nie wieder sein wird!) und zur „Normalität" zurückkehrt, er, der doch nicht nur zutiefst erschüttert, sondern in jeder Beziehung verrückt ist, „ver-rückt" wurde in all seinen Bezügen? Nein! Es *wird* vielmehr alles gutgehen, wenn und sofern die Fähigkeit zu trauern geweckt und die Möglichkeit, „den Trauervorgang zu vollenden", gegeben ist (Pincus 1982) oder wenn „Trauerarbeit" geleistet werden kann (Freud 1963). Was aber bedeutet das, und unter welchen Bedingungen ist dies möglich?

Bei allem Gewicht der „Stufen" und „Phasen", die der Trauernde in einem schmerzvollen und langen Prozeß durchlaufen muß (darüber besteht eine breite wissenschaftliche Diskussion, vgl. u.a. Parkes 1978, Bowlby 1983, Pincus 1982, Kast 1982 und in diesem Band S. 148ff.), und bei aller Bedeutung der von ihm zu bewältigenden „Traueraufgaben" (Worden 1987), eine der wichtigsten Voraussetzungen dafür, daß ein Mensch seinen Trauervorgang beenden kann, ist die, daß er in seiner eigenen Art und zu seiner eigenen Zeit trauern *darf!* Bojanovsky (1986, 26) bezeichnet in seinem Buch über Verwitwete einmal als den „Kern von Depressionen" nach dem Verlust eines Menschen das Nicht-traurig-sein-dürfen (etwas anderes übrigens als das Nicht-traurig-sein-können bei endogenen Depressionen).

Von daher halte ich es nach wie vor für eine der glücklichsten Formulierungen von Pincus, wenn sie als „erste therapeutische Aufgabe unserer Gesellschaft" dies bezeichnet: Trauer zu billigen, gutzuheißen und zuzulassen (Pincus 1982, 290). Das aber bedeutet: Wir alle sind als „Therapeuten" gefragt, ja gefordert. Es bedeutet: Sensorien dafür zu entwickeln, daß wir von trauernden Menschen umgeben sind, von Menschen, die auf dem langen und leidvollen Weg der Trauer und der Trauerbewältigung alleine gelassen sind, die als zutiefst trauernde Mitmenschen zwar oft selber nicht wissen, daß sie „traurig" sind und daß es nicht bewältigter Verlustschmerz ist, der sich in vielerlei körperlichen Gebrechen oder Beschwerden äußert.

Wir alle könnten Tröster sein

Aus welchen Berufen wir auch immer kommen mögen, wir alle könnten „Tröster", geborene Trauerbegleiter, einfühlsame Berater sein, zumal Menschlichkeit, Anteilnahme, Sympathie (im Sinn der griechischen Bedeutung des sym-pathein, des Mit-leidens) sich nicht „professionalisieren" lassen. Sorgfältig und mit Nachdruck sollte geprüft werden: Was kann jeder einzelne von uns lernen, um sensibler und fähiger zu werden, mit Trauernden umzugehen, mit einzelnen Hinterbliebenen oder mit Gruppen. Nicht nur „Mit Trauernden reden" (Hermann 1988), als ob die Nicht-Betroffenen sehr Entscheidendes zu „sagen" hätten. Vielmehr: Was können wir *tun* in der Praxis und auf breiter Basis? Gerade wenn uns abgrundtiefes Leid die Sprache verschlägt?

Damit bin ich bei meinem Anliegen, bei meinem beruflichen Engagement, und bei der Frage, welche Konsequenzen sich aus der Trauerforschung ergeben, ergeben müßten: für den einzelnen und für die Gesellschaft, für Einrichtungen des Gesundheitswesens, für psycho-soziale Dienste unterschiedlichster Art, für die Kirche bzw. für gemeindediakonische Dienste und Laieninitiativen.

In England umriß Colin Murray Parkes in seinem Aufsatz „Bereavement counceling: Does it work?" bereits vor 10 Jahren folgende drei Gruppen (Grundtypen), die bei der Begleitung von Trauernden bzw. in der Hinterbliebenenberatung eine Rolle spielen:

- die professionellen Dienste von ausgebildeten Ärzten, Schwestern, Psychologen, Therapeuten, Seelsorgern, Sozialarbeitern und anderen helfenden Berufen
- die Dienste von freiwilligen (ehrenamtlichen) Helfern bzw. Begleitern von Hinterbliebenen, die von Fachleuten ausgebildet oder unterstützt werden

– die Selbsthilfegruppen, in denen sich Trauernde stützen und trösten, sei es mit oder ohne fachlichen Beistand.

Es wird nachdrücklich darauf hingewiesen, daß die Fürsorge für die Verwaisten eine kommunale Verantwortung sei, der man sich nicht entziehen könne, nur weil sich der eine oder andere Trauernde in unserer Gesellschaft zwangsläufig in psychiatrische oder therapeutische Behandlung begeben müsse. Die Befugnisse und Möglichkeiten des Psychiaters oder Therapeuten seien streng begrenzt, betont Parkes (1983), und was er tun könne, unterscheide sich nicht wesentlich von dem, was jeder sensible, einfühlsame Mensch auch tun kann.

Trauerbegleitung ist demnach nicht notwendig Angelegenheit für Trauerspezialisten mit hochkarätiger therapeutischer Ausbildung, oder umgekehrt, eine therapeutische Ausbildung ist nicht zwingend Voraussetzung dafür, überhaupt mit Trauernden umgehen zu dürfen und zu können. Sollte sich so etwas wie ein neuer Berufszweig von „Trauerspezialisten" herausbilden – und einiges scheint darauf hinzudeuten, daß hier angesichts der geschilderten allgemeinen Schwierigkeiten im Umgang mit der Trauer eine „Marktlücke" gewittert wird –, so steht dessen Exklusivität jedenfalls in Frage, bevor er sich so recht etabliert hat! Da, wo man zu einer zu starken Professionalisierung neigt, steht man denn auch der Existenz von Selbsthilfegruppen zwangsläufig kritisch bis ablehnend gegenüber, sieht sie möglicherweise auf „falschem Wege ...", wird Funktion und Bedeutung von Selbsthilfe-Initiativen verkannt. Zukunftsweisender und angemessener erscheinen mir die Bemühungen, die, dem Ansatz von Parkes folgend, auf koordinierte Modelle zielen: professionelle Dienste *und* Begleiter, die von Fachleuten unterstützt oder ausgebildet werden, *sowie* Selbsthilfegruppen mit oder ohne fachlichen Beistand.

Auf die kritische Frage nach der Wirksamkeit seiner Beratung antwortete Parkes nach langjährigen Erfahrungen und nachdem er zu diesem Zweck eine Anzahl von Forschungsstudien unter die Lupe genommen hatte, die sich sowohl mit der Begleitung durch professionelle Dienste als auch mit der Begleitung durch sogenannte „Laien" befaßten, bereits 1980 folgendermaßen: „Nach dem hier vorgelegten Material zu urteilen, sind professionelle

Dienste und die von Fachleuten unterstützten ehrenamtlichen Helfer wie auch Selbsthilfe-Initiativen fähig, bei Hinterbliebenen verlustbedingte psychiatrische und psychosomatische Erkrankungen zu verhindern."

Wichtig in den 80er Jahren dann William Worden (1987) mit seinem Buch „Beratung und Therapie in Trauerfällen", in dem er die Ziele von Beratung und Therapie jeweils sehr sorgfältig umreißt und in dem er die Intervention von Therapeuten, durch die die Trauer einen Anstrich von Krankhaftigkeit bekommt, seinerseits ebenfalls „grundsätzlich für vermeidbar" hält.

Die Rolle der Laienberater

Nach langjährigen Erfahrungen im angelsächsischen und im anglo-amerikanischen Bereich sind demnach auch Laienberater in der Lage, Trauernden oder Gruppen von Trauernden Beistand, Hilfe und Unterstützung anzubieten, Trauernde zu begleiten. Ihre unmittelbare Aufgabe kann es sein –, so Pincus schon vor zwanzig Jahren –, sie sprechen zu lassen, sie immer wieder alle Einzelheiten der Wochen und Tage erzählen zu lassen, die vor dem Tod eines lieben Menschen liegen, einfach zuzuhören, in der Gewißheit, daß dieses Sprechendürfen überaus wichtig und daß das Bedürfnis zu klagen, zu jammern, Trübsal zu blasen, sich alles von der Seele zu reden sehr groß ist. In der Atmosphäre des Vertrauens kann der Trauernde imstande sein, über Schuld- und Haßgefühle zu sprechen, kann es für ihn eine echte therapeutische Hilfe sein, wenn jemand überhaupt zuhört und diese seine quälenden Gefühle als einen normalen Bestandteil der Trauer versteht und akzeptiert, eine Hilfe, die ihm ein Berater gewähren kann oder ein guter Freund, womit ärztliche oder psychotherapeutische Hilfe nur in außergewöhnlichen Fällen nötig sein wird (vgl. Pincus 1982, 294 u. ö.).

Der Trauernde braucht demnach das Mitgefühl und die besondere Unterstützung der Menschen seiner nächsten Umgebung. Dieses Bedürfnis findet im „Segen der Trauernden" einen bewegenden Ausdruck, den Marie-Luise Wölfing, betroffene Mutter und Autorin, formuliert hat:

Gesegnet seien alle,
die mir jetzt nicht ausweichen.
Dankbar bin ich für jeden,
der mir einmal zulächelt
und mir seine Hand reicht,
wenn ich mich verlassen fühle.

Gesegnet seien die,
die mich immer noch besuchen,
obwohl sie Angst haben,
etwas Falsches zu sagen.

Gesegnet seien alle,
die mir erlauben,
von dem Verstorbenen zu sprechen.
Ich möchte meine Erinnerungen
nicht totschweigen.
Ich suche Menschen,
denen ich mitteilen kann,
was mich bewegt.

Gesegnet seien alle,
die mir zuhören,
auch wenn das,
was ich zu sagen habe,
sehr schwer zu ertragen ist.

Gesegnet seien alle,
die mich nicht ändern wollen,
sondern geduldig so annehmen,
wie ich jetzt bin.

Gesegnet seien alle,
die mich trösten
und mir zusichern,
daß Gott mich nicht verlassen hat ...

„Gesegnet seien alle, die mir jetzt nicht ausweichen ..." Eben damit aber wird gleich zu Anfang das Kernproblem benannt, unsere „ausweichende", vermeidende, zur Trauer „unfähige" Gesellschaft und (implizit) die Frage gestellt: Welchen Trost, welche Hilfe findet der Trauernde noch in seiner „nächsten", seiner natürlichen Umgebung? Mitscherlich äußert interessanterweise einmal den Gedanken, daß der Boom von Selbsthilfegruppen in unserer Zeit auf „eine Art modernes Ritual" hindeute, auf eine „soziale Lösung der Gesellschaft". Diese Gruppen erfüllten heute als Ersatz für althergebrachte, verlorengegangene Rituale oft wichtige religiöse, soziale oder therapeutische Aufgaben ... Mit anderen Worten: auch hier offenbart sich ein Gespür dafür. Trauernde sind nun einmal nicht zu „therapieren". Vielmehr wird Trauer, „wenn alles gutgeht", zu einem sozialen Prozeß, nicht zuletzt durch und mit Hilfe von Selbsthilfegruppen als *einer* Möglichkeit, Trauer wieder einzusetzen in ihre alten Rechte und ihr Raum zu gewähren (Pincus 1982, 291 f.)! Dabei wird die natürliche Richtung des Trauerns, nämlich die Isolation, durchbrochen, werden vorsichtige Schritte ins Leben wieder möglich.

Hier liegen wichtige Aufgaben, die zum Aufbau eines bundesweiten Netzwerkes von Selbsthilfegruppen für verwaiste Eltern geführt haben.

Trauernde brauchen nicht Therapie, sondern Beistand und Trost

„Eine Therapie vermittelt nie Liebe, sie analysiert vielmehr den Wunsch des Patienten, auf der Stelle geliebt zu werden ..." Dies habe ich mir einmal irgendwo notiert und im Sinne dieses „Bonmot" würde ich sagen: Trauernde brauchen in erster Linie nicht Therapie, sondern Beistand und Trost, sie, die diese schmerzliche Erfahrung gemacht haben, daß der „Tod kein Unglück ist für den, der stirbt, sondern für den, der überlebt", wie es Karl Marx beim Tod seines 8jährigen Sohnes ausgedrückt hat, sie die überleben müssen oder wollen, aber nicht wissen wie.

Seit den bahnbrechenden Arbeiten von Elisabeth Kübler-Ross (1971) sind die Tabuthemen um Tod und Sterben wenigstens teilweise ins öffentliche Bewußtsein gerückt, hat sich in jüngerer Zeit auch bei uns die Einstellung derer, die mit Sterbenden umgehen, geändert, wurden vielerlei Bemühungen ausgelöst, das emotionale Leiden Sterbender zu lindern und ein positives Interesse an ihren Erfahrungen zu wecken, an der Qualität ihrer letzten Tage, ihren psychischen und spirituellen Bedürfnissen, denen bislang sehr wenig oder gar keine Beachtung geschenkt worden war. Die Notwendigkeit einer sorgsamen und einfühlsamen *Begleitung* von *Sterbenden* und die damit verbundenen Desiderata (zum Beispiel eine entsprechende Sensibilisierung, Motivierung und Ausbildung von Menschen aus verschiedenen psychosozialen Berufen, die Einrichtung von Hospizen, die Initiativen zur Begleitung Sterbender) setzen sich auch bei uns langsam durch.

Demgegenüber ist die Trauer der Hinterbliebenen noch weitgehend terra incognita, unbekanntes Land, dessen Erkundung erst langsam voranschreitet. Mit der *Begleitung* und *Beratung* von *Trauernden* stehen wir – was die Praxis anbelangt – noch ganz in den Anfängen, von präventiven Modellen im Rahmen einer umfassenden Gesundheitsfürsorge nach angelsächsischem Vorbild etwa ganz zu schweigen, aber auch im Vergleich zu den angloamerikanischen Erfahrungen, die ihren Niederschlag schon längst in umfangreichen Studien zum Trauerverhalten gefunden haben, mit dem Ziel, daraus jeweils praktische Beratungs- und Therapieprogramme für Hinterbliebene abzuleiten.

Selbsthilfe trauernder Eltern

Angesichts der Schwierigkeiten in unserer Gesellschaft, mit Tod und Sterben umzugehen, und der vielberufenen „Unfähigkeit zum Trauern" wird

- die Nachfrage nach *Selbsthilfegruppen* als „eine Art modernen Rituals" verständlich, weil Menschen hier, wie gesagt, das finden, was ihnen ihre „natürliche" Umgebung versagt, nämlich trauern, klagen, weinen zu dürfen, Trauer zuzulassen, zu durchleben und so zu bewältigen. Im Zusammenhang damit aber ist – wie inzwischen auch die deutschen Erfahrungen zeigen – eine
- *konzertierte Aktion* notwendig von professionellen Diensten (von Ärzten, Psychologen, Therapeuten, Seelsorgern, Sozialar-

beitern bzw. Helfern aus den unterschiedlichsten psychosozialen Berufen und dem gemeindediakonischen Bereich) *und* „freiwilligen", ehrenamtlich engagierten „Laien" und Selbsthilfe-Initiativen.

Nur so kann Trauerbegleitung auf jene „breite Basis" gestellt und eine fragwürdige Engführung seitens der Therapeuten bzw. mehr oder minder bemühten (und überforderten) Seelsorger vermieden werden!

Zu dem ersten Punkt, den *Selbsthilfegruppen:*

Die Arbeit für und mit verwaisten Eltern und trauernden Geschwistern ist inzwischen längst unverzichtbar geworden unter dem Aspekt der Diakonie wie im Blick auf präventive, psychohygienische Maßnahmen (unverarbeitete Trauer kann krankmachen). Die zu Beginn der 80er Jahre initiierte Bewegung und die seit 1984 von Hamburg aus gezielt vorangetriebene Arbeit galt verwaisten Eltern, die ein Kind durch Totgeburt, Frühtod oder plötzlichen Säuglingstod verloren haben, durch Krebs oder andere Krankheiten, durch Unfall, Suizid oder Gewaltverbrechen. In etwa 150 Gruppen – viele weitere sind geplant und zur Zeit im Entstehen – und in vielen regelmäßig oder sporadisch veranstalteten Trauerseminaren geht es inzwischen um die Begleitung von verwaisten Eltern und trauernden Geschwistern.

Der Verlust eines Kindes, dieser „Tod zur Unzeit" bringt langfristig eine Fülle brisanter Themen mit sich, stille Katastrophen innerhalb der eigenen vier Wände, für die es weder in unserer Gesellschaft noch in unserer Kirche bislang konkrete Hilfsmaßnahmen gab, zumindest keine hinreichenden, langfristig unterstützenden Angebote. Wie stark der Bedarf nach Kontakt und Selbsthilfe von seiten der Trauernden sein würde, war nicht zu ermessen, als wir zunächst in Hamburg und Schleswig-Holstein, dann im ganzen Bundesgebiet die Arbeit aufnahmen. Wir ahnten kaum, in welches Vakuum, in welchen Bereich von seelischer Not und existentieller Verzweiflung die Initiative stoßen und welcher Einsatz uns bald abverlangt würde.

Die Kontakt- und Informationsstelle für verwaiste Eltern in der Evangelischen Akademie Nordelbien hat sich in der Zwischenzeit nicht nur zu einer festen und bekannten Einrichtung für trauernde Eltern und Geschwister in Norddeutschland entwickelt, sondern zu einer Zentralstelle für verwaiste Eltern und Selbsthilfegruppen in ganz Deutschland (wobei mit den neuen Bundesländern enorme Belastungen auf uns zugekommen sind) und im angrenzenden Ausland. Von der engagierten Arbeit der vielen großen und kleinen Gruppen in Deutschland im allgemeinen und des Projektes in Hamburg bzw. Nordelbien im besonderen kann hier nicht die Rede sein. Dies würde den Rahmen dieses Beitrages sprengen. (Für weitere Informationen siehe Anhang Seite 211 ff.) Einige Bemerkungen und Überlegungen müssen in diesem Zusammenhang genügen:

Der Tod eines Kindes bedeutet Krise der Familie

„Vor meinem eignen Tod ist mir nicht bang,
nur vor dem Tode derer, die mir nahe sind.
Wie soll ich leben, wenn sie nicht mehr das sind?
Bedenkt, den eigenen Tod den stirbt man nur.
Doch mit dem Tod der andern muß man leben ..."

Diese Verse von Maschar Kolekow verfolgten mich seit Jahren, und es war diese Frage, die mich nicht mehr losgelassen hat: Wie können verwaiste Eltern mit dem Tod ihres Kindes leben, wie überleben? Wie dieses schwere, ja widernatürliche Ereignis ohne Bitterkeit überstehen? Ihr Lebensinhalt ist verlorengegangen, ihre Liebe fällt ins Leere, ein Stück von ihnen selbst wird zu Grabe getragen. Die Sehnsucht nach dem verlorenen Kind ist grenzenlos. Das Gefüge unzähliger Familien gerät ins Wanken. Oft bietet auch der Partner keinen Halt; viele Ehen zerbrechen und der Satz, daß „geteiltes Leid halbes Leid" sei, wird durch die Realität in dramatischer Weise in Frage gestellt. Die Beziehungen zu den engsten Mitmenschen, zu „alten Freunden" werden brüchig. Selbst wohlwollende, mitfühlende Menschen sind angesichts des Ausmaßes von Trauer und Verzweiflung, die die Eltern erfaßt, oft hilflos und ziehen sich zurück. Ihre Ohnmacht führt zu ungeschickten Handlungen und Äußerungen, die Hinterbliebene so sehr verletzen, daß Freundschaften zerbrechen und trauernde Eltern immer mehr in die Isolation geraten. Sie fühlen sich vom Leben betrogen und von Gott und der Welt verlassen, sind wütend auf Gott, der dieses Leid zuläßt – mit der uralten, ewig-jungen Frage nach dem „Warum", die ins Leere geht, wütend auf ihre Umwelt, auf das Leben überhaupt. Den hinterbliebenen Geschwisterkindern und ihrer oft stummen und verzweifelten Trauer können die Eltern nicht gerecht werden: An die Mutter denkt noch mancher beim Verlust eines Kindes, an den Vater schon weniger und an die Geschwister schließlich niemand mehr – so hat man einmal zu Recht gesagt!

Der Tod eines Kindes bedeutet demnach „Familienkrise" in einer kaum zu überblickenden Vielschichtigkeit und Dramatik. Ich kann diese Zusammenhänge hier nur andeuten: Der Tod zerreißt das Geflecht von Rollen, Funktionen und Beziehungsstrukturen und verändert langfristig die Dynamik des seelischen Gleichgewichts einer Familie im ganzen wie auch der einzelnen Betroffenen, des Vaters, der Mutter und der Geschwister. Störungen bei Geschwistern eines verstorbenen Kindes sind oft wichtige Indikatoren dafür, wie die Familie mit dem Verlust umgeht, und es sind Hinweise auf Möglichkeiten eines Hilfsangebotes von außen. So spielen im Kontext unserer Arbeit die Seminarangebote für *Geschwisterkinder* eine besondere Rolle. Aber auch die Seminare, die den spezifischen Problemen der *männlichen* Trauer gelten. Das heißt: Die entstehenden Unterschiede in der Verarbeitung der Trauer, die sich oft konfliktreich in der Partnerschaft äußern, haben zu gezielteren Angeboten geführt.

Hilfreiche Unterschiede

Ebenso spielen für die Arbeit in und mit den Gruppen signifikante Unterschiede in der Trauerbewältigung eine Rolle, die sich aus der *Art des Todes* ergeben. So erfahren Eltern den Verlust ihres Kindes anders, wenn sie ihr Leukämie-krankes Kind über ein halbes Jahrzehnt hinweg in seinem Kampf gegen die Krankheit begleiten und ihm in seinem Sterben beigestanden haben, als Eltern, die mit einem plötzlichen Tod konfrontiert wurden, einem Unfall oder einer kurzen Krankheit. Wiederum anders ist die Situation der Eltern, deren Kind in den selbstgewählten Tod gegangen ist. Die Entbehrung ist die gleiche, aber der Trauervorgang, die Trauererfahrung ist eine andere.

Angesichts solcher Unterschiede – auf die Marielene Leist im Herbst 1989 in einem Referat anläßlich eines Forums der Verwaisten Eltern in München sehr einfühlsam eingegangen ist –, bilden sich teilweise (oder zeitweise) auch *spezielle Gruppen:* Männerbzw. Vätergruppen, Geschwistergruppen, geschlossene Gruppen, in denen beispielsweise Eltern sind, die ein Kind durch Suizid, oder junge Mütter, die ihr Kind durch Frühtod, Totgeburt oder plötzlichen Säuglingstod verloren haben. Allerdings geht es in den meisten Fällen um „gemischte" Gruppen. Diese treffen sich teils als „offene", teils als „geschlossene" Gruppen (in Hamburg gibt es zur Zeit beides: eine offene und fünf geschlossene). Je nachdem, wie diese Gruppen entstanden und wo sie möglicherweise eingebunden sind, handelt es sich dabei tendenziell – zunächst jedenfalls – um „begleitende" Gruppen; es gibt aber auch die „klassische", die „echte" Selbsthilfegruppe.

Interessant ist vielleicht, und das sei an dieser Stelle erwähnt, die unterschiedliche Entstehungsgeschichte der Gruppen und das breite Spektrum an Werken, Verbänden, Institutionen und Organisationen, in die sie bisher eingebunden sind, oder Beratungsstellen und Initiativen, mit denen sie kooperieren. Auch viele Einzelpersonen aus ganz unterschiedlichen helfenden Berufen beispielsweise sind initiativ geworden. Ich kann sie hier nicht alle benennen; es gibt da eine Auflistung von mindestens drei Seiten. Wichtig ist mir die Erfahrung, die ich im vergangenen Jahr im Rahmen eines Studienaufenthaltes in Sachen „Verwaiste Eltern" in den USA gemacht habe, daß dort zumindest die Vielschichtigkeit und die Heterogenität der Gruppen als große Chance gesehen wird: Einerseits gilt jede einzelne Gruppe als autonom und selbständig, zum anderen ist es gerade den Gruppen in ihrer Vielfalt möglich, viele Menschen in ganz unterschiedlichen Lebenszusammenhängen anzusprechen, zu erreichen.

Wie vielfältig und unterschiedlich auch immer – in allen Gruppen geht es jedenfalls um den lebendigen Austausch im Gespräch in einer bewegenden, notwendigen, not-wendenden Gemeinschaft der Trauernden. Das Zusammensein und der Zusammenhalt mit anderen Betroffenen vermittelt eine Geborgenheit, die Trauernden in ihrer natürlichen Umgebung gewöhnlich fehlt. Gleichlautende Erfahrungen ermöglichen ein Verstehen, das vom Nichtbetroffenen im allgemeinen nicht aufgebracht wird. In der Begegnung mit Menschen, die sich leidvoll mit einem ähnlichen oder vergleichbaren Schicksal auseinanderzusetzen haben, fühlt sich der Trauernde verstanden in seinem Schmerz. Wechselseitiges Verständnis und Mitgefühl ermöglicht die Suche nach Wegen heraus aus Anklage und Verzweiflung und kann schrittweise zu einer Bewältigung und Annahme des Leides führen, das das Leben so völlig verändert hat. Hier in der Gruppe und durch die Gruppe kann den Gefahren der Trauer, wie Isolation und Depression, begegnet werden. Hier wird Beratung (und vereinzelt therapeutische Hilfe) angeboten oder sorgsam vermittelt. Es entsteht ein Netz von Beziehungen, Verbindungen und Kontakten, das sich auch über die Gruppentreffen hinaus als hilfreich, rettend, ja „lebensrettend" erweist.

Die Erlaubnis zu trauern

Wenn man also in Selbsthilfegruppen für trauernde Menschen oder in Trauerseminaren nicht mehr sieht als die Zusammenkunft von schluchzenden Menschen, die sich klagend und weinend immer wieder ihre Geschichte erzählen, ohne etwas Neues zu erreichen, so hat man nur wenig oder nichts von dem begriffen, was in solchen Gruppen geschieht, was sich da ereignet. Wenn es richtig ist mit Bojanovsky (1989) und vielen anderen, das Nicht-traurig-sein-dürfen als den Kern von Depressionen zu bezeichnen, dann wird man vielleicht ermessen können, was es heißt, daß Trauer hier zugelassen wird und durchlebt werden *kann!* Dabei geschieht das Reden in der Gruppe nicht „zwanghaft", sondern ist unter anderem der Versuch, sich gegen die Zumutung der Umwelt zu schützen, den Verstorbenen möglichst schnell zu vergessen und zur Tagesordnung überzugehen … Eltern erleben hier vielleicht zum ersten Mal als befreiend, daß ihnen in der Gruppe nicht zugemutet wird, ihr Kind sozusagen zum zweiten Mal sterben zu lassen, indem sie es totschweigen – eine

Zumutung, mit der sie in ihrer Umwelt täglich konfrontiert werden.

Hören wir den Protest von Freud, der als betroffener Vater in einem Brief an seinen Freund Binswanger, dessen kleiner Sohn gestorben war, schreibt: „Man weiß, daß die akute Trauer nach einem solchen Verlust ablaufen wird, aber man wird ungetröstet bleiben, nie einen Ersatz finden. Alles, was an die Stelle rückt, und wenn es sie auch ganz ausfüllen sollte, bleibt doch etwas anderes. Und eigentlich ist es recht so. Das ist die einzige Art, die Liebe fortzusetzen" (Freud 1980).

Die Liebe fortsetzen! Ein abwegiges Anliegen in den Gruppen, in denen man sich nicht zuletzt auf diese Weise „selber hilft"? Ich glaube kaum. Selbsthilfe! Wie angemessen ist dieser Begriff oder wie fragwürdig, hier, wo Hilflosigkeit und Ohnmacht der Ausgangspunkt so vieler Begegnungen ist? Hilflosigkeit, sicher! Aber gerade dort erleben die Trauernden oft Wunder. Zu viele hilflose Eltern haben Gemeinsames zu entdecken: Meine Hilflosigkeit ist anders als deine, oder, deine Hilflosigkeit habe auch ich erlebt, und ich habe sie so oder so überwunden. Hilflosigkeit und Hoffnung begegnen sich, und diese Begegnung wird oft zum Anfang eines neuen *Weges!*

Den Weg nicht alleine gehen

„We need not walk alone ..." Wir brauchen diesen unseren Weg nicht alleine zu gehen – so beginnt das *Credo* der Compassionate Friends, der „einfühlsamen Freunde", wie sich die Bewegung der trauernden Eltern weltweit nennt. Von meinem eindrucksvollen Aufenthalt bei zahlreichen Gruppen und dem National Office der Compassionate Friends in den USA und in Canada habe ich es mitgebracht und mit vielen deutschen Eltern inzwischen für unsere Gruppen so übersetzt:

Wir sind nicht allein
in der Gemeinschaft „Verwaister Eltern".

Hier erfahren wir liebevoll Zuwendung und Verständnis,
hier finden wir wieder Hoffnung.
Unsere Kinder sind gestorben –
in unterschiedlichem Alter,
aus unterschiedlichen Gründen!
Was uns vereint, ist die Liebe zu ihnen
sowie der Schmerz und die Sehnsucht.
Unterschiedliche Lebenssituationen führen uns zusammen,
verschiedene Glaubensrichtungen.
Das macht uns zu einer eigenartig-einzigartigen Familie.
Es gibt junge Menschen bei uns und ältere.
Manche sind schon sehr weit in ihrer Trauer,
andere aber fühlen Trauer und Schmerz
so frisch und so entsetzlich leidvoll,
daß wir uns hilflos fühlen
und keine Hoffnung sehen.
Manche von uns haben zum Glauben gefunden
als eine lebendige Kraftquelle,
andere suchen verzweifelt nach Antworten.
Manche von uns sind wütend,
erfüllt von Schuldgefühlen oder tiefer Depression,
andere strahlen inneren Frieden aus.
Aber – welchen Schmerz auch immer wir in die Gruppen
der „Verwaisten Eltern" mitbringen:
Wir werden diesen Schmerz teilen und sind darin verbunden,
so, wie wir durch die Liebe zu unseren Kindern verbunden sind.
Wir alle suchen und kämpfen um unsere Zukunft,
aber wir sind darauf angewiesen,
dies gemeinsam zu tun,
indem wir uns gegenseitig helfen,
indem wir Freude und Leid miteinander teilen,
die Wut und den Frieden, den Glauben und den Zweifel.
So wird Hilfe möglich
auf dem langen und leidvollen Weg durch die Trauer.
So lernen wir zu trauern,
und wir verändern uns und wachsen.

Wir sind nicht allein
in der Gemeinschaft „Verwaister Eltern“.

Kurz noch einige Bemerkungen zu dem oben genannten zweiten Stichwort, zu der notwendigen *„konzertierten Aktion“* von professionellen Diensten und sogenannten „Selbsthilfe-Initiativen“, Laieninitiativen.

Die Begleitung der Begleiter

Ich möchte hier nur einen Punkt herausgreifen: die „Begleitung der Begleiter ...“. Diese hat sich uns in den letzten Jahren in zunehmendem Maße als Aufgabe gestellt. Mit dem Anwachsen der Selbsthilfegruppen (1984 waren es nicht einmal eine Handvoll bundesweit, inzwischen sind es beinahe 150!) und der mehr oder weniger fachlichen Betreuung von Gruppen (Fachverstand – was ist das eigentlich in diesem Zusammenhang?) wuchs eine gewisse Verunsicherung angesichts mancher praktischen Schwierigkeiten und das Bedürfnis nach Begleitung der Begleiter, zumal es sich ja – wie erwähnt – nicht durchgehend um „reine“, um klassische Selbsthilfegruppen handelte, sondern weitgehend – zunächst jedenfalls – um „begleitete“ Gruppen.

Nach einzelnen Workshops seit 1987 gibt es seit 1989 überregional ausgeschriebene „Kurse für Trauerbegleiter“ bzw. eine „Ausbildung zum Trauerbegleiter“ im Rahmen der Evangelischen Akademie Nordelbien: für Betroffene (für Trauernde also), Interessierte sowie für Menschen aus helfenden Berufen, aus dem therapeutischen, psychosozialen, seelsorgerlichen und gemeindediakonischen Bereich. „Freiwilligen“, ehrenamtlichen wie professionellen Helfern aus unterschiedlichsten Bereichen, die trauernde Menschen begleiten oder begleiten wollen, soll hier ermöglicht werden, Erfahrungen auszutauschen, eigene Verluste zu verarbeiten und Trauerreaktionen zu überprüfen sowie neue Fähigkeiten im Umgang mit Gefühlen zu entwickeln.

Hier wird hinterfragt, ob tiefe Verlusterfahrungen „genügen“, anderen Menschen in ihrer Trauer zu helfen, bzw. welche beruflich-fachlichen Qualifikationen dazu notwendig sind. Hier wird aber auch hinterfragt, was „Spezialisten" oder sogenannte Fachleute dem „Betroffenen" gegenüber voraushaben und ob und inwieweit sie fähig sind, Verlusterfahrungen zu integrieren und den „Leidensvorsprung" von Betroffenen „einzuholen", sie in ihrer Trauer zu verstehen, zu erreichen. Hier lernen die Professionellen von den Trauernden, die sich für diese Arbeit engagieren: Ihre tiefen und umwälzenden Erfahrungen sind das Kapital jeder Zusammenarbeit. Hier wird sehr sorgfältig geprüft, auf welche Art von Fortbildung bzw. Weiterbildung solcherlei Kursangebote zugehen können und sollten, welchen Anforderungen ein Trauerbegleiter gerecht werden muß, der sich im Spannungsfeld von Selbsthilfe und fachlichem Anspruch vorfindet. Hier werden notwendige und sorgsame Abgrenzungen vorgenommen und die jeweiligen Aufgaben von Begleitung, Beratung und Therapie behutsam bestimmt, um nur einige wichtige Aspekte zu nennen.

Die Begleitung von Gruppen „Verwaister Eltern"

In dem beachtenswerten Buch von Michael Schibilsky „Trauerwege. Beratung für helfende Berufe" (1989, 36–38), ist unter anderem von den „helfenden Berufen an der Grenze" die Rede, von ihrem Umgang mit todkranken, sterbenden Kindern und ihren Eltern. Im Blick auf sie und im Blick auf die betroffenen Eltern spricht der Autor von den elementaren Grundfragen, die *da* aufbrechen, wo es um Kind und Tod geht, da, wo ein so tiefgreifender Verlust wie der Verlust eines Kindes die Überlebenden in Verzweiflung und Chaos stürzt. Diese Grundfragen seien zwangsläufig die Frage nach Gott, die Frage nach der eigenen Betroffenheit, den eigenen Gefühlen sowie den Schwierigkeiten im konkreten Alltag und die Frage nach dem persönlichen Umgang mit dem Sterben, dem Tod und den Schritten der Trauer.

Trauerbegleitung – so betont er – darf diese vielfältigen Dimensionen nicht ignorieren; sie sind zwar zu unterscheiden, kaum aber voneinander zu trennen und bestimmen den Alltag derjenigen, die vor der schweren Aufgabe stehen, Menschen auf ihren langen und leidvollen *Trauerwegen* zu *begleiten.*

Geh nicht vor mir her –
ich könnte Dir nicht folgen,
denn ich suche meinen eignen Weg.

Geh nicht hinter mir –
ich bin gewiß kein Leiter!

Bitte bleib an meiner Seite –
und sei nichts als ein Freund
und – mein *Begleiter* ...

So übersetze ich einen kleinen, Camus zugeschriebenen Sechszeiler, den ich bei den Compassionate Friends in den USA fand.

Mit Bedacht sprechen wir von „begleiteten" nicht von „geleiteten" Gruppen. Es ist uns wichtig, zu betonen, daß Gruppenleiter oder auch Moderatoren fehl am Platze sind, wie „moderat" auch immer sie sein mögen. Der Begleiter spielt eine bescheidene, eine äußerst „modeste", wenn auch anspruchsvolle und schwierige Rolle, was seine Hörfähigkeit und Empathie anbelangt: „Wir selbst müssen uns den Fragen aussetzen – und warten können, mitempfinden können, Nähe erfahren, Abstand zulassen", wie Schibilsky (1989, 38) formuliert.

Wichtige, bewegende Erfahrungen sind in den letzten Jahren auch bei uns in Deutschland gesammelt worden, in Selbsthilfegruppen wie in begleiteten Gruppen „Verwaister Eltern". Sehr heterogen sind die Gruppen, vielseitig und ganz unterschiedlich in ihrer Struktur und Einbindung – eine Chance, Trauernde in verschiedenen Lebenszusammenhängen zu erreichen, gemäß unserem Wunsch „ ... unabhängig von Alter, Geschlecht, Familienstand, Status, Konfession oder Wohnort". Vielseitig sind auch die bisherigen Erfahrungen der Gruppenbegleiter, die sich in Zukunft regelmäßig und intensiver austauschen und ihre „schwere" Aufgabe wie die Grenzen ihrer Arbeit und ihre Kräfte bedenken wollen, aber auch die Chancen und Möglichkeiten, etwa der nach Parkes so genannten „konzertierten Aktion" von professionellen Diensten, ehrenamtlichen Helfern oder Begleitern und Selbsthilfe-Initiativen.

„Fortschritte" in der Trauerforschung, die mittlerweile auch in Deutschland zu verzeichnen sind, besagen offenbar noch nicht, daß wir uns in der *Praxis* und an der *Basis* der Herausforderung einer sorgsamen und sensiblen Trauerbegleitung wirklich stellen. Daß hier jedoch einiges in Bewegung geraten ist, sollte in diesen praxisorientierten Ausführungen wenigstens in groben Umrissen skizziert werden:

In einer beeindruckend-großen Zahl von Gruppen
- bieten verwaiste Eltern und hinterbliebene Geschwister inzwischen einander Hilfe und Unterstützung.
- haben sich Menschen aus helfenden Berufen auf die schwierige Aufgabe der Trauerbegleitung eingelassen,
- suchen sie zusammen mit trauernden Eltern das Gespräch zu den Berufsgruppen, die beim Tod eines Kindes in besonderer Weise gefordert sind und
- versuchen durch Öffentlichkeitsarbeit zu erreichen, daß Trauer in dieser Gesellschaft zugelassen und durchlebt werden kann.

So, unter anderem, die formulierten Zielsetzungen in der Satzung der 1990 gegründeten Vereine, dem „Verwaiste Eltern München e. V." und dem „Verwaiste Eltern Hamburg e. V."

Dabei sind sie auf die Förderung und Hilfe auch derer angewiesen, die sich – selber nicht „betroffen" – betreffen lassen von dem tiefen Leid, das das Leben der verwaisten Eltern von Grund auf verändert hat. Hier nicht nur mit ideeller, sondern auch mit personeller und finanzieller Unterstützung rechnen zu können, setzt allerdings, so scheint es, noch einen mühsamen Prozeß der Sensibilisierung für jene not-wendende „erste, therapeutische Aufgabe der Gesellschaft" voraus, die ich Ihnen näherbringen wollte und die sich bei uns noch durchsetzen muß: Trauer wahr-zu-nehmen und anzunehmen, zu billigen und zuzulassen, sie in ihrem Ausdruck zu unterstützen und damit zu verhindern, daß sie krank macht – im Vertrauen darauf, daß sie „gut enden kann" (Pincus 1982) als Weg heraus aus der Verzweiflung, Depression und Isolation und in der begründeten Hoffnung darauf, daß sich der Trauernde wieder frei der Welt zuzuwenden vermag (Freud 1963).

Trauer – ein „verlerntes" Gefühl?

Von Jorgos Canacakis

Trauer – Ein Gefühl voll von Mißverständnissen

Kann man Trauer lernen? Diese Frage steht für viele Menschen, die meine Vorträge und Seminare besuchen oder meine Bücher lesen, zunächst im Vordergrund. Neugierde, akute oder indirekte Betroffenheit in diesem Gefühlsbereich, Angst, Ungläubigkeit und Hoffnung sind darin enthalten.

Niemand unter uns, der diesem schmerzlichen Gefühl nicht schon einmal begegnet wäre, der Trauer nicht schon einmal am eigenen Leib erfahren hätte. Dennoch – die Trauer ist nach wie vor, in unserem konsumorientierten und nach maschineller Perfektion strebenden Zeitalter, vielleicht sogar mehr denn je, zu einem vergessenen und unterdrückten Stiefkind unserer Gesellschaft herabqualifiziert worden.

Schmerz- und trauerauslösende Ereignisse haben in der geradezu pervertiert-übertriebenen Darstellung von Horror- und Katastrophenmeldungen durch zahlreiche Medien eine unmenschlich abgestumpfte Übersättigung zur Folge und leiden andererseits (oder gerade deswegen) an einem beinahe undurchdringlichen Tabu, sobald der eigene Lebensbereich unmittelbar betroffen ist.

Nicht fühlen-wollen und nicht fühlen-können greifen in diesem Fall stark ineinander und werden als deformierte Trauer-Kultur auf zahlreichen Ebenen öffentlicher wie privater Natur sorgsam tradiert.

Laute emotionale Gefühlsbekundungen gehören in diese Gesellschaft ohnehin eher zum „exotischen" Verhaltensrepertoire, zumal wenn es sich dabei um die sogenannten Schattenseiten unserer Persönlichkeit wie Wut, Verzweiflung, Haß, Protest und ähnliche unbequeme Lebensäußerungen handelt.

Diese längst legitimierte Bewertungsskala menschlicher Gefühle, die ohne Rücksicht auf Verlust gnadenlos in „gut" und „schlecht" einteilt und Gesellschaftsfähigkeit vergibt, hat uns unsere Ganzheit in Ausdruck und Erleben entfremdet und beraubt, ohne dabei die fatalen Folgen zu übersehen.

Die Ganzheit, von der ich spreche, sind die beiden zentralen Gefühlsbereiche der Trauer und Freude, die jedem von uns als natürliche Lebensgabe mit in die Wiege gelegt wurden, die unmittelbar zusammenhängen, einander bedingen und ergänzen. Nur wer der Trauer ihren Platz läßt, wird auch genug Raum für die Freude haben. Versuchen wir den einen Gefühlsbereich zu anästhesieren, so wird der andere unweigerlich und, ob wir wollen oder nicht, in Mitleidenschaft gezogen.

Trauer – Ein Gefühl voll von Vorurteilen

An dieser Stelle nun möchte ich das Gefühl der Trauer etwas näher beschreiben. Kaum einer von uns vermag noch richtig hinzuschauen, wo es auftritt; zu sehr entstellt wirkt sein Gesicht durch Überlieferungen zahlreicher Mißverständnisse und Berührungsängste, die uns jedesmal entsetzt zurückweichen lassen, bevor es zu Kontakten kommt.

Was nun verbirgt sich hinter diesen Vorurteilen? Zunächst ist Trauer eine angeborene Reaktion des Organismus, der ganzen Persönlichkeit auf Situationen der Trennung und des Verlustes. Es ist die leib-seelische Antwort auf die täglichen kleinen und großen Abschiede, die wir immer und unausweichlich zu bewältigen haben. Hier möchte ich einen der großen Irrtümer ansprechen, die wesentlich zu unserer Trauerverwirrung beitragen. Trauer tritt nicht nur auf, wenn wir dem Tod begegnen. Verabschieden müssen wir uns täglich von vielerlei Dingen, die uns lieb und wichtig sind: von Freundschaften, von Gesundheit, von Hoffnungen und Illusionen, von Heimat, dem Arbeitsplatz, dem alten Lebensraum, von Jugend, Schönheit, erwachsenen Kindern, die das Haus verlassen und überdies fallen sicher dem einen oder anderen noch eine Reihe weiterer Ereignisse ein, die es ihm weh ums Herz werden ließen oder sogar tiefen Schmerz ausgelöst haben. All das sind Geschehnisse, die verarbeitet werden müssen und auf die wir natürlicherweise mit Trauer reagieren.

Wenn wir uns ein wenig besinnen, wird sicher klar, daß die mit solchen Situationen verbundenen Gefühle sehr komplex und vielfältig sind. Keineswegs ist das in der Öffentlichkeit skizzierte Bild der Trauer als melancholisch-depressive Verzerrung der Mundwinkel auch nur im geringsten geeignet, um diesem Gefühl tatsächlich auch nur annähernd gerecht zu werden. Trauer ist vielmehr ein Gefühlsspektrum, eine einzigartige, weil individuell unterschiedliche und zugleich unglaublich vielseitige Empfindung.

Weinen, Schreien, Schluchzen, Wut, Empörung, Protest, Hilflosigkeit, Trotz, Anlehnungsbedürfnis und vieles mehr sind Ausdrucksformen und Erlebnisweisen dieses Gefühls, die sich vermischen und verbinden können, die aufeinander folgen oder sich abwechseln, die aber alle wichtig und hilfreich sind, um eben diesen erlittenen Verlust, den es zu bewältigen gilt, anzuerkennen, ihn in seiner ganzen schmerzlichen Bedeutsamkeit zu erfahren und schließlich das Verlorene loszulassen, um neue Lebensfreude zu finden.

Ich möchte hier ein Bild, eine kleine Geschichte einführen, um das Gesagte zu veranschaulichen:

Trauer – Ein Gefühl wie eine Perle

Unsere Reifung in und durch Trauerprozesse läßt sich vergleichen mit der Entstehung einer Perle. Wenn ein Fremdkörper in eine Muschel gelangt (z. B. ein Sandkorn), beginnt diese bestimmte Stoffe freizusetzen, nämlich Perlmutt, die sich um den Fremdkörper legen und später den Kern der Perle bilden. Im Laufe vieler Jahre, durch Bildung immer neuer Perlmuttschichten und durch ständiges Bewegtwerden im Wasser, erhält die Perle ihre runde Form. Das, was ursprünglich als Fremdkörper in den Organismus eingedrungen war, ist nun zu einem Teil von ihm geworden, ist integriert und hat sich zu etwas Schönem, etwas Wertvollem geformt. Die Muschel ist schließlich bereichert. Ähnliche Prozesse können im menschlichen Organismus ablaufen, wenn uns Ereignisse treffen, die, wie wir oft meinen, nur störend, schmerzvoll und überflüssig sind und die wir nach Möglichkeit zu vermeiden suchen: Ereignisse, die mit Verlust, Trennung und Abschied verbunden sind. Auch sie treten uns als Fremdkörper gegenüber, bedrohen unsere Existenz und nichts scheint anstrebenswerter, als sie endlich, auf welche Art und um welchen Preis auch immer, wegmanipulieren zu können.

Und doch sind wir für solche Situationen vorbereitet, hat die Natur auch uns eine Art Perlmutt mit auf den Lebensweg gegeben; etwas, das uns hilft, die Erfahrungen solcher Stunden der Trauer zu etwas wachsen zu lassen, durch das wir runder, schöner und reicher werden können.

Unsere Trauergefühle, das Perlmutt der Seele, existiert wie das der Muschel in großer Farbenpracht: Traurigkeit, Wut, Tränen und all das oben Genannte. Wenn wir den Schmerz, den der Abschied auslöst, annehmen und ihn in das Perlmutt unserer Trauer betten, ihn darin einhüllen, dann haben wir eine Chance, solche Erlebnisse als Reifung und Bereicherung zu erfahren.

Wenn wir uns nicht dagegen auflehnen und uns, wie die Muschel im Meer, den Gefühlswellen überlassen und mit ihnen gehen, dann haben wir die Gelegenheit runder und schöner dadurch zu werden, denn wir können in allen Gefühls- und Ausdrucksfarben schillern und leuchten, anstatt durch den nach innen gerichteten Kummer zu versteinern, zu überfluten oder zu erkalten.

Trauer – Ein Gefühl, das keine Krankheit ist

Lebendig sein heißt weinen, schreien und lachen; am Boden zerstört und zutiefst traurig, aber auch wieder von Herzen glücklich sein. Lebendigkeit bedeutet Ganzheitlichkeit! Wenn dieser Lebensprozeß des Fließens gestört wird, verlieren wir unsere Ganzheit. Der Trauerprozeß, der uns nach einem Verlustereignis zu den Wurzeln neuer Lebensenergie führen kann, richtet sich schließlich gegen uns und wirkt zerstörerisch.

Trauer ist keine Krankheit, kann aber krank machen, wenn wir sie ihn ihrem Ausdruck behindern. In diesem Sinne habe ich mich mittlerweile von der gängigen Unterscheidung gesunder und pathologischer Trauer verabschiedet. Solche Kategorisierung behagt mir nicht und enthält meines Erachtens eine nicht sinnvolle Vereinfachung von einem zu komplexen Sachverhalt.

Trauer – Ein Gefühl, das lebensfördernd ist

Trauer ist in ihrem Ursprung nicht immer lebensfördernd und jedem von uns als natürliche Gabe verfügbar. Sie kann jedoch, wenn wir hemmend in ihre Selbstregulationsmechanismen eingreifen, zu einer lebenshindernden Trauer werden und unseren gesamten Lebensweg überschatten.

Das ist ein Punkt, an dem ich zu der anfänglichen Frage, ob Trauern zu erlernen ist, zurückkehren möchte.

Trauer ist kein rationaler Prozeß, kein Inhalt, der mit Papier und Bleistift, gleich einer Hausaufgabe oder in der Art regelmäßigen Vokabellernens angeeignet werden kann. Die Fähigkeit zu trauern ist ein Teil von uns, den wir wiederentdecken können. In einer Gesellschaft, die dieses Thema so außerordentlich tabuisiert, ist diese Wiederaneignung nicht unproblematisch und kann viel Angst und Unsicherheit auslösen. Es bedarf eines angemessenen Rahmens sowie einer Unterstützung, die uns die Erlaubnis gibt, nach diesen Ursprüngen zu suchen, ihnen gefahrlos zu begegnen und uns ihnen wieder vertrauensvoll zu überlassen.

Trauer – Ein Gefühl, mit dem man früher – durch Trauerbräuche – besser umgehen konnte

Meine eigene Suche nach diesen Ursprüngen wurde nicht nur durch das Psychologiestudium motiviert, sondern vor allen Dingen und in erster Linie durch sehr schwerwiegende Trauerereignisse, die mich selbst betrafen. In dieser Zeit erinnerte ich mich an die Trauerkultur meines Herkunftslandes Griechenland und begann, unter eigener Teilnahme und Betroffenheit, den Sinn und die Wirkung der rituellen Klagegesänge von Trauernden in meiner Heimatregion Mani zu ergründen.

Bei diesen formalisierten Grabeshymnen, Myroloja („weinende

Worte") genannt, handelt es sich um eine spezielle Volksliedkunst, die den Verlauf von Trauerprozessen strukturiert und ordnet. Innerhalb dieser Formgebung erhalten die Beteiligten jedoch ein größtmögliches Maß an Ausdrucksfreiheit ihrer Gefühle, da der vorgegebene Rahmen hier nicht dem Ziel der Einengung dient, sondern vielmehr der Sicherung des Trauerablaufes als auch dessen Unterstützung. Diese Hymnen, die von sogenannten „Klageweibern" gedichtet und gesungen werden, sorgen mit ihrer Melodie und ihrem Rhythmus für kontinuierliches Fließen der Trauer. Jeder der Anwesenden kann sich in der von ihm gewünschten Intensität daran beteiligen und erhält so die Möglichkeit zu seinen Gefühlen zu kommen und sie nach außen zu bringen.

Da diese Form der Trauerverarbeitung stark von der mir anerzogenen abweicht, waren meine ersten bewußten Erlebnisse damit auch eher von Angst und Abneigung geprägt. Sie ist nicht leise, artig oder tapfer und sie versucht auch nicht, mit starrer Miene über den Verlust hinwegzutäuschen.

Diese Art der Trauerbewältigung ist lebhaft, lautstark und gefühlvoll. Sie bringt den Schmerz „klingend" zum Ausdruck und bestätigt somit seine Existenz und seine Berechtigung. Am eigenen Leib erfuhr ich mit der Zeit einen neuen, menschlichen Umgang mit Trauer und durfte selbst erfahren, wie die vielen heißen Tränen, die ich im Schoße der Gemeinschaft weinte, meine tiefen Herzwunden allmählich heilen ließen.

Da auch die Menschen in Mani mit Hilfe dieser Rituale ihre Trauerkrisen anscheinend nachhaltig bewältigten, entschloß ich mich zu einer umfangreichen Forschung, mit deren Ergebnissen sich, bei Bestätigung der Hypothese, ein modifiziertes Konzept zur Trauerbewältigung für Menschen in allen industrialisierten Gesellschaften entwickeln lassen könnte.

Meine Vermutungen bestätigten sich in der Tat. Die leib-seelische Befindlichkeit dieser Menschen, die in ihrer Dorfgemeinschaft eine ausdrückliche Trauerkultur praktizierten, war mehrheitlich eindeutig besser und, auch nach einem frischen Verlust, von mehr Lebensqualität gekennzeichnet als diejenigen, die durch eine trauerunfähige Umgebung in ihrem eigenen Gefühlsausdruck gehemmt und behindert wurden. Das Gefühl von Angenommensein, Akzeptiert-Werden und Sich-fallenlassen-Dürfen ist in solch einem Fall von immenser Wichtigkeit! Die vorliegenden Ergebnisse, die ausführlich in meiner Dissertation und anderen Veröffentlichungen (Canacakis 1987 a; 1987 b; 1990, Canacakis und Schneider 1989) nachzulesen sind, mein intensiver Kontakt mit unzähligen Trauernden in dieser Zeit und meine eigene Betroffenheit und Entwicklung in diesem Bereich ließen mich zu verschiedenen Grunderkenntnissen kommen.

Wissenswertes über das Unwissen in der Trauer

- Trauer ist eine gesunde, lebensnotwendige und kreative Reaktion auf Verlust- und Trennungsereignisse.
- Es führt kein Weg an der Trauer vorbei, sondern nur durch sie hindurch.
- Trauer kann nicht vergessen und durch die Zeit „geheilt" werden. Sie sucht immer nach Ausdruck, der sich, wenn er ihr verwehrt bleibt, gegen uns richtet und sich in einer Reihe körperlicher wie seelischer Beeinträchtigungen äußern kann.
- Das Trauergefühl selbst weiß, was der Trauernde im Moment braucht und stellt sich auf ihn ein. Es schont den Trauernden zwar nicht, nimmt ihn aber ernst, wenn es Anerkennung durch die Erlaubnis zum Fließen erfährt.
- Unausgedrückte Trauer wirkt lebenshindernd.
- Weinen, Tränen und andere körperliche und kreative Ausdrucksformen wirken heilsam auf die schmerzenden körperlichen und seelischen Wunden des Verlustes und des Abschieds.
- „Durchgänge" durch die Trauer sind reine Umwandlungs-Prozesse. Die angemessene Trauer verwandelt den Trauerschmerz in Weichheit und Lebendigkeit.
- Fließende Trauer ist ein Zeichen von Beziehungs- und Liebesfähigkeit.
- Der schmerzhafte Durchgang durch die Trauer eröffnet uns Räume, die vorher mit toter Materie aufgefüllt waren. Die Leere dieser Räume steht uns dann zur Verfügung und könnte ggf. mit Lebendigkeit aufgefüllt werden.
- Der Ausdruck von Trauer befreit Energie in uns, die an etwas

Totes und nicht Existentes gebunden war. Dieselbe Bindungsenergie befähigt uns, neue Kontakte und Beziehungen mit Lebendigem und Existierendem zu knüpfen.
- Trauer ist ein sehr komplexes Phänomen, das den Menschen als Ganzes in Besitz nimmt, wenn ihre Zeit gekommen ist. Sie fordert deshalb eine große Bandbreite von Ausdrucksformen, um den Dimensionen Fühlen, Spüren, Denken und Bindungsbefähigung gerecht zu werden (von der Dankbarkeit über gemeinsam Erlebtes über Tränen für nicht gelebtes Leben und Verzweiflung für Unerledigtes und Nichtgesagtes bis hin zu grenzenloser Wut für nicht zu Lebendes).
- Das Trauern im stillen Kämmerlein kann krank machen, vergrößert die Angst vor dem Trauerchaos und unterstützt die Versteinerung der Gefühle.

Bedingungen zur Ermöglichung und Unterstützung von Trauerdurchgängen

Trauernde Menschen brauchen geeignete Bedingungen, um unterdrückte, übersehene, übersprungene, unerlaubte, vermiedene, ungewollte Trauergefühle zuzugestehen und ihnen Ausdruck zu verleihen:

a) einen geeigneten Raum und Rahmen, um ihre Trauer frei ausdrücken zu können;
b) die Unterstützung einer verstehenden und akzeptierenden Solidargemeinschaft;
c) eine innere und äußere Erlaubnis, um trauern zu dürfen;
d) körperliche Vorbereitungen, so daß der Atem, die Stimme und die Bewegung Ausdrucksaufgaben übernehmen können;
e) geeignete Materialien und Angebote, um kreatives Tun zu unterstützen;
f) symbolische und rituelle, d. h. strukturierte Handlungsabläufe, die sie in ihrem sinnlichen Erleben und ihrem Ausdruck fördern und bestärken, ihnen klare Orientierung durch den unübersichtlichen „Trauerweg" geben und ihnen gleichzeitig Halt, Sicherheit, Geborgenheit und Verbundenheit vermitteln.

Vor allen Dingen brauchen wir jedoch viel Liebe, Verständnis und Geduld (für uns persönlich und für die anderen), um mit dieser Möglichkeit des Wachstums und der Verlebendigung, welche in der Trauer, die ihren Ausdruck findet, enthalten ist, wieder vertraut zu werden. Unter den eben genannten Bedingungen ist solch ein Wachstum möglich, weil dort „Trauerdurchgänge" stattfinden können, die annehmender und versöhnlicher Natur sind, so daß die Betreffenden nicht Gefahr laufen, in Schuldzuweisungen und Selbstanklagen für verpaßte Chancen und ungelebtes Leben steckenzubleiben.

Das aus der Notwendigkeit entstandene Trauerverhalten

In dem von mir in den letzten Jahren entwickelten „Integrativ-Kreativen Trauerverarbeitungsmodell", das die Bezeichnung „Myromai" trägt (das Wort stammt aus dem Altgriechischen und bedeutet fließen, weinen, beklagen), versuchte ich all diese wichtigen Dinge zu berücksichtigen. Dazu gehören: Erkenntnisse aus den Ergebnissen meiner langjährigen Feldforschung, meine Erfahrungen mit trauernden Menschen in unzähligen Trauerseminaren, die Erfahrungen aus meinen eigenen schmerzhaften Durchgängen von alter und aktueller Trauer sowie daraus entstandene Grundlagen zur Entwicklung von lebendigen Ritualen und symbolischen Handlungen.

Ich glaube heute sagen zu können, daß es mir gelungen ist, die oben dargestellten Elemente nicht nur berücksichtigt, sondern sie vielmehr zu einer sinnvollen und umfassenden Einheit integriert zu haben.

Das Integrativ-Kreative Trauermodell „Myromai" hat sich als hilfreiches Begleitungsmodell für Menschen in Trauerkrisen bewährt. Es ist psychodynamisch und tiefenpsychologisch begründet. Sein Ausgangspunkt ist eine Anthropologie des kreativ-trauernden Menschen, dessen Trauerfähigkeit angeboren ist und nicht erst erlernt oder durch Nachahmung angeeignet werden muß.

Diese Trauerfähigkeit ist zugleich eines der ersten Zeichen einer aktiven Teilnahme an der Welt. Die uns bekannten emotionalen Äußerungen des Säuglings in den ersten Stunden nach der Geburt lassen dies deutlich werden. Stimme und Körperausdruck, Protestrufe mit zusammengeballten Fäustchen beklagen lautstark den Abschied von der „alten", intrauterinen Welt. Zwar liegt in ihm ein Neubeginn, der Start ins neue Leben, doch das Ende der neunmonatigen „Hochzeit" im warmen Mutterschoß tut dennoch weh und ist mit heftigem Geburtsschmerz und viel Anstrengung verbunden.

Zum zweiten basiert das Modell auf einer leibzentrierten Anthropologie. Der Leib ist der Ort, an dem in Verlust- und Trennungssituationen Trauer entsteht und durch den sie wiederum nach Ausdruck sucht. In diesem Leib lagert sich auch all die Trauer ab, die nicht den Weg nach außen findet. In seinen Archiven ist alles gespeichert, er trägt die Schmerzspuren früherer und frühester Erlebnisse in sich, wie z. B. die Spuren von „Nicht-gewollt-zu-sein", dessen Kränkung wie eine ewig blutende Wunde bleibt, obwohl sie oft schon lange vor der Geburt entstand.

Hintergrund einer „Humanen Begleitung"

Entwicklungspsychologisch stützt sich das Modell auf die Annahme einer Auseinandersetzung mit eigener oder fremder Trauer während der ganzen Lebensspanne hindurch und zwar immer dann, wenn es durch Verluste und Trennungen zu kritischen Lebensereignissen kommt. Es gibt also nicht nur Trauer aus aktuellen Anlässen, sondern auch vorgeburtliche Trauer, ja sogar archaische Trauer, die man aus der eigenen Sippe und der eigenen Kultur übermittelt bekommt.

Es gibt Trauer, die aus der Zeit während oder nach der Geburt stammt, kindliche Trauer, Erwachsenen-Trauer und die Trauer des Alters. All diese Trauer, die zu einem chaotischen Trauergefühl wird, wenn sie nicht den geeigneten Ausdruck findet, kann für den Verlauf des weiteren Lebens sehr bedeutsam werden.

Die wichtigste Aufgabe der „Trauerdurchgänge" in meinen Seminaren ist darum, dieses Gefühl faßbar werden zu lassen. Somit entsteht eine klare Struktur, die zu einer Bewußtheit führt, warum und für wen man trauert und durch die wir sogar entdekken können, wer da eigentlich trauert. Ist es der aktuell Betroffene oder das kleine Kind von damals, dessen unverarbeitete Trauer durch das neue Ereignis wieder aktiviert wird? Von Bedeutung ist dieses Gefühl immer, aus welcher Zeit es auch stammen mag. Wichtig ist, daß wir es einordnen können.

Die persönlichkeitstheoretischen Grundlagen des Myromai-Modells gehen von einem ganzen Menschen aus, d. h. dem Leib-Subjekt als dem mit Bewußtsein ausgestatteten Körper in seiner Lebenswelt. Dieser ist auch in seiner seelisch-geistig-spirituellen Dimension mit dem sozialen und ökologischen Umfeld durch lebenswichtige Zusammenhänge fest verbunden.

Eben darum trifft jeder Verlust den Menschen in allen diesen Dimensionen und nicht nur im rationalen Bereich, wie oftmals angenommen wird. Manche Verluste und Trennungen wirken geradezu wie „Schwindsucht" auf die gesamte Identität. Durch trauerverhindernde Maßnahmen und daraus resultierende Chronifizierung derselben leiden nicht nur der leib-seelisch-geistige Bereich, sondern auch der Beruf, die Freundschaften, die Werte und sogar der Lebenssinn.

Ziel der eingesetzten Interventionen ist deshalb eine „Sanierung" der „verbeulten" Identität, deren Wiederaufbau durch eine Begleitung der Menschen in ihren Trauerdurchgängen unterstützt wird.

Die spezielle theoretische Grundlage des Myromai-Modells ist die Umwandlung der lebenshindernden Trauer in eine lebensfördernde. Lebenshindernd wirken diejenigen Trauergefühle, die durch einen Verlust oder eine Trennung ausgelöst wurden und keinen Ausdruck gefunden haben. Wird ihnen dieser gewährt und öffnet man ihnen den Weg nach draußen, so helfen sie uns, den schweren Abschied zu vollziehen und wieder frei zu werden für neue Gedanken, neue Gefühle und neue Lebensinhalte.

Es geht hier also nicht um Erledigung von Trauergefühlen an sich, nicht darum diese „wegzumachen" und verschwinden zu lassen, um sie endlich für immer hinter uns zu haben. Es geht vielmehr darum, diese heilsame Gabe der Natur schätzen und sie nutzen zu lernen für die Situationen, in denen wir ihrer bedürfen; in denen wir Altes und nicht mehr Existentes loslassen müssen.

Die in diesem Modell angewandten Methoden und Techniken

sind prozeßorientiert, multimodal und integrativ. Die elastischen Interventionen zielen auf Bewußtseinsarbeit, Schärfung der Wahrnehmung für Aktuelles (innen und außen), enthalten leibzentrierte Aufgaben und kreative Formen des Ausdrucks. Sie fördern den Aufbau eines Grundvertrauens und Zugehörigkeitsgefühls sowie die Aktivierung der unterschiedlichen Erlebnisdimensionen durch Phantasieren und Beschreiben im Kontakt und der Beziehung zu den anderen, d. h. im Schoß der Solidargemeinschaft. Wichtig ist, die eigene und fremde Trauer in sicherer Umgebung verstehen und begreifen zu lernen und den alten und neuen Schmerz faßbar zu machen, so daß er im kreativen Ausdruck eine Umwandlung erfahren kann.

Nach einer speziellen Vorbereitung und der Schaffung eines geeigneten Raumes und geeigneter Rahmenbedingungen, kommt es zum Augenblick des „großen" Abschieds. Dieser, bewußt mit dramatischen Elementen bereicherte Moment des Loslassens von Totem und Idealisiertem im Abschiedsritual, fördert den natürlichen Fluß der Trauergefühle und was von besonderer Bedeutung ist, schafft eine klare Abgrenzung zwischen Totem und Lebendigem, Existentem und nicht Existentem.

Am Ende spürt der, der den Abschied geschafft hat, Entlastung, gesunde Leere, Klarheit, neue Orientierung, Zufriedenheit (weil Unerledigtes erledigt wurde), faßbaren Schmerz und faßbare Trauer, als auch eine ungewöhnliche Erleichterung und Befreiung. Die spürbare Versöhnung mit dem Leben in dieser Phase des Neubeginns verwundert viele der Teilnehmer, haben sie mit solch einer „glücklichen" Wendung doch oft nicht gerechnet.

Ich hoffe, daß meine kurzen Ausführungen die Komplexität des „ Integrativ-Kreativen Modells Myromai" ein wenig verständlich machen konnten.

Modellbenennung und Definition: (Zusammenfassung)

In diesem Modell ist „Humanes Begleiten" die theoriegeleitete Form der Begleitung von Menschen in ihren Versuchen, die Trauer zu durchgehen. Der begleitete Mensch wird in seiner momentanen, subjektiven Realität, unter Berücksichtigung seiner individuellen Geschichte und seiner Eingebundenheit mit Menschen und Welt, als Ganzes gesehen und akzeptiert.

Der indikationsspezifische Einsatz von kreativen Angeboten, Ausdruck und Solidarität fördernden Übungen, symbolischen Handlungen und zielorientierten Ritualen, hat die Umwandlung von unausgedrückter, *lebenshindernder* Trauer in eine fließende, *lebensfördernde* Trauer zum Ziel. Was wir anstreben, ist schließlich ein versöhnlicher Umgang mit uns und unseren Trauergefühlen.

Weil ich die Begleitung von Menschen in Trauerkrisen für außerordentlich wichtig und bedeutsam halte, liegt mir daran, noch einmal die ganze Komplexität des beschriebenen Modells zu betonen. Eine solche Begleitung ist nicht immer unproblematisch und kann zu Grenzverwischungen führen, die u. U. negative Konsequenzen für beide, Durchgänger und Begleiter, nach sich ziehen kann.

Unverarbeitete Trauer ist „hochansteckend". Bevor man andere in Trauersumpfgebiete führt, sollte also möglichst für einen eigenen klaren Durchgang gesorgt werden. Leider genügt es nicht immer, jemandem helfen zu wollen. Selbst geleistete „Trauerhygiene" ist notwendig und die Voraussetzungen zu einer „Humanen Begleitung".

Zur Anwendung des „Myromai-Modells"

Seit 1980 besteht das „Myromai-Modell" in der Praxis, befindet sich jedoch in einer permanenten Entwicklung. Durch seinen dauerhaften Einsatz, die Erfahrungen und Anregungen der Teilnehmer an Trauerseminaren sowie dem Dialog mit den Absolventen der „Akademie für Menschliche Begleitung", wird das Modell ständig modifiziert und bereichert. Es zeigt besonders umfangreiche und nachhaltige Wirkung in den von mir gegründeten „Europäischen Trauerseminaren", kommt aber auch mit gutem Erfolg in einfacheren, kürzeren Einheiten zur Anwendung, wie z. B. Ganztagsseminaren oder mehrstündigen Vorträgen mit Selbsterfahrungselementen. Intensive, vierzehntägige Aufbauseminare und sogenannte Trauerzyklenseminare können die heilsame Wirkung zusätzlich vertiefen und runden das Angebot zur umfassenden Sorge für Menschen in Trauerkrisen ab. Die meisten fühlen sich innerhalb und außerhalb der Seminare gut aufgehoben und verstanden.

Von einem Verlust, einer Trennung und einem Abschied betroffene Menschen erhalten in diesen Seminaren die Gelegenheit, in einer Atmosphäre der Unterstützung und Geborgenheit, d. h. in einer Gruppe Gleichgesinnter und Mitbetroffener, ihren Schmerz ungehindert wahrzunehmen und auszudrücken. Innerhalb einiger Tage erfolgt ein intensiver und schmerzvoller Gang durch die Trauer; ein Gang, der mit Angst und Anstrengung verbunden ist, der jedoch in der Gemeinschaft viel von seinem Schrecken verliert und getrost gewagt werden darf. Trauerarbeit wird hier zum schöpferischen Handeln.

Die Vorbereitungen am Anfang des Seminars stellen den Teilnehmern ein umfangreiches Spektrum unterschiedlicher Ausdrucksformen zur Verfügung. Darin enthalten sind die notwendigen Bedingungen, um Motivation, Vertrauen, Sicherheit und Verständnis für Entscheidungen zum Trauerdurchgang zu schaffen. Diese Entscheidungen sind mit Angst verbunden, da solch ein Gang auch durch die Dunkelheit führt, gleich einem Tunnel.

Aber schon während des „Tunnelgangs" spüren die meisten etwas von der Kraftquelle des Bewußtseins, sich und andere in ihren Gefühlen annehmen zu können und selber angenommen zu werden. So läßt sich auch in dunklen Momenten, in denen alte und neue Trauer voll und ganz durchschmerzt wird, ein wenig Licht und Wärme finden, die uns helfen, diesen schweren Weg zu gehen und uns Vertrauen zu schenken für die Zeit danach; die Überzeugung, daß auf Winter wieder Frühling folgen wird.

Doch gibt es auch Gelegenheiten für den einzelnen, einmal vorsichtig die Fühler auszustrecken und nachzuspüren, wie es um die eigene Befindlichkeit bestellt ist, wie und wo wir selbst in Verbindung zu unserer Trauer stehen und an welcher Stelle sie vielleicht, gleich Dornröschen, voller Sehnsucht auf den erlösenden Befreiungskuß wartet.

Die Landkarte der Trauerspuren im Körper

Ich möchte hier eine kleine Meditation anbieten, die es erlaubt, behutsam Kontakt zu uns und unseren Trauergefühlen aufzunehmen.

Wie ich bereits erwähnte, ist es ein Irrtum anzunehmen, unerledigte Trauer wäre mit der Zeit einsichtig und würde im Nirgendwo verpuffen, wenn man sie nur lange genug ignoriert. Im Gegenteil, sie lagert sich in unserem Körper ab und lauert auf jede passende und unpassende Gelegenheit, um sich in Erinnerung zu bringen und auf ihr Recht zu pochen, wahrgenommen und ausgedrückt zu werden. Sie schafft sich ihre eigene Kreativität und manifestiert sich in vereisten, blockierten und schmerzhaften Regionen, in Empfindungslosigkeit, in Depression, Haltungsfehlern, Bewegungseinschränkungen und anderen Belastungen des Wohlbefindens; so lange, bis wir ihr die gebührende Aufmerksamkeit und Beachtung schenken.

Auch wenn es viel Zeit braucht, die Trauerhalden unseres Lebens abzutragen und den natürlichen Weg nach draußen wieder freizumachen, so gibt es immer und überall die Möglichkeit mittels kleinerer Übungen eine „Wendezeit" einzuleiten und eine Ahnung der Befreiung zu bekommen, die uns erwartet, wenn wir die Tränen nicht mehr nach innen weinen und unserer Schmerzensschreie nicht mehr ungehört in unseren eigenen Seelenkellern verhallen lassen. Versöhnung mit unserem So-Sein und dem, was da ist, kann ein erster Schritt auf einem neuen Trauer- und damit einem neuen Lebensweg sein. Wir müssen uns nur auf die Suche machen und bereit sein zu sehen, zu hören, zu fühlen und anzunehmen, was wir dort finden.

Die Landkarte der Trauerspuren im Körper hilft uns dabei:
- Aufenthalts-Regionen von alter, unausgedrückter Trauer in unserem Körper zu entdecken
- Alte, verdrängte, zurückgehaltene und damit immer größer werdende Trauer ins Fließen zu bringen und zu kanalisieren, d. h. ihr Form zu verleihen
- Kontakt mit dieser Trauer zu suchen, in Dialog mit ihr zu treten, Verständnis und sogar Versöhnung zu erreichen.

Heilsame Reise in vergessene und unbekannte Trauertiefen

Ich möchte eine Phantasiereise mit dir unternehmen, die in die vergessenen Tiefen deiner eigenen Trauer führt. Ich oder eine Vertrauensperson deiner Wahl wird dich dabei begleiten. Wir brauchen einen ruhigen und für mindestens eine Stunde störungsfreien Raum mit zwei bequemen Stühlen oder Matratzen auf dem Boden. Wir wollen, daß wieder alle unsere Sinne angesprochen werden, um das Erleben zu intensivieren und zu festigen. Sorge für ein paar duftende Blumen oder gutriechende Räucherstäbchen. Die Lichtverhältnisse kannst du nach Belieben gestalten, nur sollte es weder zu hell sein noch zu dunkel, so daß du keine Angst bekommst. Such dir eine Glas- oder Metallschale oder am besten einen kleinen Gong, der für einige Sekunden einen klaren Ton geben kann. Auf einer Untertasse kannst du eine von dir ausgesuchte Kerze anzünden und ein ruhiges, gleichmäßiges Musikstück leise spielen lassen. Besonders gut geeignet sind klassische Stücke von Bach, Haydn oder Händel. Du kannst aber auch eine andere beruhigende Meditationsmusik wählen, die dich bei dieser Übung begleiten soll.

Wir setzen uns bequem hin. Wir schauen in das Licht der Kerze, wir nehmen den Geruch des Räucherstäbchens in uns auf und stellen uns vor, daß er überall in unseren Körper eindringt, ihn von aller alten, eingeschlossenen Luft befreit und ihn mit neuer, frischer, lebensspendender Luft versorgt. Die Musik beruhigt uns, und die Klänge werden uns jetzt in unserer Vorstellung in das Innere des Körpers führen. Wir nehmen unseren Körper wahr und kommen in Kontakt zu uns selber. Wir schauen in das Licht der Kerze und spüren die Wärme, die dieses Licht ausstrahlt. Wir wollen nun eine Reise im Inneren des Körpers unternehmen, um dort die Räume zu finden, in denen alle Trauer der Vergangenheit sich in verschiedenen Erscheinungsformen angesammelt hat. Wir wollen dieser Trauer begegnen und Verbindung zu ihr herstellen. Wir wollen ihren Aufenthalt entdecken, sie ansprechen und schließlich, wenn wir ihre Geschichte gehört haben, Versöhnung mit ihr suchen.

Nachdem wir einen Zustand des „In-sich-Ruhens" erreicht haben, in dem wir auch die dazugehörende Angst und Neugierde angenommen haben, lassen wir die Klänge auf uns wirken und nehmen sie in uns auf. In unserer Phantasie steigen wir nun in die Klänge hinein und finden durch sie Zutritt zum eigenen Körper. Wir stellen uns vor, in Gänge und Räume zu gelangen, auf die wir sehr gespannt sind. Wir haben unsere Kerze dabei, so daß wir Licht haben und es zu den tieferliegenden, dunklen Stellen bringen können. Wir wandern in Kellerräumen, wo zu unserem Erstaunen große Mengen alter, unbeweglicher, schwarzer Trauer abgelagert sind. Wenn unser Licht auf diese Masse trifft, fängt sie an, sich zu bewegen. Wir schauen erstaunt zu und fragen uns, wie diese Mengen generationenalter Trauer wohl dort in unseren persönlichen Keller hineingekommen sein mögen.

Wir versuchen Kontakt zu dieser alten, verdrängten und eingesperrten Trauer herzustellen. Wir zeigen Verständnis für die Klagen und den Protest, auf den wir treffen. Wir versuchen, einen Dialog einzuleiten. Wir geben zu, die Trauer dorthin verbannt zu haben, weil wir Angst hatten, kein Verständnis bei den Mitmenschen fanden, uns kein geeigneter Raum und Rahmen zur Verfügung stand und aus vielen anderen Gründen, die eine Auseinandersetzung unmöglich machten. Wir bitten um Verständnis und Verzeihung. Wir versprechen der Trauer, ab sofort Sorge für sie und ihren Ausdruck zu tragen, so daß sie allmählich nach außen finden wird. Wir geloben, ihr nie wieder die Strafe und Verbannung aufzuerlegen.

Wir verlassen jetzt dieses Gebiet und begeben uns mit der Kerze, die uns auf dem Weg leuchtet, auf die Suche nach neuen Traueraufbewahrungsorten. Wir stehen plötzlich vor einer Landschaft, die uns einfarbig und glatt vorkommt. Es handelt sich um eine vereiste Gegend. Wir versuchen, mit der Wärme unserer Kerze kleine Teile davon aufzutauen. Es sind bekannte Teile unseres Körpers, wo wir Gefühle eingefroren haben. Die kalte Atmosphäre erfaßt uns, und wir erschauern. Die Szene des Dialogs von vorhin wiederholt sich und wir versuchen, die eingefrorenen Anteile, die uns zur Kälte und Gefühlslosigkeit zwingen, durch unsere warmen Hände und unseren warmen Atem zum Schmelzen zu bringen. Die auftauenden Trauergefühle können endlich eine neue Form erhalten, die verständlich wirkt.

Unsere nächste Station ist eine große, scheinbar unüberwindliche Mauer. Wir wissen, daß dahinter viele eingesperrte Gefühle auf Befreiung warten. Diesmal nehmen wir die von uns vorbereitete Klangschale und lassen mit einem Stöckchen einige aufeinanderfolgende Töne entstehen. Wir stellen uns vor, daß die Schwingungen dieser Töne die Mauer durchdringen und durchlässig machen. Damit erhalten wir Kontakt zu den dahinterliegenden Gefühlen. Wir vollziehen den bekannten Versöhnungsprozeß und versprechen, den Körper oft schwingen zu lassen, so daß die Trauer schwingend den Weg nach außen finden kann.

Unsere letzte Station sind die sumpfigen Gebiete unseres Körpers. Es sind überflutete Regionen, die von übergeflossenen Trauerseen unserer nach innen geweinten Tränen versumpft wurden. Der abermalige Versöhnungsakt folgt dem Plan, diese Gebiete durch Abflußkanäle, die wir zur Verfügung stellen wollen, einer natürlichen Trockenlegung zu unterziehen.

Wir nehmen jetzt wieder den Weg nach außen. Wenn wir draußen sind, spüren wir uns beweglicher, weicher, wärmer und wohler. Wir dürfen dieses Gefühl genießen, ohne Angst zu haben vor der Trauer, die jetzt ins gesunde Fließen gekommen ist. Der Musik folgend, können wir uns aufrichten und uns so bewegen, wie es im Moment unser Bedürfnis ist. Die Gelegenheit ist einmalig in der sensiblen Atmosphäre, in der wir uns befinden und das weiche Gefühl, das wir spüren, ist eine gute Grundlage, um uns Neuformungen zu gönnen. Nimm dir genug Zeit dafür. Diese Übung wirkt häufig heilsam auf die unangenehme Qualität der uns bekannten „lebenshindernden" Trauer. Wenn dir danach ist, kannst du diese Übung in längeren Zeitabständen wiederholen. Wenn du Schwierigkeiten oder Angst hast, dann probiere diese Übung doch mal mit einem Fachmann.

Anmerkungen

Die letzte Übung ist aus meinem Büchlein entnommen, das den Titel trägt: „Ich begleite dich durch deine Trauer", im Jahr 1990 im Kreuz Verlag erschienen. Mit dem Thema Trauer befaßt sich auch mein erstes Buch, welches die Grundlagen meiner langjährigen Arbeit auf diesem Gebiet beinhaltet. Titel: „Ich sehe deine Tränen", 1987 im Kreuz Verlag erschienen.

An wen kann ich mich wenden?
Die „Akademie für menschliche Begleitung (AMB)" (Anschrift: Goldammerweg 9, 4300 Essen 1) veranstaltet in Zusammenarbeit mit dem ihr eigenen Förderkreis „Begleiter in Trauerkrisen" (BiT) innerhalb von Deutschland eine Reihe von Seminaren, Tagungen und Vorträgen (4stündig).

Ein Kind träumt von einem Stern

Von Charles Dickens

Es war einmal ein Kind, das wanderte viel umher und dachte an mancherlei. Es hatte eine Schwester, die immer bei ihm war. Die beiden pflegten den ganzen Tag zu staunen. Sie staunten über die Schönheit der Blumen; sie staunten über die Höhe und Bläue des Himmels; sie staunten über die Tiefe des klaren Wassers. Und sie staunten über die Macht Gottes, der das alles geschaffen hatte. Einmal sagten sie zueinander: „Wenn nun alle Kinder auf Erden stürben, ob dann wohl die Blumen und das Wasser und der Himmel traurig sein würden?" Sie glaubten es.

„Denn", sagten sie, „die Knospen sind ja die Kinder der Blumen, und die kleinen Ströme, die an den Hügelketten herunterstürzen, sind die Kinder des Wassers; und die kleinsten hellen Flecke, die am Himmel Versteck spielen, müssen doch sicherlich die Kinder der Sterne sein; und sie würden alle bekümmert sein, wenn sie ihre Spielgefährten, die Kinder der Menschen, nicht mehr sehen sollten."

Ein klarer leuchtender Stern erschien immer früher am Himmel als die anderen, dicht beim Kirchturm über den Gräbern. Er war größer und schöner, so kam es ihnen vor, als all die anderen; und jede Nacht warteten sie auf ihn, Hand in Hand am Fenster. Wer ihn zuerst sah, rief: „Ich sehe den Stern!"

Und oft riefen sie beide zusammen, da sie gut wußten, wann er aufgehen würde und wo. So wurden sie gut Freund mit ihm, so daß sie, ehe sie sich zu Bett legten, immer noch einmal hinaussahen, um ihm gute Nacht zu sagen; und wenn sie sich zum Schlafe umdrehten, sagten sie immer: „Gott segne den Stern."

Aber schon in sehr frühem Alter – oh, sie war noch so jung! – begann die Schwester zu kränkeln und wurde so schwach, daß sie des Nachts nicht länger mehr am Fenster stehen konnte; und dann sah das Kind traurig allein hinaus und wenn es den Stern sah, drehte es sich herum und sagte zu dem kranken blassen Gesicht auf dem Bett: „Ich sehe den Stern"; und dann glitt ein Lächeln über das Gesicht, und eine leise schwache Stimme sagte immer: „Gott segne meinen Bruder und den Stern."

Und so kam die Zeit nur zu früh, wo das Kind allein hinaussah, wo kein Gesicht mehr auf dem Kissen lag und wo unter den Gräbern ein kleines Grab war, das zuvor nicht dort gewesen; und wo der Stern lange Strahlen zu ihm hernieder warf, wenn er durch Tränen zu ihm emporschaute. Diese Strahlen waren so hell und schienen von der Erde zum Himmel einen so leuchtenden Weg zurückzulegen, daß der Kleine, wenn er sich in sein einsames Bett legte, von dem Stern träumte; und träumte, er sähe von seinem Lager aus einen Zug Leute, von Engeln geleitet, diesen funkelnden Weg dahin ziehen. Und der Stern tat sich auf und zeigte ihm eine große Welt des Lichtes, wo noch viele solche Engel hinein wollten. Aber viele Engel waren da, die gingen nicht mit ihnen, und darunter kannte er einen. Der Engel, der seine Schwester jetzt war, stand zaudernd am Eingang des Sterns und sagte zu dem Führer, der die Leute hinaufgebracht hatte: „Ist mein Bruder gekommen?"

Und der sagte: „Nein."

Von dieser Stunde an sah der Kleine den Stern als die Heimat an, in die er einziehen sollte, sobald seine Zeit gekommen wäre, und er glaubte, daß er nicht der Erde allein gehöre, sondern auch dem Sterne, weil seine Schwester als Engel bereits dorthin gezogen sei.

Es wurde ein Kind geboren, das dem Kleinen ein Bruder werden sollte; aber es war noch so klein, daß es noch kein Wort gesprochen hatte, als die zarte winzige Gestalt sich auf dem Bette ausstreckte und starb. Wieder träumte das Kind von dem offenen Stern und der Schar von Engeln und dem Zug von Leuten und den Reihen von Leuten und den Reihen von Engeln, die alle ihre leuchtenden Augen auf die Gesichter der Leute hefteten. Da fragte der Engel seiner Schwester den Führer: „Ist mein Bruder gekommen?"

Und der antwortete: „Dieser eine nicht, aber ein anderer."

Als der Kleine den Engel seines Bruders in ihren Armen erblickte, rief er: „O Schwester, ich bin hier! Nimm mich zu Dir!"

Und sie wandte sich um und lächelte ihm zu, und der Stern strahlte.

Er wurde ein junger Mann und saß geschäftig über seinen Büchern, da trat ein alter Diener zu ihm und sagte: „Deine Mutter ist nicht mehr. Ich bringe ihrem Liebling ihren Segen." Wieder in der Nacht sah er den Stern und alle die Scharen von früher. Da fragte seiner Schwester Engel den Führer: „Ist mein Bruder gekommen?"

Und der antwortete: „Deine Mutter!"

Ein gewaltiger Freudenschrei hallte durch den ganzen Stern, weil die Mutter mit ihren beiden Kindern wieder vereint war. Und er streckte die Arme aus und rief: „O Mutter, Schwester und Bruder, ich bin hier! Nehmt mich zu euch!" Und sie antworteten: „Noch nicht!" und der Stern strahlte.

Er wurde ein Mann, dessen Haar schon ergraute; und er saß in seinem Stuhle neben dem Kamin, von Kummer bedrückt, die Augen betaut mit Tränen, da tat sich der Stern abermals auf. Und seiner Schwester Engel fragte den Führer: „Ist mein Bruder gekommen?"

„Nein, aber seine jugendliche Tochter!"

Und der Mann, der das Kind gewesen war, sah seine soeben verlorene Tochter als himmlisches Wesen inmitten dieser drei und seufzte: „Meiner Tochter Haupt ruht auf meiner Schwester Brust, und ihr Arm ist um meiner Mutter Hals geschlungen, und zu ihren Füßen liegt das Kindlein aus alter Zeit, und ich kann die Trennung ertragen, Gott sei gelobt!" Und der Stern strahlte.

So wurde das Kind ein alter Mann, und sein einstmals glattes Gesicht war gerunzelt, und sein Schritt war langsam und schwach und sein Rücken war gebeugt. Und eines Nachts, als er auf seinem Bett lag und seine Kinder um ihn herumstanden, da rief er, wie er vor langer Zeit gerufen hatte: „Ich sehe den Stern!"

Sie flüsterten einander zu: „Er stirbt!"

Und er sagte: „Ich sterbe. Mein Alter fällt von mir wie ein Mantel und ich gehe auf den Stern zu, wieder ein Kind. Und o, mein Vater, nun danke ich Dir, daß dieser Stern sich so oft geöffnet hat, um die Lieben zu empfangen, die auf mich warten."

Und der Stern strahlte, und er strahlte auf sein Grab hernieder.

ANHANG

Literatur

Bojanovsky, J. J.: Verwitwete. Ihre gesellschaftlichen und sozialen Probleme. Psychologie-Verlags-Union, Weinheim 1986

Bowlby, Verlust, Trauer und Depression. Fischer, Frankfurt/M. 1983

Brocher, T.: Stufen des Lebens. Kreuz Verlag, Stuttgart 1977

Brocher, T.: Wenn Kindern trauern – Wie sprechen wir über den Tod? Kreuz Verlag, Stuttgart 1980

Bürgin, D.: Das Kind, die lebensbedrohliche Krankheit und der Tod. Verlag Hans Huber, Bern u. a. 1981

Cameron, J., Parkes, C. M.: Terminal Care: Evaluation of Effects on Surviving Family of Care Before and After Bereavement. Postgrad. Med. J., 59 (1983), S. 73

Canacakis, J.: Ich sehe Deine Tränen. Kreuz Verlag, Stuttgart 1987a

Canacakis, J.: Trauern, klagen, leben können. Kreuz Verlag, Stuttgart 1987b

Canacakis, J., Schneider, K.: Krebs – die Angst hat nicht das letzte Wort. Kreuz Verlag, Stuttgart 1989

Canacakis, J.: Ich begleite Dich durch Deine Trauer. Kreuz Verlag, Stuttgart 1990

Cullberg, J.: Mental reactions of women to perinatal death. In: Morris, N. (Hg.): Psychosomatic medicine in obstetrics and gynaecology. Karger, Basel 1972, S. 326–339

Eersel, P., van: Sterben – der Weg in ein neues Leben. Scherz, Bern u. a. 1987

Freud, S.: Trauer und Melancholie. Gesammelte Werke, Band 10, Fischer, Frankfurt/M. 1963

Freud, S.: Briefe 1873–1939, hg. von Freud, E., Freud, L. Fischer, Frankfurt/M. 1980, S. 343

Furth, G. M.: Heilen durch Malen – Die geheimnisvolle Welt der Bilder. (Vorwort: Elisabeth Kübler-Ross) Walter Verlag, Olten 1991

Gray, M.: Licht am Ende der Nacht. Goldmann, München 1989

Herrmann, N.: Mit Trauernden reden. Kreuz Verlag, Zürich 1988

Jankovich, von, St.: Ich war klinisch tot. Drei Eichen Verlag, Ergolding 1984

Joraschky, P., Köhle, K.: Partnerverlust als Beispiel für psychosoziale Krankheitsentstehung. In: Lehrbuch der psychosomatischen Medizin, hg. von Th. v. Uexküll, München 1981, S. 193ff

Kast, V.: Trauern. Kreuz Verlag, Stuttgart 1982

Kübler-Ross, E.: Interviews mit Sterbenden. Kreuz Verlag, Stuttgart 1971

Kübler-Ross, E.: Kinder und Tod. Kreuz Verlag, Stuttgart 1984b

Kübler-Ross, E.: Über den Tod und das Leben danach. Die Silberschnur, Melsbach 1984a
Lamerton, R.: Sterbenden Freund sein. Helfen in der letzten Lebensphase, mit einer Einleitung von P. Türks Herder/Spektrum 4004, Freiburg 1991.
Moody, R. A.: Leben nach dem Tode. Rowohlt, Reinbeck 1977
Neue Wege der Hospizarbeit (Bericht über die Exkursion des Hospiz Stuttgart im Januar 2000. Erhältlich beim Hospiz Stuttgart, Stafflenbergstraße 22, 70184 Stuttgart gegen Einsendung von 10,00 DM)
Oyler, C.: Mami muß ich sterben? Ariston, Genf/München 1989
Parkes, C. M.: Vereinsamung. Rowohlt, Reinbeck 1978
Parkes, C. M., Weiss, R. S.: Recovery from bereavement. Basic Books, New York 1983
Pincus, L.: ...bis daß der Tod uns scheidet. Zur Psychologie der Trauer. Ullstein, Sachbuch, Berlin 1982
Ring, K.: Den Tod erfahren – das Leben gewinnen. Scherz, Bern u. a. 1985
Rückert, F.: Kindertodtenlieder. Mit einer Einleitung neu herausgegeben von Hans Wollschläger. Greno, Nördlingen 1988
Sabom, M. B.: Erinnerung an den Tod, Goldmann, München [2]1986
Schibilsky, M.: Trauerwege. Beratung für helfende Berufe. Patmos, Düsseldorf 1989
Schiff, H. S.: Verwaiste Eltern. Mit einem Nachwort von Christoph Student. Kreuz Verlag, Stuttgart [2]1990
Simonton, O. C., Matthews-Simonton, S., Creighton, J.: Wieder gesund werden. Rowohlt, Reinbeck 1982
Stroebe, W., Stroebe, M.: Die physischen und psychischen Folgen der Verwitwung. Vortrag auf dem 31. Kongreß der Deutschen Gesellschaft für Psychologie, Kiel 1990
Student, J.-C., Student, U.: Vom Umgang mit Eltern sterbender Kinder auf der Intensivstation. In: Intensivmedizin, Notfallmedizin, Anästhesiologie, Band 69. Thieme, Suttgart 1989, S. 1–4
Student, J.-C., Student, U. (Hg.): Trauer über den Tod eines Kindes – Hilfen für ‚verwaiste Eltern'. Hannover 1990 (Gegen Zusendung von 5,00 DM in Briefmarken beim Hospiz Stuttgart, Stafflenbergstr. 22, 70184 Stuttgart zu beziehen)
Student, J.-C.: Den schweren Weg gemeinsam gehen. – Die Selbsthilfebewegung trauernder Eltern in Deutschland. In: Verwaiste Eltern, hg. von Harriet S. Schiff, Kreuz Verlag, Stuttgart [2]1990. S. 192–202
Student, U., Student, J.-C.: Die Angehörigen. In: Das Hospiz-Buch, hg. von J.-C. Student. Lambertus, Freiburg, 4. erw. Auflage 1999, S. 170–187
Tausch, A.-M., Tausch, R.: Sanftes Sterben. Rowohlt, Reinbeck 1985
Tausch, R.: Lebensschritte – Umgang mit belastenden Gefühlen. Rowohlt, Reinbeck 1989
Wehkamp, K.-H.: Tod am Lebensanfang: Mögliche Auswirkungen und Prävention aus psychosomatisch-psychosozialer Sicht. In: Ochsmann, R., Howe, J. (Hg.): Trauer – Ontologische Konfrontation. Enke, Stuttgart 1991, S. 44–52
Worden, J. W.: Beratung und Therapie in Trauerfällen. Huber, Bern 1987
Wortman, C., Silver, R.: The myths of coping with loss. J. Consulting and Clinical Psychology 57 (1989), S. 349–357

Informationen über Selbsthilfegruppen „Verwaiste Eltern" in Deutschland

Viele trauernde Eltern wünschen sich Kontakte und emotionale Unterstützung, um sich aus der Isolation lösen zu können, in der sie sich nach dem Verlust eines Kindes oftmals befinden. Dies kann auf verschiedenste Weise geschehen: durch hilfreiche Freunde, durch den Geistlichen, der das Kind beerdigt hat, durch Beratungsstellen oder auch den behandelnden Haus- oder Kinderarzt.

Dennoch wird es den meisten Menschen, die selbst kein derartiges Verlusterlebnis hatten, schwer möglich sein, trauernde Eltern wirklich zu verstehen. Die Verwaisten Eltern spüren dies oft schmerzlich und fühlen sich dann – trotz gut gemeinter Unterstützung – von einem bestimmten Punkt an unverstanden und allein.

In den vergangenen Jahren haben sich deshalb auch in Deutschland Selbsthilfegruppen betroffener Eltern gebildet. In solchen Gruppen können Eltern Solidarität spüren, die ihnen hilft, sich selber wiederzufinden. Sie entdecken, daß die Art, wie sie Trauer empfinden und ausdrücken, ganz „normal" ist. Im gemeinsamen Gedankenaustausch werden Entwicklungen angestoßen, die den Weg aus der Krise ebnen helfen – auch wenn dies oft lange Zeit braucht.

Nähere Auskünfte und Anschriften örtlicher Selbsthilfegruppen „Verwaister Eltern" erfahren Sie über folgende Anschriften:

Kontakt- und Informationsstelle „Verwaiste Eltern", Esplanade 15, 20354 Hamburg, Tel.: (0 40) 35 50 56-43/44
Hier erhalten Sie Informationen über Selbsthilfegruppen Verwaister Eltern in der Bundesrepublik und dem deutschsprachigen Ausland sowie schriftliches Informationsmaterial. Die *Ev. Akademie Hamburg*, in deren Räumen sich die Kontakt- und Informationsstelle befindet, hält auch Wochenend-Tagungen für betroffene Eltern und HelferInnen ab bzw. vermittelt Anschriften von solchen Tagungsangeboten in der Bundesrepublik.

Verwaiste Eltern München e. V., St.-Wolfgangs-Platz 9, 81667 München, Tel.: (0 89) 480 88 99-0
„Verwaiste Eltern München" verfolgt ähnliche Ziele und vermittelt vergleichbare Angebote im Süden Deutschlands wie die Kontakt- und Informationsstelle „Verwaiste Eltern" in Hamburg (s. o.).

Verwaiste Eltern in Deutschland e. V., Fuhrenweg 3, 21391 Reppenstedt, Tel.: 041 31 – 6 80 32 32
Dies ist ein Verbund der Selbsthilfegruppen der Verwaisten Eltern in der Bundesrepublik. Hier bekommen Sie Informationen über örtliche Selbsthilfegruppen Verwaister Eltern in der Bundesrepublik.

Initiative Regenbogen „Glücklose Schwangerschaft" e. V., In der Schweiz 9, 72636 Frickenhausen, Tel.: 0 55 65 – 13 64
Die *„Initiative Regenbogen"* bemüht sich seit Jahren erfolgreich um die Verbesserung der Situation von Eltern, deren Kind vor, während oder kurz nach der Geburt verstirbt. Sie vermittelt Kontakte zu entsprechenden regionalen Selbsthilfegruppen und verschickt Informationsmaterial.

N A K O S , Albrecht-Achilles-Str. 65, 10709 Berlin
Bei der *„Nationalen Kontakt- und Informationsstelle zur Anregung und Unterstützung von Selbsthilfegruppen"* erhalten Sie überregionale Informationen zur Selbsthilfe in Deutschland (einschließlich eines Verzeichnisses aller *örtlichen* Kontakt- und Informationsstellen für Selbsthilfegruppen).

Hospiz Stuttgart, Stafflenbergstr. 22, 70184 Stuttgart, Tel.: (07 11) 2 37 41-53
Das Hospiz Stuttgart ist eine modellhafte Einrichtung zur ambulanten und stationären Sterbe- und Trauerbegleitung in der Landeshauptstadt Stuttgart, die von der Arbeitsgemeinschaft Hospiz (Evangelische Gesamtkirchengemeinde Stuttgart, Evangelische Diakonissenanstalt Stuttgart, Evangelische Gesellschaft Stuttgart e. V., Johanniter Unfall-Hilfe e. V., Kreisverband Stuttgart) getragen wird. Zu seinen Aufgaben gehört auch die Begleitung von Familien mit einem sterbenskranken Kind. Es steht außerdem für schriftliche und mündliche Informationen zum Thema Sterbe- und Trauerbegleitung für alle Altersgruppen zur Verfügung.

Verzeichnis der Autorinnen und Autoren

Heidi Barte, Selbsthilfegruppe „Verwaiste Eltern Hannover".

Professor Dr. med., Dr. theol. h. c. Tobias Brocher (†).

Dr. phil Jorgos Canacakis, Dip.-Psychol. Psychotherapeut, Akademie für menschliche Begleitung (AMB), Essen.

Marianne Georgiadis, Dipl.-Sozialarbeiterin, Sozialpsychiatrische Beratungsstelle Hannover.

Renate Hartmann, Lehrerin, Bad Säckingen.

Inger Hermann, Bildungsreferentin, Hospiz Stuttgart.

Helmut Hofmann, Dipl.-Sozialpädagoge, Kinderheilkunde IV, Medizinische Hochschule Hannover.

Kirsten Hoyer, Dipl.-Sozialpädagogin, Fachbereich Sozialwesen, Dozentin an der Evangelischen Fachhochschule Hannover.

Irene Huber, Bundesverband behinderter Pflegekinder e. V., St. Wolfgang.

Professor Dr. phil. Verena Kast, Lehranalytikerin am C.-G.-Jung-Institut Zürich/Schweiz. Ihr Beitrag erschien zuerst in dem Band von Hj. Schultz (Hg:), Kinder haben, Kreuz-Verlag.

Professor Dr. med. Johann-Christoph Student, Gesamtleitung Hospiz Stuttgart.

Professor Dr. med. Ute Student, Fachbereich Sozialwesen, Fachhochschule Heidelberg.

Professor Dr. rer. nat. Reinhard Tausch, Psychologisches Institut III der Universität Hamburg.

Dr. theol. Mechtild Voss-Eiser, Studienleiterin, Evangelische Akademie Nordelbien, Hamburg.

Elisabeth Wellendorf, KJP, ATR, APR, Kunsttherapeutin, Hannover.